Eletrofisiologia Clínica

Manual Prático para o Neurologista

Peter W. Kaplan, MB, FRCP
Department of Neurology
The Johns Hopkins University School of Medicine &
Johns Hopkins Bayview Medical Center
Baltimore, MA, USA

Thien Nguyen, MD, PhD
Department of Neurology
The Johns Hopkins University School of Medicine &
The Johns Hopkins Hospital
Baltimore, MA, USA

Revisão Técnica
Tales Henrique Ulhoa
Neurocirurgião do Hospital das Clínicas da UFMG

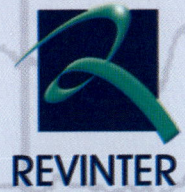

REVINTER

Eletrofisiologia Clínica – Manual Prático para o Neurologista
Copyright © 2014 by Livraria e Editora Revinter Ltda.

ISBN 978-85-372-0567-9

Todos os direitos reservados.
É expressamente proibida a reprodução
deste livro, no seu todo ou em parte,
por quaisquer meios, sem o consentimento,
por escrito, da Editora.

Tradução:
LUCILA SIMÕES SAIDENBERG
Tradutora, SP

Revisão Técnica:
TALES HENRIQUE ULHOA
Neurocirurgião do Hospital das Clínicas da UFMG

CIP-BRASIL. CATALOGAÇÃO-NA-PUBLICAÇÃO
SINDICATO NACIONAL DOS EDITORES DE LIVROS, RJ

K39e

    Kaplan, Peter W.
        Eletrofisiologia clínica : manual prático para o neurologista / Peter W. Kaplan, Thien Nguyen ; [revisão técnica e tradução] Tales Henrique Ulhoa. - 1. ed. - Rio de Janeiro : Revinter, 2014.

        il.

    Tradução de: Clinical electrophysiology - A handbook for neurologists
    Inclui índice
    ISBN 978-85-372-0567-9

        1. Neurologia. 2. Neurologia - Manuais, guias, etc. 3. Sistema nervoso. 4. Eletrofisiologia.

13-04249   CDD: 616.8
                                                         CDU: 616.8

Nota: A medicina é uma ciência em constante evolução. À medida que novas pesquisas e experiências ampliam os nossos conhecimentos, são necessárias mudanças no tratamento clínico e medicamentoso. Os autores e o editor fizeram verificações junto a fontes que se acredita sejam confiáveis, em seus esforços para proporcionar informações acuradas e, em geral, de acordo com os padrões aceitos no momento da publicação. No entanto, em vista da possibilidade de erro humano ou mudanças nas ciências médicas, nem os autores e o editor nem qualquer outra parte envolvida na preparação ou publicação deste livro garantem que as instruções aqui contidas são, em todos os aspectos, precisas ou completas, e rejeitam toda a responsabilidade por qualquer erro ou omissão ou pelos resultados obtidos com o uso das prescrições aqui expressas. Incentivamos os leitores a confirmar as nossas indicações com outras fontes. Por exemplo e em particular, recomendamos que verifiquem as bulas em cada medicamento que planejam administrar para terem a certeza de que as informações contidas nesta obra são precisas e de que não tenham sido feitas mudanças na dose recomendada ou nas contraindicações à administração. Esta recomendação é de particular importância em conjunto com medicações novas ou usadas com pouca frequência.

Título original:
Clinical Electrophysiology – A Handbook for Neurologists
Copyright © by Peter W. Kaplan and Thien Nguyen
        A John Wiley & Sons, Ltd., Publication

Livraria e Editora REVINTER Ltda.
Rua do Matoso, 170 – Tijuca
20270-135 – Rio de Janeiro – RJ
Tel.: (21) 2563-9700 – Fax: (21) 2563-9701
livraria@revinter.com.br – www.revinter.com.br

Eletrofisiologia Clínica

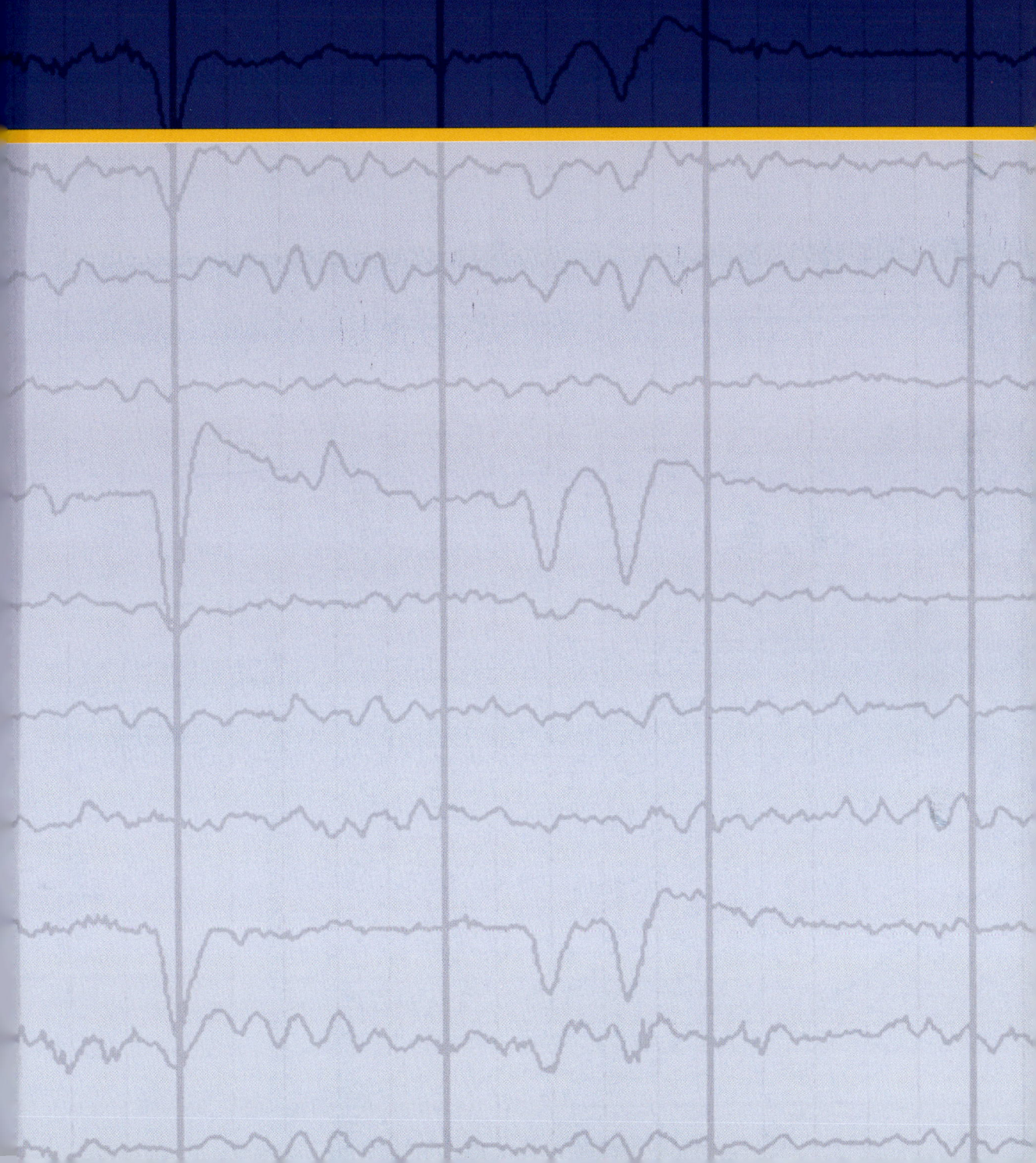

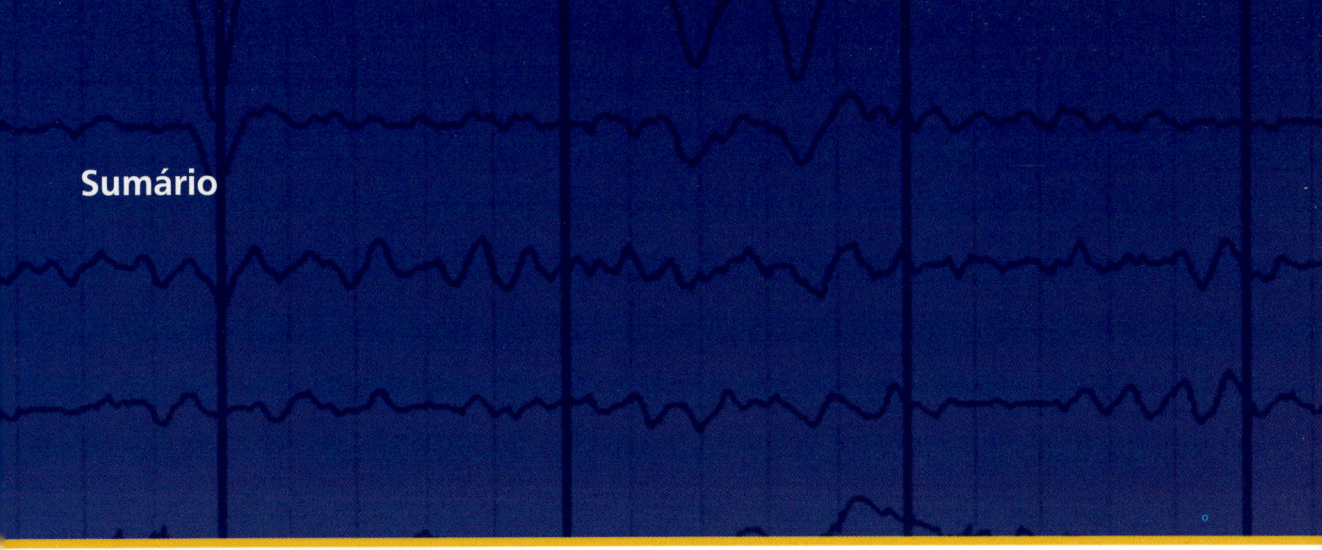

Sumário

Prefácio, ix
Introdução, xi

PARTE 1: Transtornos do Sistema Nervoso Central

Seção A: Alteração da consciência – confusão, *delirium* e coma; agitação, alucinação e comportamento anormal
1. Atividade rápida difusa e frontal – beta, 4
2. Atividade lenta difusa – teta, 6
3. Atividade lenta difusa – delta, 8
4. Atividade delta rítmica e intermitente frontal, 12
5. Atividade delta rítmica intermitente occipital, 14
6. Ondas trifásicas, 16
7. Registro rápido de baixa voltagem sem frequências alfa dominantes, 18
8. Coma alfa, 20
9. Coma fusiforme, 22
10. Padrão suprimido de baixa voltagem, 24
11. Surto/supressão, 26
12. Alentecimento difuso – encefalopatia tóxica – baclofeno, 28
13. Alentecimento difuso – encefalopatia metabólica – lítio, 30
14. Alentecimento difuso – encefalopatia metabólica – hipoglicemia, 32
15. Alentecimento difuso – encefalopatia límbica, 34
16. Atividade delta arrítmica (polimórfica) focal, 36

Seção B: Padrões periódicos de descargas epileptiformes ou convulsões
17. Descargas epileptiformes lateralizadas pseudoperiódicas, 40
18. Descargas epileptiformes lateralizadas pseudoperiódicas independentes bilaterais, 44
19. Descargas periódicas epileptiformes generalizadas, 46

PARTE 2: Convulsões

Seção A: Diagnóstico dos eventos confusionais causados pelas convulsões
20. Crises parciais simples e complexas do lobo frontal, 52
21. Crises parciais simples e complexas do lobo temporal, 54
22. Crises parciais simples do lobo parietal, 56
23. Crises parciais simples do lobo occipital, 58

Seção B: Estado de mal epiléptico
24. Estado de mal epiléptico parcial complexo – frontal, 62
25. Estado de mal epiléptico parcial complexo – temporal, 64
26. Estado de mal epiléptico parcial simples – parietal, 66
27. Estado de mal epiléptico parcial simples – occipital, 68
28. Estado de mal epiléptico generalizado não convulsivo, 70

PARTE 3: Alteração Prolongada da Reatividade

Seção A: Síndrome do encarceramento, estado minimamente consciente, estado vegetativo e coma – transtornos da consciência e da resposta aos estímulos
29. Definições clínicas de alteração da reatividade, 76

Seção B: Estados de coma prolongado
30. Síndrome do encarceramento – hemorragia do tronco encefálico, 82
31. Estado vegetativo – pós-anoxia, 84
32. Estado minimamente consciente – isquemia extensa multifocal, 88
33. Catatonia – apatia psicogênica/transtorno conversivo, 90
34. Uso dos potenciais evocados somatossensitivos para a determinação do prognóstico no coma anóxico, 92
35. Uso dos potenciais evocados somatossensitivos para a determinação do prognóstico no traumatismo craniencefálico, 94

Seção C: Potenciais evocados nas interconsultas neurológicas
36. Potenciais evocados somatossensitivos nas lesões do mesencéfalo – respostas corticais ausentes, 98
37. Potenciais evocados somatossensitivos na lesão cortical difusa anóxica – respostas corticais e subcorticais ausentes, 100
38. Potenciais evocados somatossensitivos após parada cardíaca prolongada – ausência de todas as ondas acima do plexo braquial, 102
39. Potenciais evocados somatossensitivos após parada cardíaca prolongada – ausência de todas as respostas, exceto N9 cervical, 104
40. Potenciais evocados somatossensitivos (mediano e tibial) após lesão traumática da medula espinal, 106
41. Potenciais evocados visuais nas disfunções da visão, 108
42. Potenciais evocados auditivos do tronco encefálico – hipoacusia, 110

PARTE 4: Doenças do Sistema Nervoso Periférico

Seção A: Fraqueza e/ou insuficiência respiratória na UTI e na enfermaria
43. Causas de paralisia e insuficiência respiratória na UTI, 115
44. Avaliação clínica das doenças neuromusculares, 116
45. Avaliação laboratorial das doenças neuromusculares, 117

Seção B: Fraqueza e/ou perda sensitiva segmentares
46. Avaliação das neuropatias periféricas segmentares, 120

Seção C: Insuficiência respiratória/fraqueza difusa
47. Esclerose lateral amiotrófica/neuropatia motora, 122
48. Neuromiopatia do doente crítico, 124
49. Plexopatia braquial, 128
50. Neuropatia femoral, 130

51. Neuropatia/ganglionopatia sensitiva, 132
52. Radiculopatia lombar, 134
53. Síndrome de Guillain-Barré – polineuropatia desmielinizante, 136
54. Miastenia grave – junção neuromuscular, 140
55. Miosite – miopatia reacional, 142
56. Miopatia induzida pela estatina – miopatia tóxica/mialgia, 146

PARTE 5: Atlas de Casos Clínicos e Neurofisiológicos
57. Cegueira occipital e convulsões – por quê?, 150
58. Ausência de resposta – coma, estado vegetativo ou estado de encarceramento?, 152
59. Ausência de resposta – orgânica ou psicogênica?, 154
60. Paciente com tumor no lobo frontal – depressão psiquiátrica, paranoia, crescimento tumoral ou estado de mal epiléptico?, 156
61. Paciente com epilepsia generalizada idiopática em tratamento com valproato – encefalopatia metabólica ou estado de mal epiléptico?, 158
62. Ausência de resposta – psicogênica, encefalopatia ou encefalite límbica?, 160
63. Fraqueza respiratória – tóxica ou metabólica?, 162
64. Impossibilidade de desmame da ventilação mecânica/oftalmoplegia interna – disfunção bulbar, transtorno na junção neuromuscular ou polineuropatia?, 166
65. Perda sensitiva progressiva e marcha dolorosa – radiculopatia, neuropatia tóxica/infecciosa ou miopatia?, 170
66. Fraqueza lentamente progressiva dos membros superiores e inferiores – radiculopatia, plexopatia, ELA ou PDIC/NMM?, 174
67. Dor progressiva na coxa e fraqueza das pernas – radiculopatia, vasculite, neuropatia ou amiotrofia?, 178

Índice Remissivo, 181

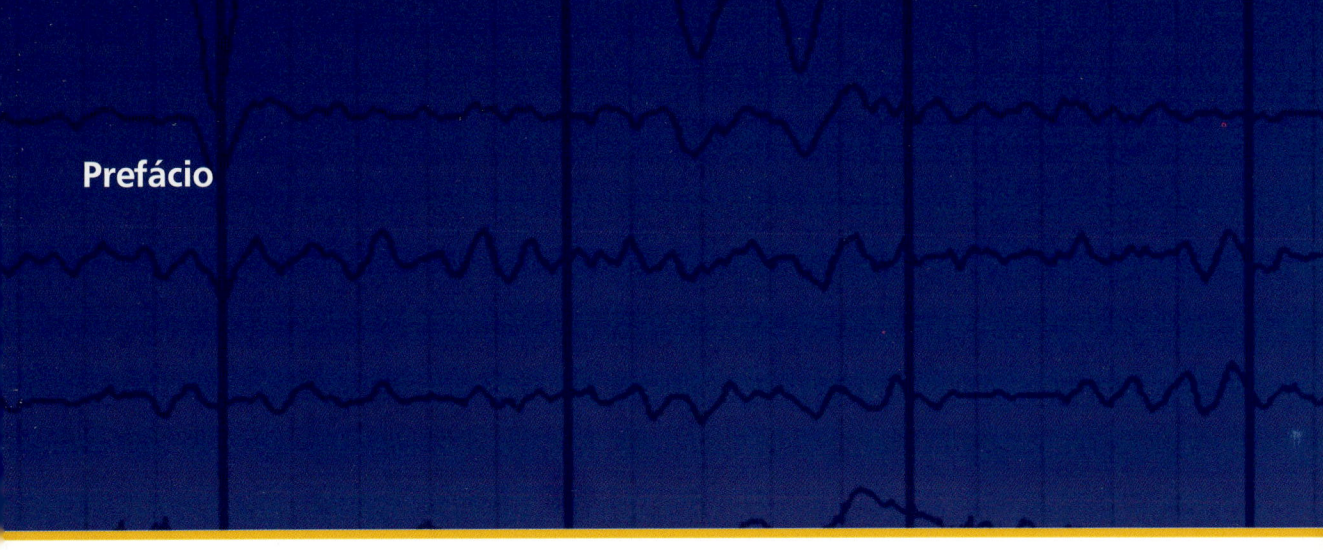

Prefácio

Eletrofisiologia Clínica foi escrito para residentes, neurologistas e especialistas em tratamento intensivo. O livro foi concebido como um instrumento de apoio que permite que a investigação eletrofisiológica clínica seja ligada com a consulta neurológica. Isto ajuda o médico a escolher o exame elétrico adequado, compreender o significado da interpretação e, depois, integrar estes achados com a questão clínica para se chegar a um diagnóstico. Ele pode, também, fornecer informações sobre o diagnóstico diferencial, o prognóstico (sempre que justificado), outras investigações relevantes e alguns breves comentários sobre o tratamento. Uma breve lista de referência clínica foi incluída.

Ao fazer esta ajuda portátil, colocamos a ênfase no contexto dos pacientes clínicos, dando os sintomas e sinais apropriados, e nos resultados de eletrofisiologia pertinentes que possam ser encontrados. A discussão que se segue é específica ao número indicado. Assim, por exemplo, pacientes confusos podem ter qualquer um de uma série de resultados de EEG, mas a discussão e o prognóstico são direcionados somente para o único padrão em discussão, por exemplo, ondas trifásicas. Questões de diagnóstico (especialmente em condições crônicas) que seriam encontradas em grande parte no ambulatório, ou investigadas após a alta dos pacientes, não estão incluídas. Portanto, neuropatias crônicas, paralisia, doença de Parkinson e a maioria das condições genéticas são omitidas. Da mesma forma, condições sem relevância eletrofisiológica ou aquelas que justificam outros tipos de exames (tomografia computadorizada, ressonância magnética e ultrassonografia) não estão incluídas. Ainda que um volume abrangente que incluísse todos os testes neurológicos seria claramente útil, ele não seria facilmente transportável.

Para relevância imediata a consultas neurológicas, evitamos discussões gerais sobre o exame neurológico, as entidades de doença e a eletrofisiologia em geral, pois há uma série de excelentes livros que abordam estas questões em detalhe. Recomenda-se, naturalmente, o uso suplementar destes tomos, pois eles são essenciais à compreensão da neurologia clínica.

O livro é organizado pelo problema neurológico apresentado, por exemplo, confusão, coma, movimentos anormais ou dificuldade de desligamento do respirador, dormência nos membros ou fraqueza. Dentro destes temas, pode haver algumas considerações gerais de diagnóstico, definições de termos, mas, de importância principal, fornecemos um resultado de exame que pode ser encontrado. Por exemplo, em um paciente em coma, damos um EEG mostrando um padrão de frequência alfa invariável. Segue-se uma interpretação do resultado ilustrado, o diagnóstico diferencial, o prognóstico e as referências. Desta forma, a "vinheta" começa com um problema clínico e chega a um final diagnóstico, prognóstico e terapêutico.

Como o manual é "orientado a problemas", ele não é um tratamento abrangente de adversidades neurológicas, mas sim breve, contemplando, principalmente, o que um médico hospitalar pode encontrar em rondas de consultas neurológicas em um ano típico. A última seção, no entanto, é um "*casebook*" (livro de casos), que prevê vários problemas clínico- neurofisiológicos raros, porém clássicos. O formato *casebook* fornece mais informações clínicas e deixa o leitor testar a si mesmo à medida que o caso se desenrola. Mais informações sobre os resultados eletrofisiológicos podem ser encontradas na seção respectiva no manual.

Use o livro ao dar suas consultas e no fornecimento de referências, quando necessário. Por favor, informe-nos de quaisquer eventuais deficiências e sobre as principais áreas que não incluímos. Esperamos que o manual o ajude nos desafios clínicos que irá enfrentar.

Peter W. Kaplan, MB, FRCP
Thien Nguyen, MD, PhD

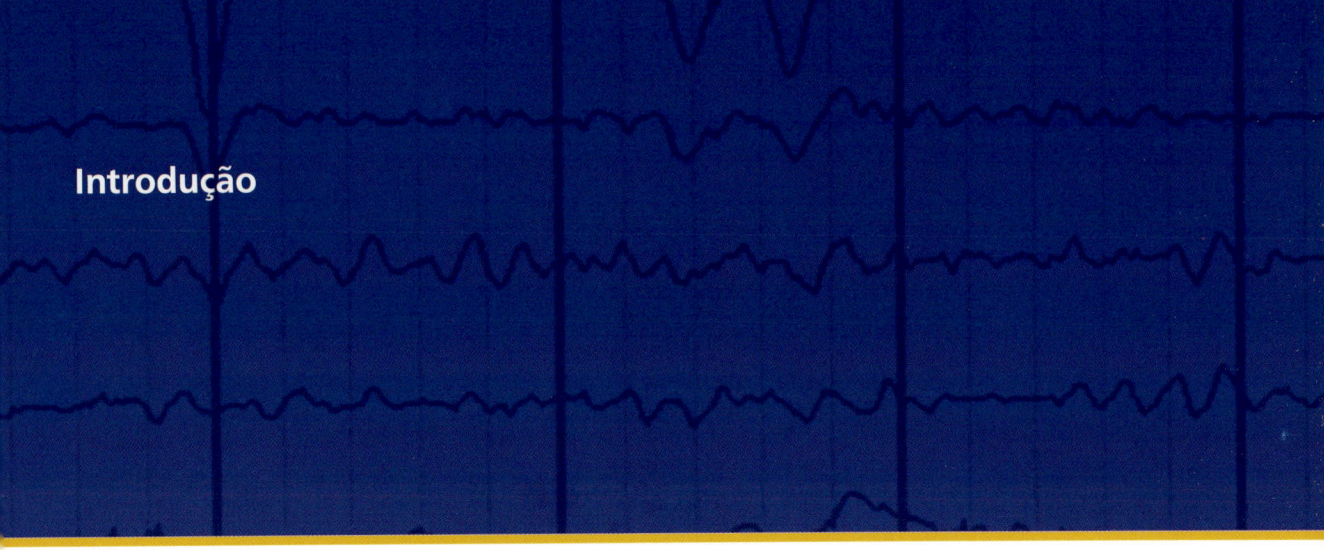

Introdução

Este manual foi escrito para acompanhá-lo em suas rondas. Acreditamos que ele funcione melhor no "estágio intermediário" do processo de consulta neurológica. No primeiro estágio, os dados históricos são coletados e um exame é realizado para, em seguida, se chegar a um parecer, possivelmente, sugerindo exames complementares. Caso testes eletrofisiológicos sejam solicitados, é no próximo estágio que o manual será útil na avaliação da significância dos resultados, do diagnóstico diferencial, do prognóstico e na prestação de algumas breves indicações terapêuticas. No estágio final, um parecer conclusivo poderá, então, ser formulado. Em outros casos, o manual poderá ser utilizado para rever o significado de um exame específico que já foi recebido, de modo a ser capaz de fornecer mais informações para os médicos que tratam do paciente.

Várias vezes, a natureza e o significado dos resultados dos exames podem permanecer incertos. Será que representam uma "pista falsa"? Eles são úteis para eliminar ou confirmar um diagnóstico específico entre muitos? O que eles nos dizem sobre o prognóstico?

Há muitos livros para ajudar com o processo de levantar o histórico de uma queixa neurológica, fazer exames físicos ou discutir os muitos transtornos que podem ser diagnosticados. Outros textos podem discutir em detalhes as técnicas e a interpretação do EEG, potenciais evocados, NCVs e eletromiografia. O manual diminui a distância entre o laboratório de eletrofisiologia e o leito do paciente.

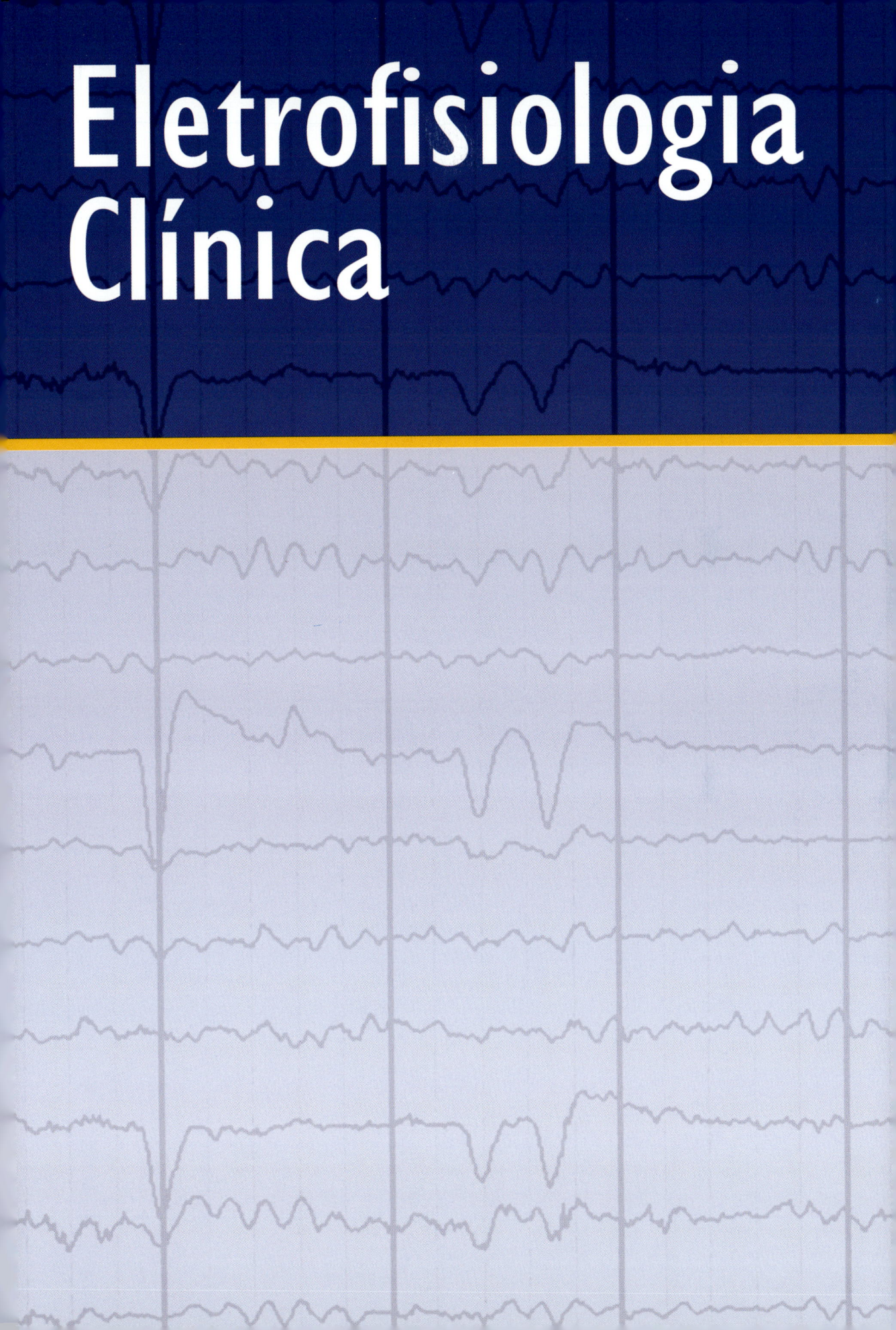

PARTE 1
Transtornos do Sistema Nervoso Central

Seção A: Alteração da consciência – confusão, *delirium* e coma; agitação, alucinação e comportamento anormal

Esses são os principais "estados alterados" que exigem avaliação neurológica. Ressalte-se que são os sintomas do paciente (e não "diagnósticos" específicos e preestabelecidos) que levam os indivíduos a procurar assistência médica. Assim, é a experiência clínica – mais do que a leitura dos livros-textos – que constitui o principal mecanismo de aprendizado da abordagem médica *orientada por problemas*.

Infelizmente, as causas (ou diagnósticos) subjacentes a uma queixa específica podem ser muito amplas. A título de exemplo, podemos citar a "tonteira", cujas causas são as mais variadas, a saber: hipotensão arterial, neurinoma do nervo vestibular, enxaqueca ou derrame cerebral, acidente vascular encefálico, hipoglicemia otólitos, esclerose múltipla e doença de Ménière.

Por outro lado, não há dúvidas de que os sintomas e sinais descritos ou negados pelo paciente durante a anamnese (e que constituem a *síndrome clínica*) reduzem as possibilidades diagnósticas e orientam o exame físico e a propedêutica complementar. Além disso, existem excelentes textos que apresentam "listas" de diagnósticos diferenciais para cada queixa específica. Com efeito, no futuro talvez será possível o uso de computadores portáteis em que as queixas e os sintomas possam ser inseridos, assim como as características clínicas associadas (ou não), resultando na elaboração de uma "lista de probabilidades", que poderá ser usada até mesmo durante as visitas aos pacientes.

Nesta seção, abordaremos alguns estados de alteração da consciência ou do comportamento que se aproximam do coma. A síndrome do encarceramento *(locked-in)*, os estados de consciência mínima, o mutismo acinético e o estado vegetativo constituem uma ordem diferente de "coma", motivo pelo qual são discutidos em seção específica, mais adiante. Os exemplos contidos aqui envolvem a redução global – aguda ou subaguda – dos níveis de consciência e de vigília, da memória e do processamento cognitivo, que representam as encefalopatias ("estado mental alterado") ou os "estados confusionais agudos" causados por transtornos tóxicos/metabólicos, infecciosos ou ictais. Algumas definições amplamente utilizadas na atualidade são:

Delirium: Alteração aguda da função cognitiva, com comprometimento da memória de curto prazo e inversão do ciclo sono-vigília, algumas vezes com aumento da atividade motora caracterizado por agitação e tremores (psicose da abstinência ou *delirium tremens*) e, muitas vezes, acompanhado por amnésia.

Confusão: Termo geral que, habitualmente, exige definição mais detalhada. Na maioria das vezes, no entanto, é usado para se referir a danosas alterações na produção da linguagem, na orientação e na capacidade em obedecer a comandos e reter informações.

Estado mental alterado: Pode incluir a definição acima descrita. Também constitui termo inespecífico, que pode ser aplicado à psicose, ao coma ou à demência. Também exige maior especificação.

Encefalopatia: Termo derivado do grego, empregado para descrever a disfunção difusa do encéfalo. Embora também seja inespecífico, muitos pacientes com estado confusional agudo apresentam, de fato, alteração cognitiva "não específica" (o que, por si só, pode representar uma pista diagnóstica).

Por outro lado, pode haver uma dúvida clínica desde o início da coleta da história clínica: será este um caso de estado de mal epiléptico não convulsivo? Nesse caso, trata-se de situação clínica específica e que, por isso, pode ser comprovada, pela análise minuciosa das diferentes formas clínicas de *status epilepticus* e pelo estudo do eletroencefalograma (EEG).

Diante do exposto, como deve ser o raciocínio clínico? Uma vez estabelecido o tipo provável de transtorno das funções corticais superiores (p. ex., através do miniexame do estado mental), parte-se para o exame mais detalhado da orientação, da linguagem, da memória e da capacidade em obedecer aos comandos e de interpretar eventos (foto do "ladrão de biscoitos", por exemplo) e, finalmente, é elaborada uma lista de probabilidades diagnósticas.

A seguir, apresentamos um exemplo de encaminhamento:

Paciente com possível encefalopatia tóxica/metabólica. Necessário excluir infecção sistêmica, especialmente pelo fato de o paciente apresentar redução crônica da tolerância às principais causas de encefalopatia (atrofia cerebral e demência). Considerar também a possibilidade de convulsão/estado pós-comicial (se houver dúvida, favor realizar EEG).

Se no curso da investigação da alteração do nível/conteúdo da consciência ou do comportamento anormal o EEG revelar uma anormalidade epileptiforme, consulte a seção que trata das convulsões (Parte 2) para maior correlação clínico-eletrofisiológica.

Geralmente, as questões mais fáceis de responder são aquelas relacionadas ao prognóstico. Em casos específicos, como após uma anoxia, podem ser formuladas respostas aproximadas, ou mesmo algumas seguramente exatas. Por exemplo, o prognóstico de um paciente que se encontra torporoso 3 dias após uma parada cardiorrespiratória pode ser estabelecido com relativa precisão a partir dos dados da literatura médica assim como do EEG e dos potenciais evocados somatossensitivos (PESS). Para esses tipos de questões, bem como para os casos de coma, desaferentação e estado vegetativo, consulte a Parte 3, que trata dessas condições clínicas. Uma breve sinopse acerca do prognóstico e da avaliação clínica também pode ser encontrada na seção que versa sobre Potenciais Evocados na Neurologia Consultiva.

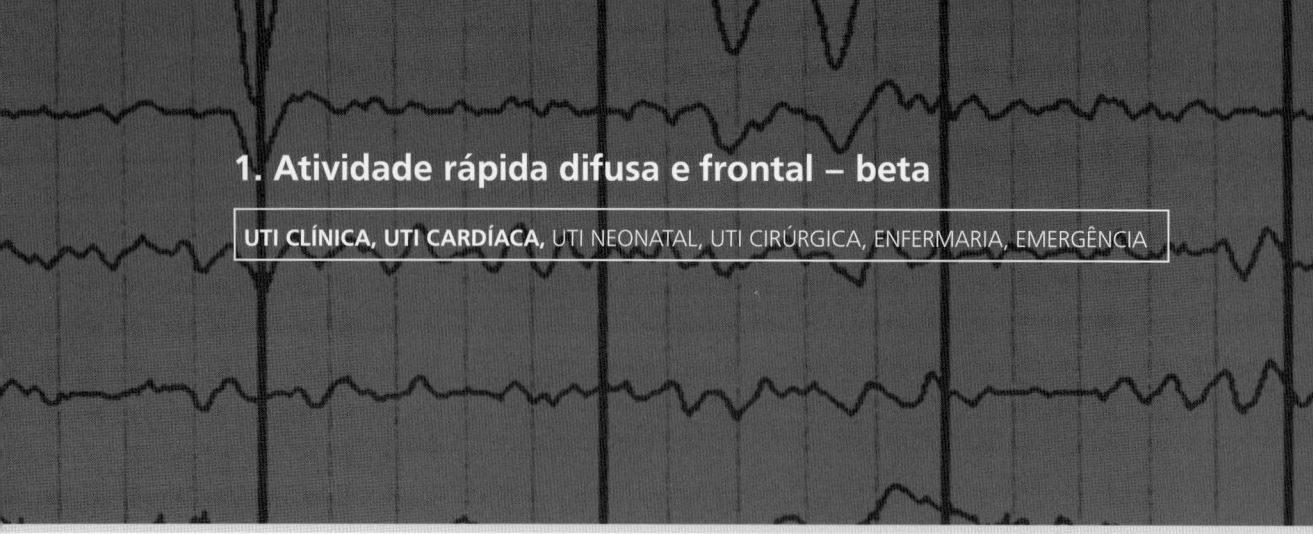

1. Atividade rápida difusa e frontal – beta

UTI CLÍNICA, UTI CARDÍACA, UTI NEONATAL, UTI CIRÚRGICA, ENFERMARIA, EMERGÊNCIA

CORRELAÇÕES CLÍNICAS: O paciente pode ter sido encaminhado ao laboratório de eletrofisiologia por um dos vários motivos clínicos, e o EEG pode revelar frequências beta difusas e de média a alta voltagem. Em um paciente com história clínica insuficiente, essa alteração pode sugerir uma intoxicação por drogas e a necessidade de triagem toxicológica. O paciente pode estar acordado, sonolento ou, raramente, agitado.

ETIOLOGIA: Tratamento ou intoxicação por benzodiazepínicos, hidrato de cloral ou barbitúricos. Ocasionalmente, abstinência de sedativos. Com altas doses de medicamentos, o paciente pode estar tão sedado ao ponto de não despertar (coma beta, geralmente > 30 μV no EEG). Em tal situação clínica, pode haver lesão do tronco encefálico [4].

AVALIAÇÃO CLÍNICA: Anote todos os medicamentos aos quais o paciente tenha acesso. Verifique se o quadro clínico do paciente pode ser explicado pelos efeitos colaterias dos medicamentos/sedativos; às vezes, o paciente pode estar agitado e, raramente, com *delirium*.

PROPEDÊUTICA COMPLEMENTAR: Exame toxicológico para barbitúricos ou benzodiazepínicos. RM das estruturas do tronco encefálico.

DIAGNÓSTICO DIFERENCIAL: Esse padrão de EEG pode ser causado por benzodiazepínicos, barbitúricos, retirada de sedativos, retardo mental ou paralisia cerebral e lesões do tronco encefálico.

PROGNÓSTICO: Há pouca literatura confiável sobre o significado desse achado eletroencefalográfico. O prognóstico/reversibilidade, quando a causa é farmacológica, tende a ser excelente. Com relação às crianças, existe um relato de fuso beta contínuo na paralisia cerebral e retardo mental (fusos extremos). Os padrões de fuso beta estão associados a bom prognóstico independentemente da etiologia, à exceção das crianças que não estejam em uso de barbitúricos ou benzodiazepínicos.

Seção A: Alteração da consciência – confusão, *delirium* e coma; agitação, alucinação e comportamento...

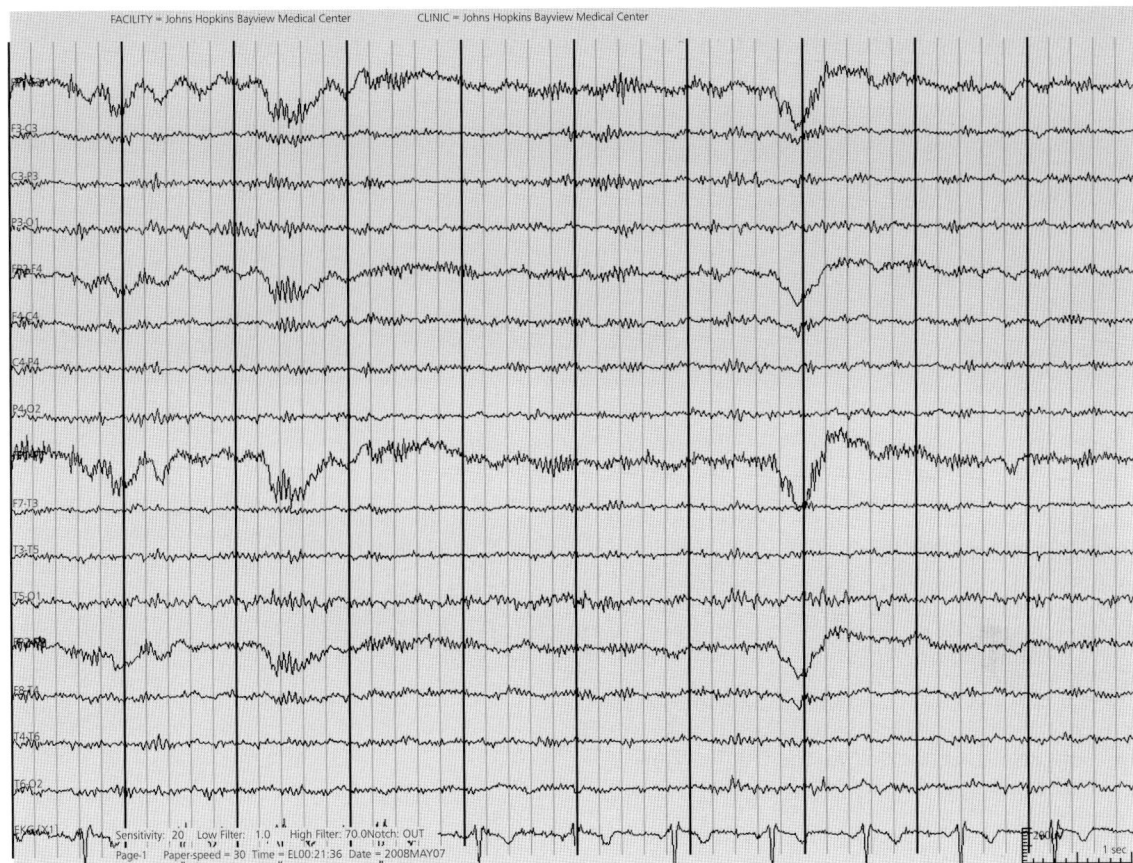

EEG revelando padrão beta difuso e rápido, de voltagem média a alta. Neste caso, a alteração predomina nas regiões anteriores, particularmente durante o sono superficial e logo após o despertar. Ocasionalmente, pode haver um padrão de fuso. Geralmente, observam-se bandas de frequência beta que, tipicamente, apresentam 18-25 Hz e, menos frequentemente, 14-16 Hz; em um caso, a frequência era de 35-40 Hz. A voltagem é considerada alta quando ultrapassa 25 μV [1-4]. Inicialmente, acreditava-se, de maneira equivocada, que essa alteração estaria relacionada à epilepsia, à disfunção cerebral mínima, à dislexia, à hiperatividade ou a outras disfunções do comportamento. Atualmente, sabe-se que este padrão é típico de efeitos medicamentosos.

REFERÊNCIAS

1. Frost JD, Carrie JRG, Borda RP, Kellaway P. The effects of Dalmane (flurazepam hydrochloride) on human EEG characteristics. *Electroencephalogr Clin Neurophysiol* 1973;34:171-175.
2. Kellaway P. Orderly approach to visual analysis: Elements of the normal EEG and their characteristics in children in adults. In: Ebersole JS, Pedley TA (eds.), *Current Practice of Clinical Electroencephalography*, 3rd edn. Philadelphia, PA: Lippincott/Williams and Wilkins 2003;100-159.
3. Kellaway P. The development of sleep spindles and of arousal patterns in infants and their characteristics in normal and certain abnormal states. *Electroencephalogr Clinc Neurophysiol* 1952;4:369.
4. Otomo E. Beta activity in the electroencephalogram in cases of coma due to acute brainstem lesion. *J Neurol Neurosurg Psychiatry* 1966;29:383-390.

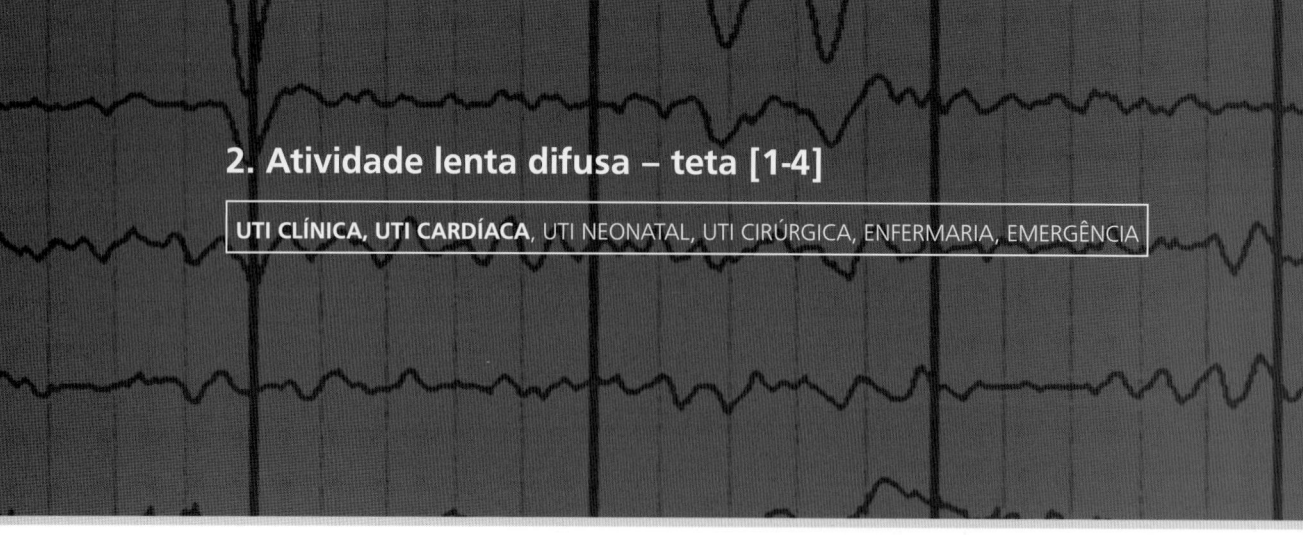

2. Atividade lenta difusa – teta [1-4]

UTI CLÍNICA, UTI CARDÍACA, UTI NEONATAL, UTI CIRÚRGICA, ENFERMARIA, EMERGÊNCIA

Encefalopatias agudas – mais comuns em idosos e nos casos de insuficiência orgânica múltipla. Encefalopatias estáticas, disfunção cortical difusa e discreta.

CORRELAÇÕES CLÍNICAS: Alentecimento psicomotor, confusão, redução sensorial. A função do tronco encefálico está intacta.

ETIOLOGIA: Na UTI, as causas mias comuns são as disfunções tóxicas e metabólicas e as infecções sistêmicas. Frequentemente observada nos pacientes com atrofia cerebral e que apresentam alguma dascausas acima descritas, assim como nos casos de demências, encefalopatias estáticas, retardo mental e deficiências de aprendizado.

AVALIAÇÃO CLÍNICA: Funções corticais superiores, exame neurológico geral.

PROPEDÊUTICA COMPLEMENTAR: TC ou RM podem demonstrar atrofia subcortical; sinais de traumatismo cranioencefálico; encefalopatia crônica. Procure por falência orgânica (insuficiência hepática, renal, respiratória, ou de outros órgãos).

DIAGNÓSTICO DIFERENCIAL: Da perspectiva do EEG, verifique se o paciente não está simplesmente sonolento ou dormindo durante esse segmento do EEG (padrão normal de sonolência), e certifique-se de que durante a obtenção do EEG sejam realizados estímulos dolorosos adequados para garantir que o paciente esteja totalmente desperto.

PROGNÓSTICO: Quando relacionada à encefalopatia, representa um estado crônico de disfunção cortical, não tendo qualquer importância prognóstica em especial. Quando associada à disfunção de órgãos, o quadro eletroclínico pode ser reversível. Mesmo após a anoxia, os paci-

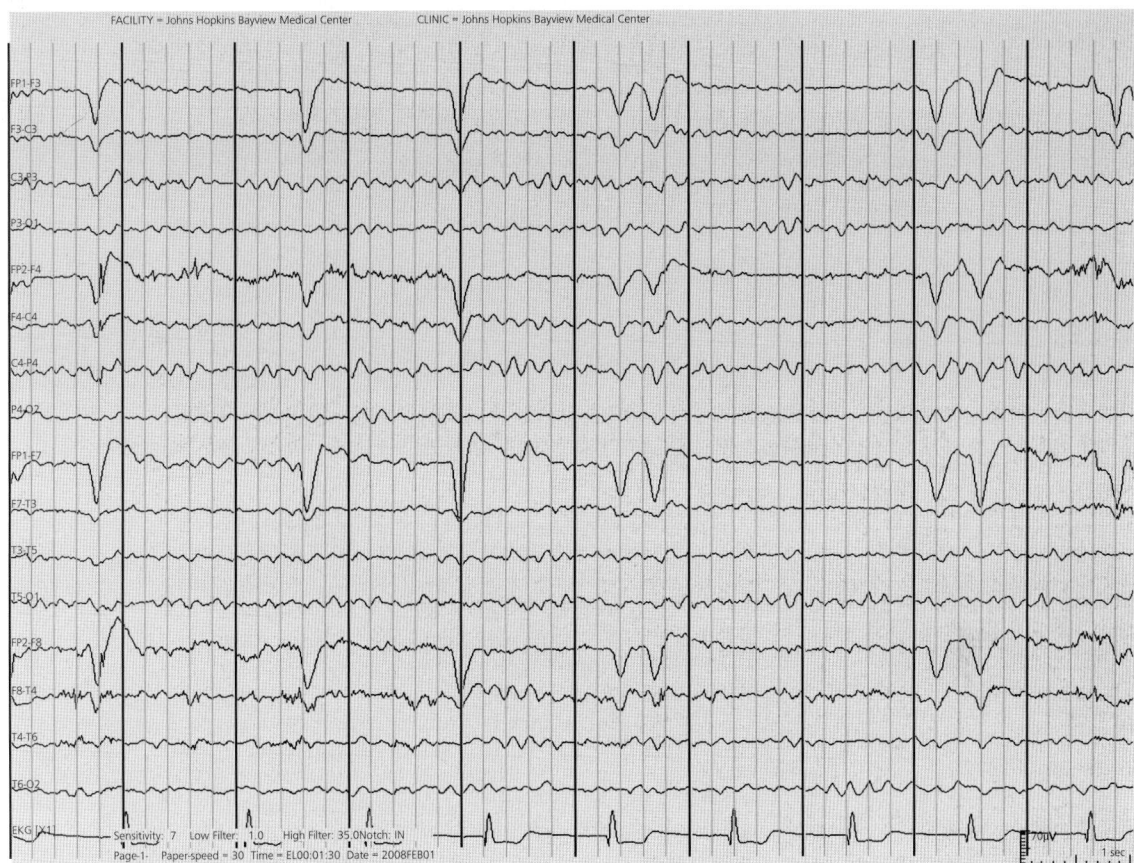

entes com esse padrão teta geralmente apresentam melhora clínica e eletroencefalográfica [3,4].

EEG mostrando atividade teta extensa. Há uma intrusão variável das frequências alfa e delta; a alfa pode ser vista durante o estado de vigília máxima. O artefato causado pelo piscamento dos olhos, evidente a vários segundos em ambos os lobos frontais, indica o estado de vigília do paciente. A atividade teta difusa somente é menos frequente do que outros padrões eletroencefalográficos associados aos estados confusionais agudos/encefalopatia (possivelmente, decorrente de um viés interpessoal).

REFERÊNCIAS

1. Chatrian G-E, Turella GS. Electrophysiological evaluation of coma, other altered states of diminished responsiveness and brain death. In: Ebersole 1S, Pedley TA (eds.), *Current Practice of Clinical Electroencephalography*. Philadelphia, PA: Raven Press 2003:405-462.
2. Gloor P, Kalabay O, Giard N. The electroencephalogram in diffuse encephalopathies: EEG correlates of grey and white matter lesions. *Brain* 1968;91:779-802.
3. Silverman D. Retrospective study of the EEG in coma. *Electroencephalogr Clin Neurophysiol* 1963;15:486-503.
4. Yamashita 5, Morinaga T, Ohgo 5 *et al*. Prognostic value of EEG in anoxic encephalopathy after CPR. Relationship among anoxic period, EEG grading and outcome. *Intern Med* 1995;34:71-76.

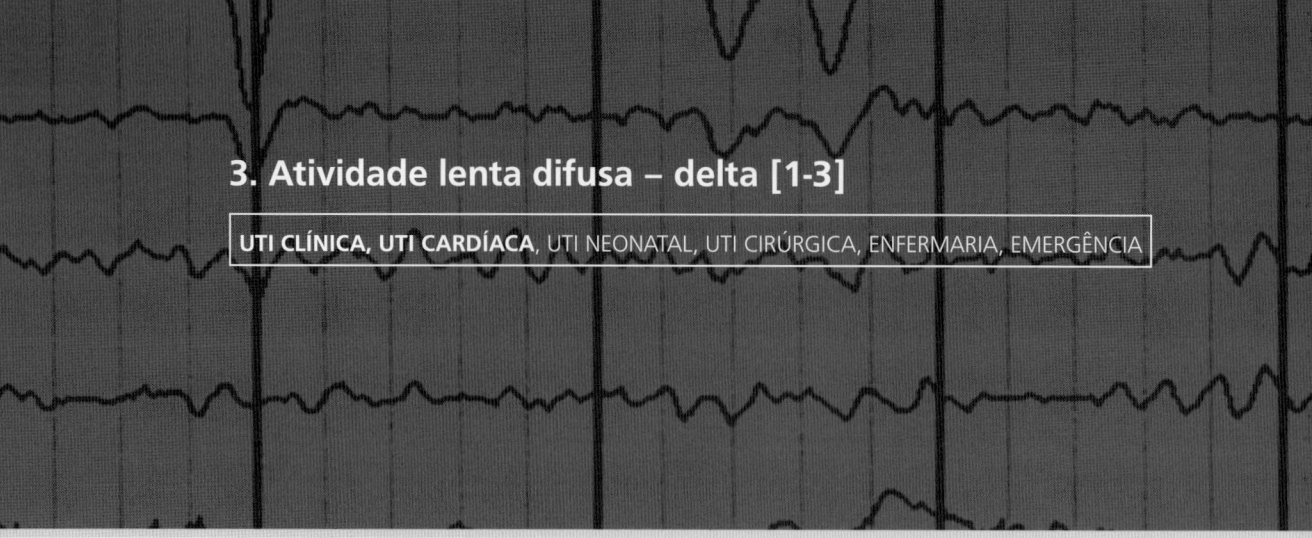

3. Atividade lenta difusa – delta [1-3]

UTI CLÍNICA, UTI CARDÍACA, UTI NEONATAL, UTI CIRÚRGICA, ENFERMARIA, EMERGÊNCIA

Observada em pacientes com atrofia da substância branca subcortical, após traumatismo craniano fechado e nos idodos com causas multifatoriais. Ocasionalmente, é causada por medicamentos.

CORRELAÇÕES CLÍNICAS: Frequentemente, os pacientes estão profundamente sonolentos. Pode, ainda, haver comprometimento significativo do tronco encefálico.

ETIOLOGIA: Pacientes jovens com disfunção metabólica grave, lesões profundas situadas na linha média ou lesões do corpo caloso.

AVALIAÇÃO CLÍNICA: Exame neurológico geral. Escala de Coma de Glasgow.

PROPEDÊUTICA COMPLEMENTAR: TC ou RM podem mostrar lesões subcorticais ou atrofia; sinais de traumatismo craniano. Considerar PESS (potenciais evocados somatossensitivos) para determinar o prognóstico após trauma. Se houver suspeita de toxicidade e não houver nenhum outro dado da história clínica, considerar pesquisa de drogas/toxinas.

DIAGNÓSTICO DIFERENCIAL: Sob a perspectiva do EEG, apenas o padrão anormal de sono no Estágio 4 pode, ocasionalmente, assemelhar-se a esse padrão. Certifique-se de que a gravação do EEG contenha estímulos nociceptivos e de despertar adequados para excluir o sono como causa do padrão em questão.

PROGNÓSTICO: Há pouca literatura confiável sobre o prognóstico desse padrão eletroencefalográfico, provavelmente decorrente de um viés de verificação. O prognóstico depende da etiologia. As causas metabólicas e a falência de órgãos estão associadas aos melhores prognósticos. Na literatura especializada, há um relato de recuperação completa após overdose [4]. Nos casos de traumatismo craniencefálico, resultados normais são menos frequentes. Uma série de EEGs ao longo do tempo pode indicar o grau de recuperação e permitir o monitoramento de convulsões subclínicas após o traumatismo craniencefálico.

Seção A: Alteração da consciência – confusão, *delirium* e coma; agitação, alucinação e comportamento...

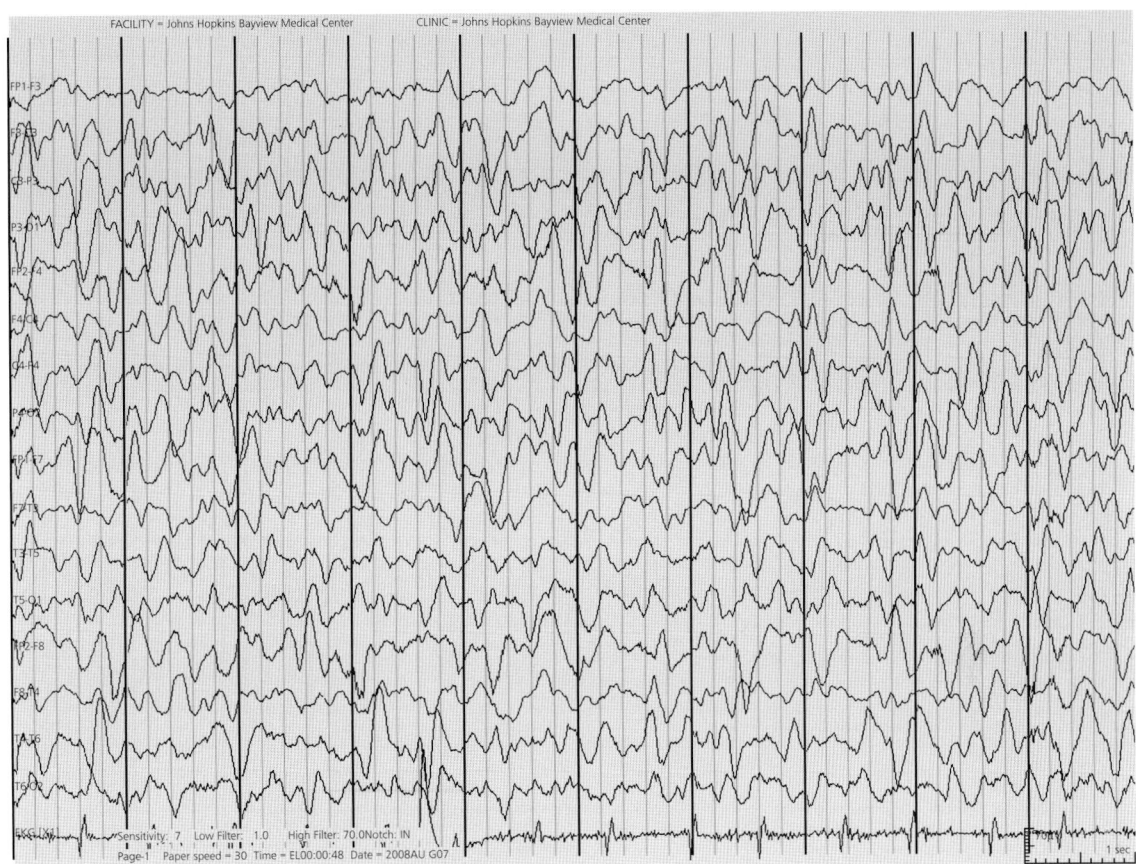

Este EEG mostra uma atividade delta extensa e arrítmica de 1-4 Hz (bem como frequências teta e alfa) em todas as regiões do encéfalo. Há relativamente pouca variabilidade ou reação espontânea a estímulos. Este padrão é surpreendentemente menos comum do que muitos outros padrões de EEG relacionados ao coma profundo.

O segundo exemplo de EEG mostra uma atividade delta mais persistente, com frequência de 0,5 a 4 Hz, e menor quantidade de atividade teta. Nessa figura, o filtro de alta frequência foi ajustado para 15 Hz, a fim de reduzir o artefato causado pela contração muscular.

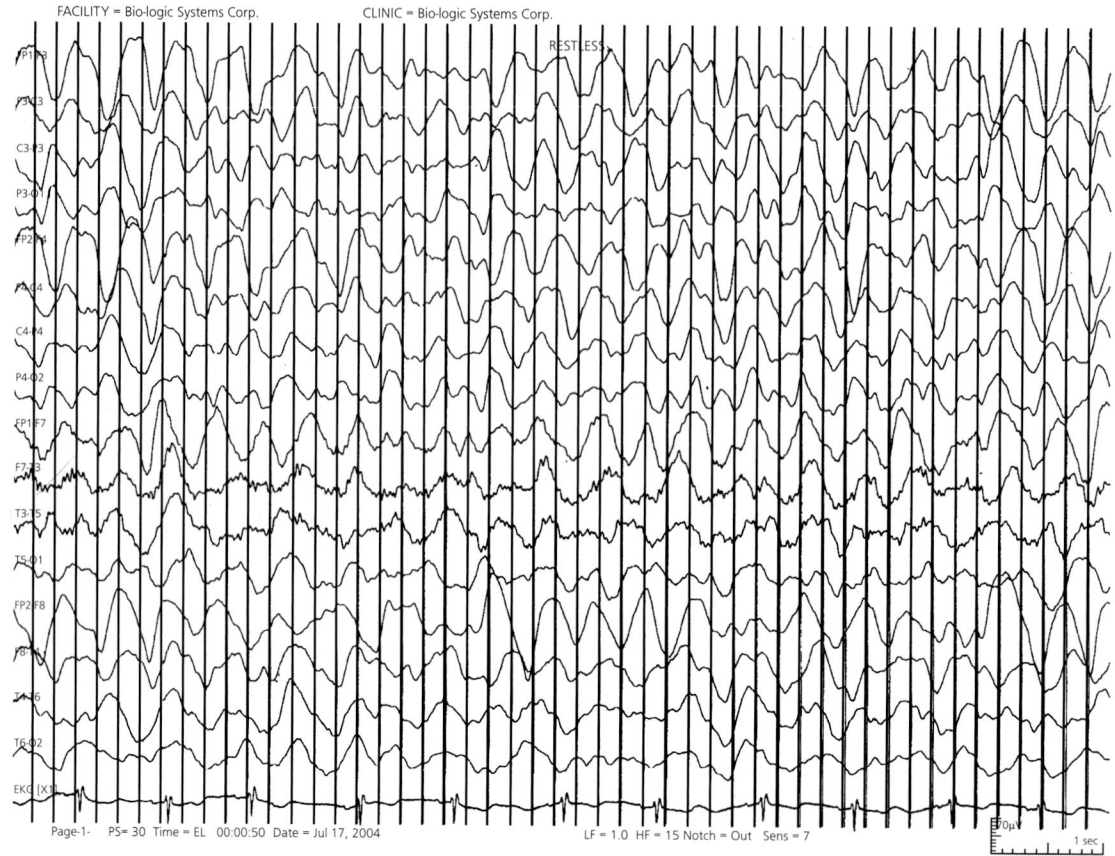

REFERÊNCIAS

1. Chatrian G-E, Turella GS. Electrophysiological evaluation of coma, other altered states of diminished responsiveness and brain death. In: Ebersole JS, Ped- ley TA (eds.), *Current Practice of Clinical Electroencephalography*. Philadelphia, PA: Raven Press 2003;405-462.
2. Gloor P, Kalabay O, Giard N. The electroencephalogram in diffuse encephalopathies: EEG correlates of grey and white matter lesions. *Brain* 1968;91:779-802.
3. Silverman D. Retrospective study of the EEG in coma. *Electroencephalogr Clin Neurophysiol* 1963;15:486-503.
4. Blume WT. Drug effects on EEG. *J Clin Neurophysiol* 2006;23:306-311.

Anotações

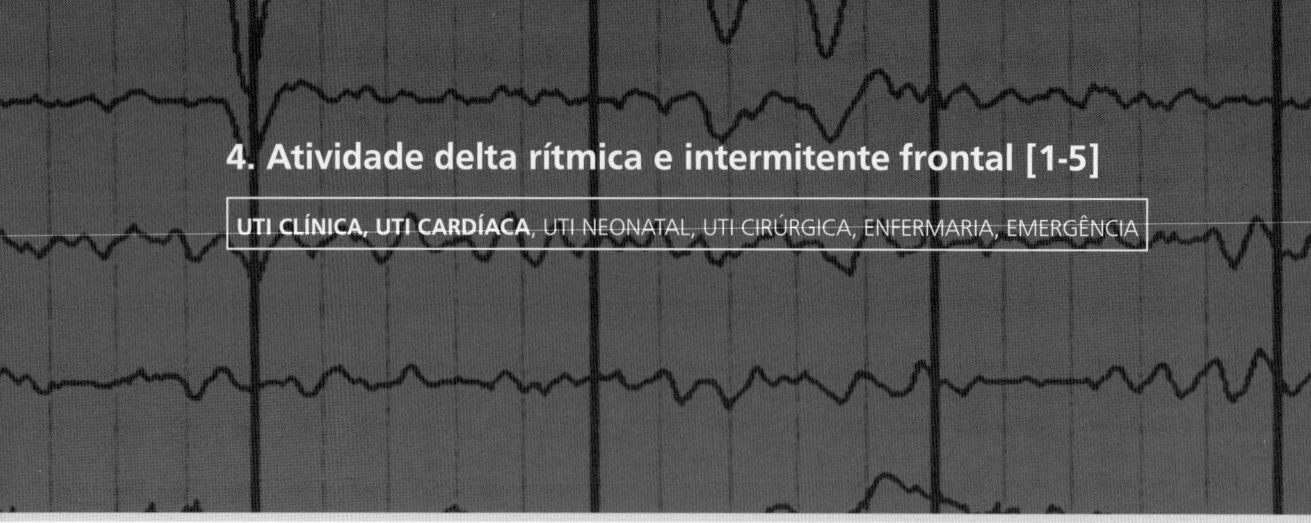

4. Atividade delta rítmica e intermitente frontal [1-5]

UTI CLÍNICA, UTI CARDÍACA, UTI NEONATAL, UTI CIRÚRGICA, ENFERMARIA, EMERGÊNCIA

Observada em pacientes idosos com causas multifatoriais: atrofia cerebral, demência e infecção intercorrente.

CORRELAÇÕES CLÍNICAS: Com relativa frequência, os pacientes encontram-se letárgicos, confusos ou desorientados, mas geralmente conversam e podem seguir instruções motoras; mioclonias e convulsões são pouco comuns. O paciente localiza a dor e os reflexos do tronco encefálico estão quase sempre intactos. Esse padrão de EEG é habitualmente visto à medida que a atividade alfa e a vigília diminuem.

ETIOLOGIA: Transtornos metabólicos e infecciosos concomitantes são frequentes [1-5]. De 68 pacientes, 78% apresentava hipertensão arterial sistêmica, diabetes ou insuficiência renal [5]. De 1/3 a metade dos pacientes era portadora de insuficiência renal e hiperglicemia, com atividade teta de fundo; a maioria dos pacientes apresentava alguma doença cerebrovascular e estava desperta [5]. Nas crianças, acreditava-se anteriormente que esse padrão eletroencefalográfico indicava maior pressão ao redor do terceiro e do quarto ventrículos.

AVALIAÇÃO CLÍNICA: Examine a função cognitiva, verifique se há rigidez nucal ou evidências externas de trauma, avalie os odores e veja se há desidratação.

PROPEDÊUTICA COMPLEMENTAR: Eletrólitos e TC/RM para atrofia cerebral. Considere solicitar radiografias do tórax, urocultura e hemocultura para pesquisa de infecção.

DIAGNÓSTICO DIFERENCIAL: É possível confundir a FIRDA (atividade delta rítmica e intermitente frontal) com um artefato causado pela movimentação ocular. Para diferenciar entre os dois, solicite ao paciente para evitar os movimentos oculares durante o EEG ou, se tal não for possível, use montagens próprias para os movimentos oculares e, se necessário, uso pesos oculares.

PROGNÓSTICO: Depende muito da causa subjacente; pode ter valor quando a etiologia é conhecida [2-5]. Há um bom prognóstico quando associada às infecções do trato urinário e ao uso de medicamentos tóxicos de ação reversível. O prognóstico é menos favorável nos casos de falência orgânica (p. ex., insuficiência hepática) ou de infecções sistêmicas [4]. Dada a sua maior prevalência em pacientes idosos, o prognóstico geral tende a ser o mesmo da causa subjacente.

TRATAMENTO: Reversão das condições agudas e crônicas subjacentes (p. ex., demência e infecção intercorrente).

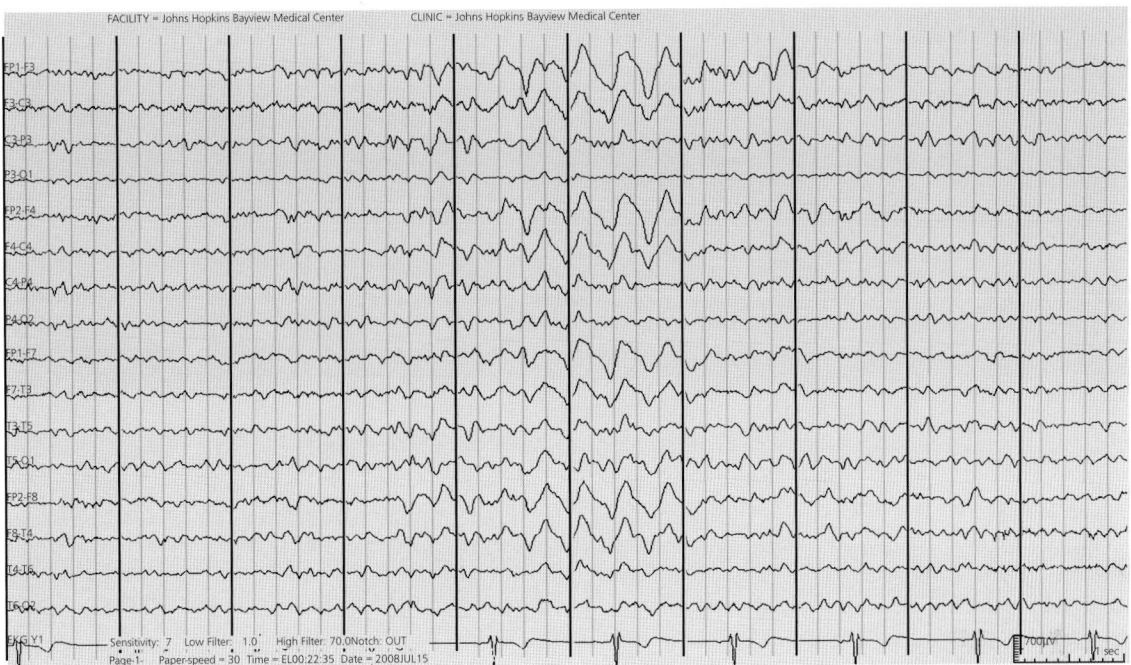

Este EEG demonstra séries de atividade delta frontal intermitente, com preservação de um fundo de vigília de frequências alfa e teta. Esse padrão geralmente tem 2-4 Hz e é visto sincrônica e simetricamente. O emprego de pesos oculares pode diferenciar os artefatos causados pela movimentação ocular do alentecimento frontal.

REFERÊNCIAS

1. Chatrian G-E, Turella GS. Electrophysiological evaluation of coma, other altered states of diminished responsiveness and brain death. In: Ebersole JS, Pedley TA (eds.), *Current Practice of Clinical Electroencephalography*. Philadelphia, PA: Raven Press 2003;405-462.
2. Fariello RG, Orrison W, Blanco G, Reyes PF. Neuroradiological correlates of frontally predominant intermittent rhythmic delta activity (FIRDA). *Electroencephalogr Clin Neurophysiol* 1982;54:194-202.
3. Alehan F, Dabby R, Lerman-Sagie T, Pavot P, Towne A. Clinical and radiologic correlates of frontal intermittent rhythmic delta activity. *J Clin Neurophysiol* 2002;19:535-539.
4. Daly D, Whelan IL, Bickford RG, Maccarty CS. The electroencephalogram in cases of tumors of the posterior fossa and third ventricle. *Electroencephalogr Clin Neurophysiol* 1953;5:203-216.
5. Watemberg N, Alehan F, Dabby R, Lerman-Sagie T, Pavot P, Towne A. Clinical and radiologic correlates of frontal intermittent rhythmic delta activity. *J Clin Neurophysiol* 2002;19:535-539.

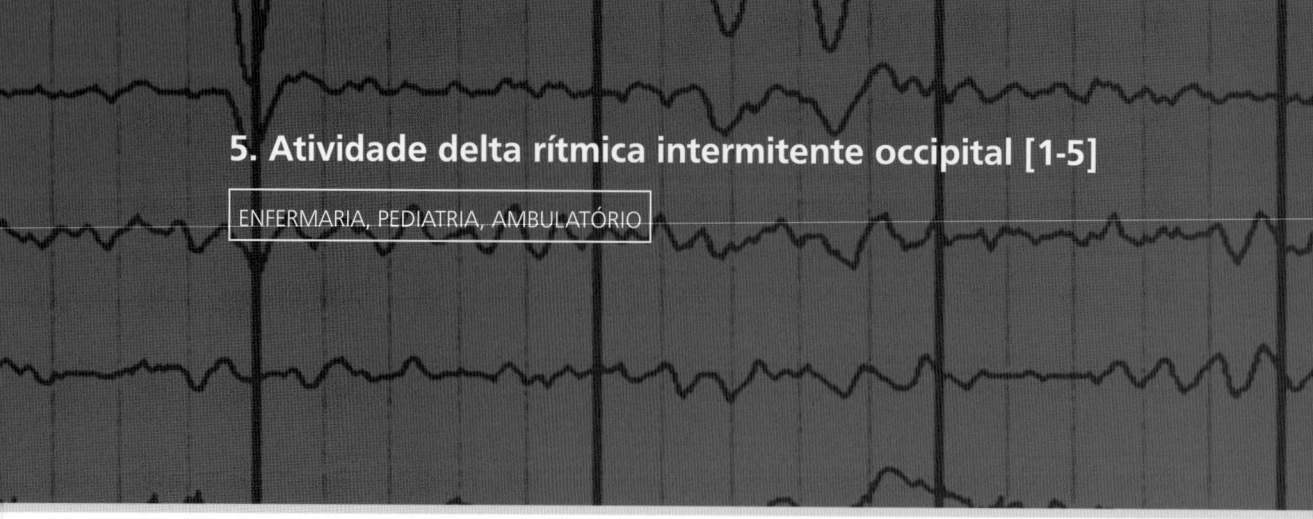

5. Atividade delta rítmica intermitente occipital [1-5]

ENFERMARIA, PEDIATRIA, AMBULATÓRIO

Ocasionalmente observada em pacientes pediátricos com histórico de convulsões generalizadas.

CORRELAÇÕES CLÍNICAS: Este padrão ocorre, quase exclusivamente, em crianças. O paciente interage quando estimulado. Na maioria dos casos, o EEG é indicado após uma convulsão tônico-clônica.

Durante o EEG, os pacientes estão habitualmente acordados ou sonolentos ou, menos frequentemente, dormindo [3]. Embora, muitas vezes, haja história de ausências na infância[1,4,5], dados mais recentes indicam uma associação a epilepsias focais [3].

ETIOLOGIA: As causas já descritas são: infecção por *Salmonella*, doença de Huntington e pancefalite esclerosante subaguda [3]; pode, ainda ocorrer na síndrome de Angelman.

AVALIAÇÃO CLÍNICA: Pesquise, minuciosamente, se há história de convulsões. Idade média de 8 anos (3-16 anos).

PROPEDÊUTICA COMPLEMENTAR: A RM do encéfalo é normal.

PROGNÓSTICO: Crianças cujo EEG contém espículas-ondas de 3 Hz, bem como atividade delta rítmica intermitente occipital (ADRIO) podem apresentar remissão no prazo de 10 anos em 50% dos casos, não manifestando mais convulsões tônico-clônicas; já os pacientes sem ADRIO, mas com respostas fotoparoxísticas no EEG, raramente apresentam remissão espontânea (6%), mantendo convulsões com maior frequência.

TRATAMENTO: Os pacientes com convulsões podem beneficiar-se do uso de drogas antiepilépticas.

Seção A: Alteração da consciência – confusão, *delirium* e coma; agitação, alucinação e comportamento... 15

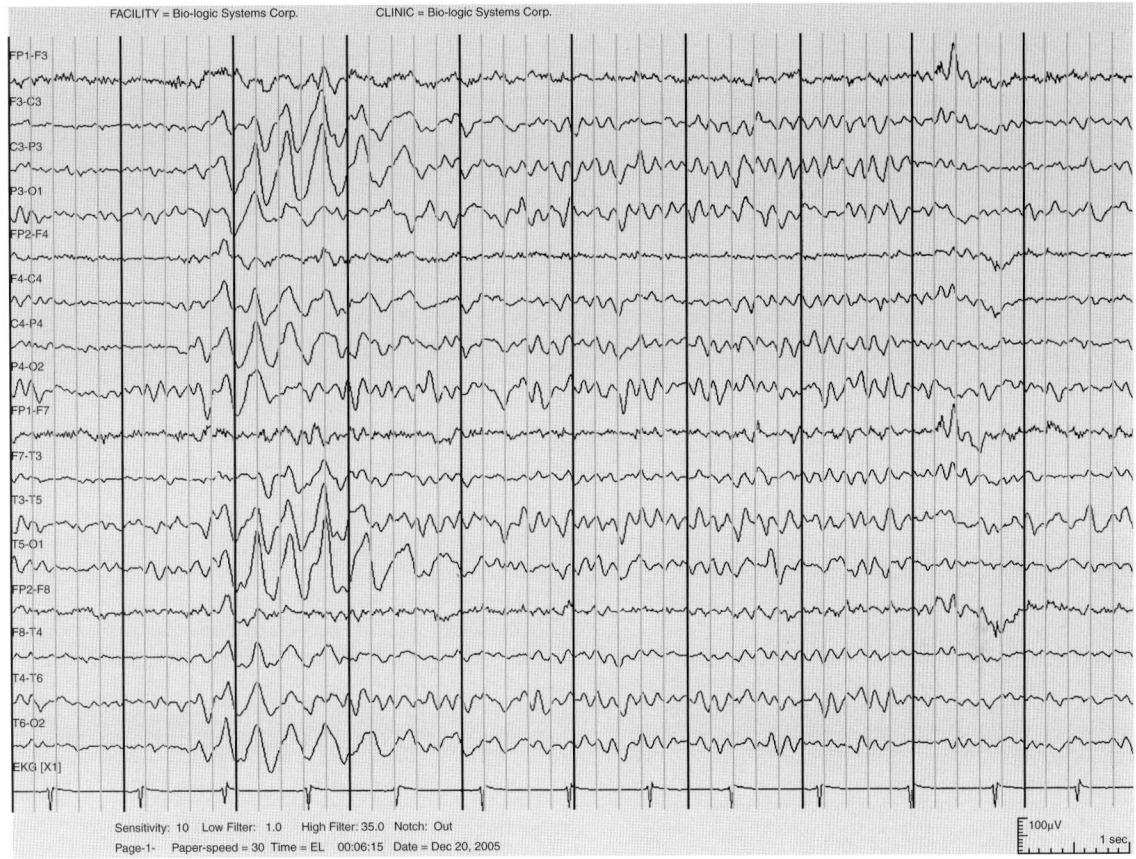

Este EEG mostra surtos de ADRIO com preservação de frequências alfa e teta relacionadas ao estado de vigília. Esses surtos geralmente ocorrem com frequência de 2-4 Hz, de forma sincrônica e simétrica e com algum períodos alternados de exacerbações e remissões. A ADRIO é observada nos registros obtidos com o paciente acordado ou sonolento. A linha basal geralmente é marcada por ritmo alfa, embora possa ser teta em aproximadamente 1/4 dos pacientes [1]. Metade dos registros também identificam descargas epileptiformes focais e concomitantes. Raramente, a ADRIO é desencadeada pela hiperventilação, podendo, ainda, ocorrer em associação à atividade delta rítmica intermitente frontal (ver tópico próprio).

REFERÊNCIAS

1. Loiseau P, Pestre M, Dartigues JF, Commenges D, BarbergerGateau C, Cohadon S. Long-term prognosis in two forms of childhood epilepsy: Typical absence seizures and epilepsy with rolandic (centrotemporal) EEG foci. *Ann Neurol* 1983;13:642-648.
2. Daly DD, Markand ON. In: Daly DD, Pedley TA (eds.), *Current Practice of Clinical Electroencephalography*, 2nd edn. New York: Raven Press 1990;335-370.
3. Watemberg N, Linder H, Dabby R, Blumkin L, Lerman-Sagie T. Clinical correlates of occipital intermittent rhythmic delta activity (OIRDA) in children. *Epilepsia* 2007;48:330-334.
4. Riviello Ji, Foley CM. The epileptiform significance of intermittent rhythmic delta activity in childhood. *J Child Neurol* 1992;7:156-160.
5. Gullapalli D, Fountain NB. Clinical correlation of occipital intermittent rhythmic delta activity. *J Clin Neurophysiol* 2003;20:45-51.

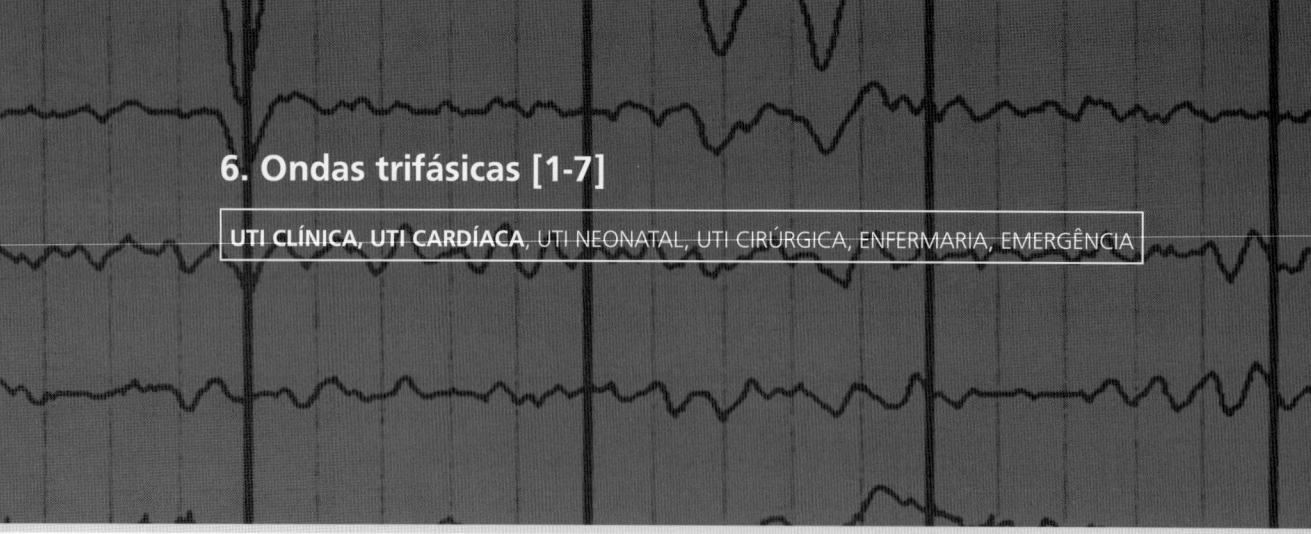

6. Ondas trifásicas [1-7]

UTI CLÍNICA, UTI CARDÍACA, UTI NEONATAL, UTI CIRÚRGICA, ENFERMARIA, EMERGÊNCIA

Observadas nas doenças tóxicas/metabólicas, frequentemente quando há infecção e atrofia cerebral/subcortical.

CORRELAÇÕES CLÍNICAS: Os pacientes estão geralmente letárgicos; mioclonias e convulsões são pouco comuns. Os olhos estão abertos ou fechados, podem ser abertos com os estímulos. O paciente geralmente apresenta-se sonolento e é capaz de falar, embora de forma confusa. Nos comas mais leves, o paciente consegue obedecer aos comandos verbais instruções, localiza a dor e tem os reflexos do tronco encefálico preservados.

ETIOLOGIA: Transtornos metabólicos e infecciosos concomitantes são frequentes: insuficiência hepática, uremia, infecção sistêmica, hiperosmolaridade, hipóxia e hipoglicemia [2-6]. Ondas trifásicas (OT) são vistas nos casos de toxicidade farmacológica, a exemplo do lítio, cefepime, baclofeno, ifosfamida, levodopa, metrizamida (controvérsia se seria EMENC) e do valproato (com ou sem amônia elevada), além da síndrome da serotonina, da doença de Creutzfeldt-Jakob e da doença de Alzheimer.

AVALIAÇÃO CLÍNICA: Nos casos de coma não traumático, examine a função cognitiva, verifique se há rigidez nucal, procure por odor hepático e por evidências sistêmicas de insuficiência hepática (*nevus* aracnídeos, cabeças de medusa, eritema palmar, leuconíquia).

PROPEDÊUTICA COMPLEMENTAR: Eletrólitos, nível sérico de amônia, provas de função hepática, pesquisa de toxinas e RM para doenças da substância branca.

DIAGNÓSTICO DIFERENCIAL: As OTs são mais atenuadas e geralmente de frequência mais baixa do que as descargas produzidas pelo estado de mal epiléptico não convulsivo (EMENC). As OTs podem aumentar (e, raramente, diminuir) com a estimulação. A atividade de fundo pode ser marcada por OTs ou EMENC. As OTs regridem com o uso de benzodiazepínicos, muito embora o paciente não apresente melhora clínica. Cinquenta e nove por cento dos pacientes com OTs pode ter encefalopatias não metabólicas [2].

PROGNÓSTICO: Depende muito da causa subjacente; o EEG pode ter valor prognóstico se a etiologia for conhecida [2-6]. O prognóstico tende a ser bom nos casos relacionados a infecções do trato urinário, a toxicidade farmacológica reversível e a hiperamonemia relacionada ao uso do valproato. O prognóstico é menos favorável nos casos de falências orgânicas mais graves (p. ex., na insuficiência hepática) e nas infecções sistêmicas [4]. Nos casos de anoxia, o prognóstico tende a ser muito ruim [6]. Dada a sua maior prevalência em pacientes idosos, o prognóstico geral (de todas as causas) é ruim, com mortalidade de 77% [3]. Em 100 pacientes com doença hepática grave, 45 morreram dentro de 1 semana após o transplante hepático [7].

TRATAMENTO: Se houver suspeita de EMENC, pode ser realizada prova terapêutica com lorazepam (2-4 mg), o qual pode produzir melhora clínica e eletroencefalográfica; benzodiazepínicos, por outro lado, podem piorar as encefalopatias.

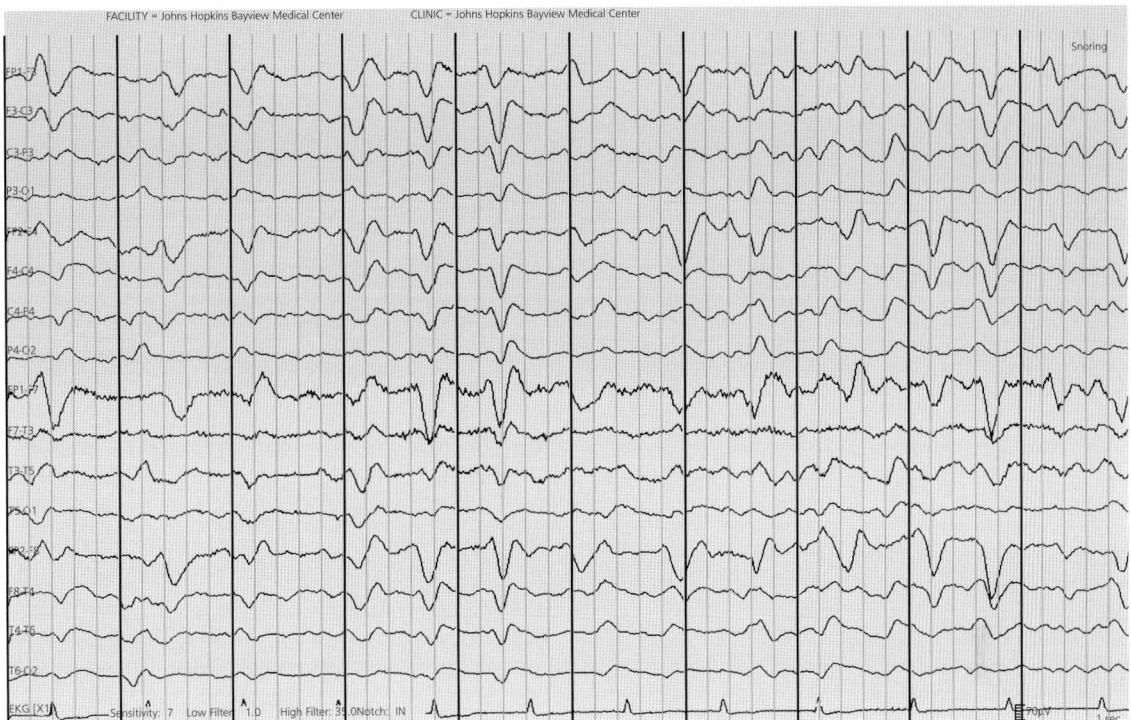

Este EEG mostra OTs generalizadas, caracterizadas por uma primeira fase ascendente (negativa) atenuada ou discreta, uma segunda fase rapidamente descendente dominante (positiva), e uma terceira fase menos íngreme, ascendente. Esse padrão é mais bem visto em uma montagem referencial e, muitas vezes, é desencadeado por estímulos. A frequência das OTs é de 1,5-2,5 Hz, a sua amplitude é moderada a alta (100-300 μV), e ela tende a ocorrer em grupos. Frequentemente, obaserva-se atividade teta/delta basal. As OTs tendem a predominar nas regiões anteriores, com hiato anteroposterior nas montagens referenciais [2]. A atividade de base é mais lenta quando as OTs estão associadas à insuficiência hepática. Não é possível distinguir as causas tóxicas e metabólicas através do traçado do EEG [2].

REFERÊNCIAS

1. Bickford RG, Butt HR. Hepatic coma: The EEG pattern. *J Clin Invest* 1955;34:790-799.
2. Sundaram MB, Blume WT. Triphasic waves: Clinical correlates and morphology. *Can J Neurol Sci* 1987;14:136-140.
3. Bahamon-Dussan JE, Celesia GG, Grigg-Damberger MM. Prognostic significance of EEG triphasic waves in patients with altered state of consciousness. *J Clin Neurophysiol* 1989;6:313-319.
4. Young GB, Bolton CF, Archibald YM, Austin TW, Wells GA. The EEG in sepsis-associated encephalography. *J Clin Neurophysiol* 1992;9:145-152.
5. Blume WT. Drug effects on EEG. *J Clin Neurophysiol* 2006;23:306-311.
6. Yamashita S, Morinaga T, Ohgo S. Sakamoto T, Kaku N, Sugimoto, S, Matsukura S. Prognostic value of EEG in anoxic encephalopathy after CPR: Relationship among anoxic period, EEG grading and outcome. *Int Med* 1995;34:71-76.
7. MacGillivray BB. The EEG of liver disease. In: Remond CA (ed.), *Handbook of Electroencephalography and Clinical Neurophysiology*, Vol. 15. Amsterdam: Elsevier 1976;77-87.

7. Registro rápido de baixa voltagem sem frequências alfa dominantes [1]

UTI CIRÚRGICA, UTI CLÍNICA, UTI NEONATAL

Observado após traumatismo craniano ou nos casos de abuso de álcool. Tambem pode representar uma variação da normalidade.

CORRELAÇÕES CLÍNICAS: O paciente pode apresentar cognição normal. Por outro lado, pode haver confusão ou letargia.

ETIOLOGIA: Traumatismo craniano, variação da normalidade, hidrocefalia, alcoolismo.

AVALIAÇÃO CLÍNICA: Exame neurológico geral. Verificar histórico de traumatismo craniano fechado, hematoma subdural, hematoma extradural ou céfalo-hematomas bilaterais. Investigar se há história de alcoolismo. Verificar odor etílico.

PROPEDÊUTICA COMPLEMENTAR: TC ou RM para A pesquisa de coleções intracranianas bilaterais, atrofia difusa, sinais de traumatismo craniencefálico. Se houver suspeita, porém não houver outro dado disponível na história clínica, solicitar *screening* de drogas/toxinas.

DIAGNÓSTICO DIFERENCIAL: Da perspectiva do EEG, o alcoolismo e o traumatismo craniencefálico fechado são as causas mais comuns. Raramente, pode ocorrer após uma crise convulsiva ou em associação a hidrocefalia.

PROGNÓSTICO: Há pouca literatura confiável sobre o significado desse resultado. O significado depende do contexto clínico (p. ex., estados pós-ictais podem suprimir a voltagem). Por si só, não produz qualquer impacto na determinação do prognóstico.

Seção A: Alteração da consciência – confusão, *delirium* e coma; agitação, alucinação e comportamento...   19

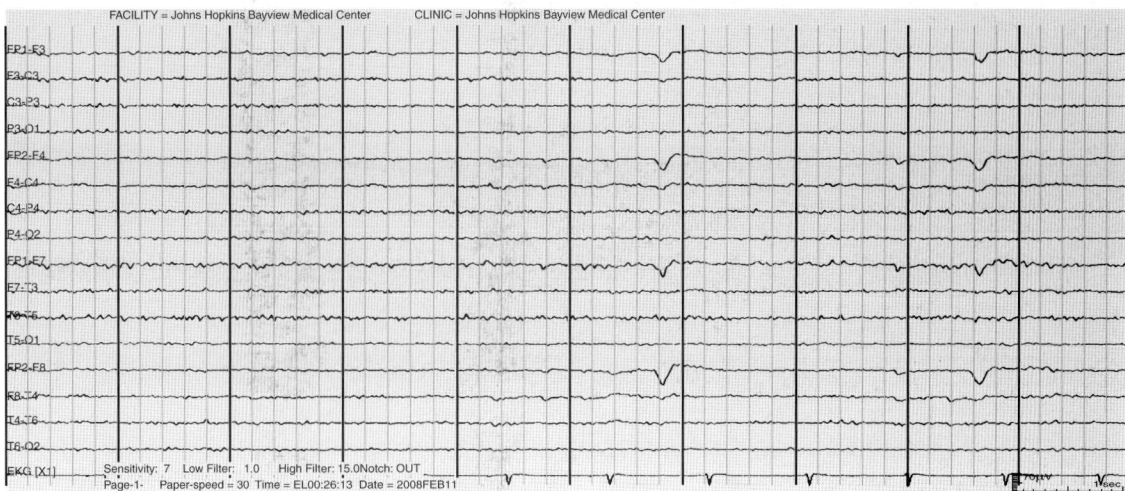

Este EEG revela um padrão beta rápido de baixa voltagem. Não há atividade alfa, teta, ou delta, seja difusa, seja nas regiões posteriores. Certifique-se que o registro do EEG seja obtido com eletrodos posicionados nas distâncias usuais, já que se a distância estiver menor baixa haverá redução da voltagem, o que pode produzir um padrão similar. Confirme se os estímulos de despertar foram aplicados e se o fechamento dos olhos foi anotado. Esse padrão ocorre em 6-7% da população adulta normal. Tanto a voltagem da atividade alfa como a da basal diminuem com a idade, decorrente, em parte, do aumento da espessura e do conteúdo ósseo do crânio. Ocasionalmente, os pacientes que apresentam esse padrão após traumatismo craniencefálico encontram-se com sonolência profunda.

REFERÊNCIA

1. Maulsby RL and Kellaway P. *The Normative Electroencephalographic Data Reference Library. Final report.* NAS 9-1200 Washington, DC: National Aeronautics Space Administration 1968.

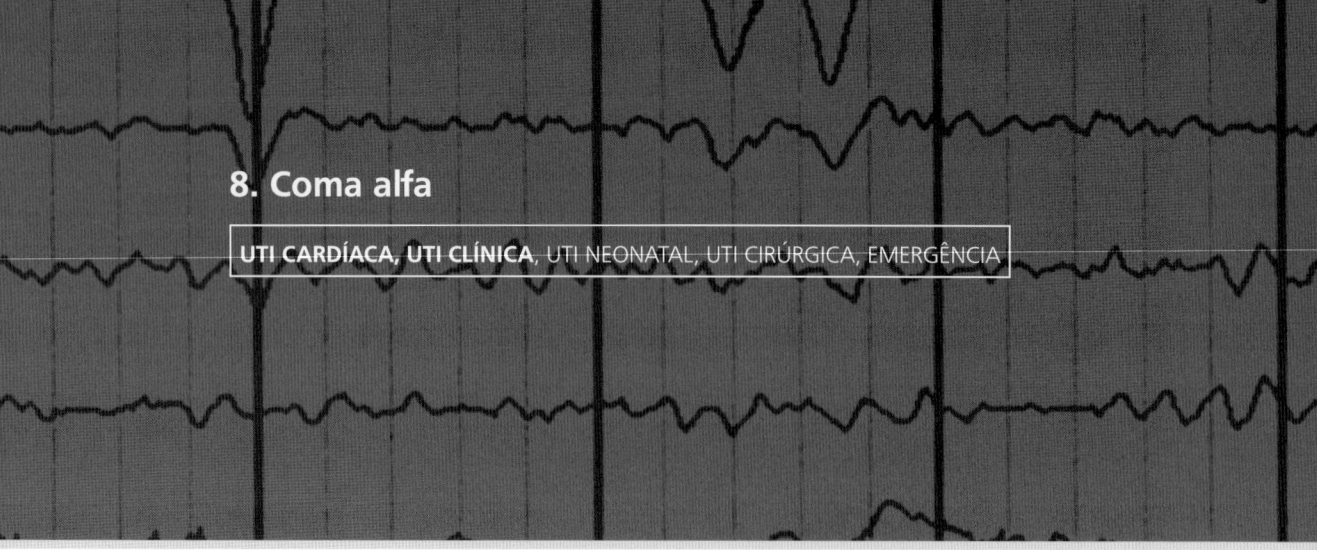

8. Coma alfa

UTI CARDÍACA, UTI CLÍNICA, UTI NEONATAL, UTI CIRÚRGICA, EMERGÊNCIA

Após parada cardiorrespiratória ou traumatismo craniano.

CORRELAÇÕES CLÍNICAS: Por definição, o paciente deve estar em coma, com os olhos fechados; no entanto, pode haver abertura ocular com os estímulos. A dor produz respostas apendiculares (localização ou retirada); os reflexos do tronco encefálico – reação pupilar, reflexo oculovestibular, reflexo do vômito, respiração espontânea – geralmente estão preservados no coma alfa.

ETIOLOGIA: Trata-se de condição frequentemente relatada após parada cardiorrespiratória (PCR) (10-23%) [1] e, menos frequentemente, associada a infecção, disfunção metabólica, traumatismo craniano, uso de medicamentos (p. ex., carbamazepina), convulsões, acidente vascular encefálico, colapso pelo calor e hipóxia.

AVALIAÇÃO CLÍNICA: Examine os reflexos do tronco encefálico e avalie a escala de coma de Glasgow. Procure por evidências de causas tóxicas ou metabólicas raras se não houver indícios de PCR.

PROPEDÊUTICA COMPLEMENTAR: A TC e a RM podem mostrar necrose laminar. Considerar a realização de triagem metabólica completa e exame toxicológico; quando se tratar de avaliação do prognóstico, realizar potencial evocado somatossensitivo (PESS).

DIAGNÓSTICO DIFERENCIAL: Nos pacientes paralisados, certifique-se que o paciente não está acordado, o que é indicado pela ausência de reação eletroencefalográfica aos estímulos, pela distribuição anterior da atividade alfa e, se o paciente não estiver paralisado, presença de artefatos relacionados ao piscamento dos olhos. Padrões de frequência alfa (PFAs) podem ser vistos na síndrome do encarceramento, mas são frequentemente reativos e situados na região posterior do encéfalo; além disso, o paciente encontra-se acordado. Além disso, os PFAs raramente ocorrem na síndrome apálica. Existe discreta semelhança com os padrões de sono REM. PFAs posteriores podem ocorrer no coma pós-anóxico Grau 1 (posterior, reativo), estando associados a bom prognóstico [1].

PROGNÓSTICO: Após anoxia/PCR ou acidente vascular encefálico, o prognóstico é quase universalmente ruim; metanálise indica 88 e 90% de mortalidade, respectivamente. Nos casos de hipóxia sem parada cardíaca, a mortalidade chega a 61%; quando associado ao uso de medicamentos, a mortalidade reduz-se para 8%. Se o EEG mostrar reatividade, a maioria dos pacientes irá recuperar algum grau de recuperação do nível de consciência, embora poucos demonstrem recuperação significativa [2]. Quase todos os pacientes que não apresentam qualquer reatividade no EEG evoluem para o óbito [1,2].

Considerar a realização de PESS para a determinação do prognóstico adicional – se o N20 estiver ausente, o resultado será morte ou estado vegetativo persistente [1]. Interprete com cuidado após o uso de anestésicos ou precocemente (< 24 horas) no decurso clínico.

TRATAMENTO: Não há tratamento eficaz. O padrão do EEG evolui para outros padrões. O efeito da hipotermia é desconhecido.

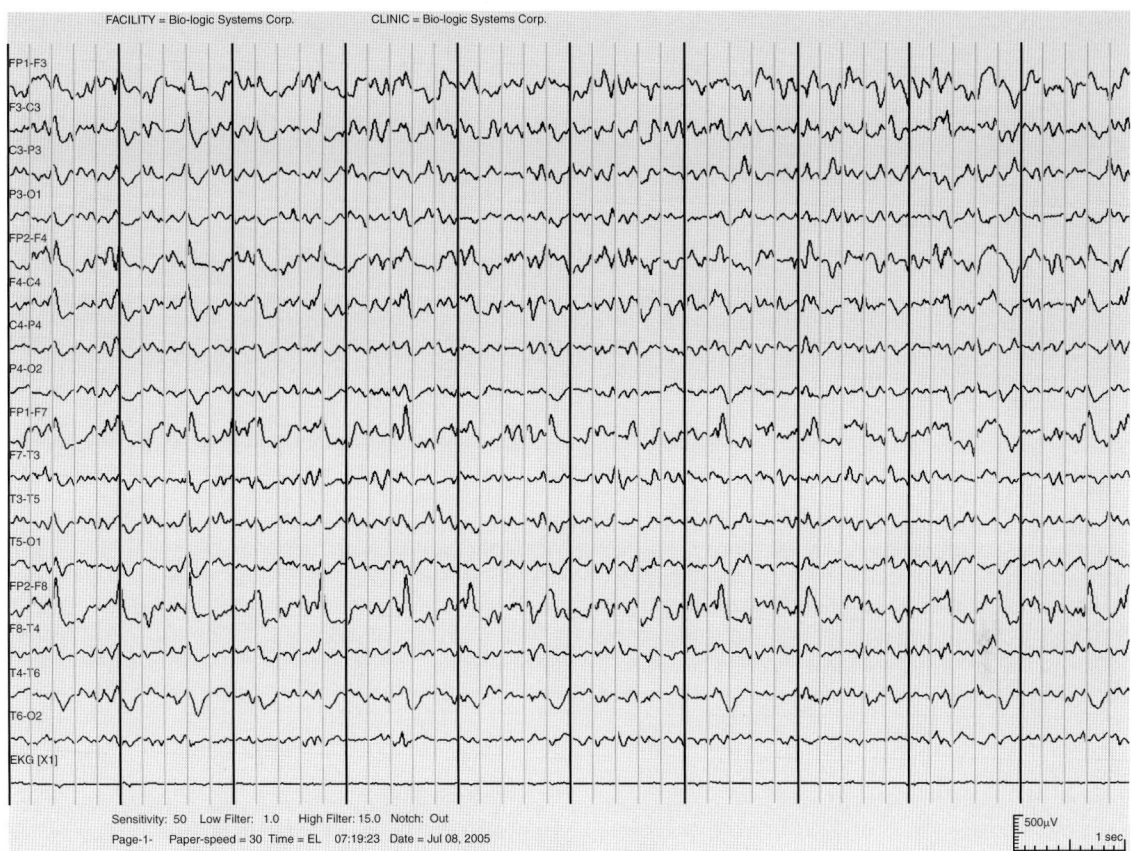

Este EEG mostra PFA generalizado [3], além de alguma atividade beta de frequência mais alta. Há, ainda, atividade rítmica anterior com ondas agudas. Este segmento de EEG foi usado com um filtro de alta frequência de 15 Hz para minimizar os artefatos na ilustração.

No coma alfa, as frequências alfa aparecem difusamente, embora possam ser mais proeminentes nas regiões anteriores do encéfalo. O registro geralmente não mostra reatividade a estímulos. A PFA pode ser transitória e evoluir a partir de um padrão de supressão de surto ou outro padrão, ou para outro padrão, como neste caso. Padrões semelhantes podem incluir frequências mais lentas no intervalo teta rápido [4], mas com implicações iguais.

REFERÊNCIAS

1. Berkhoff M, Donati F, Bassetti C. Postanoxic alpha (theta) coma: A reappraisal of its prognostic significance. *Clin Neurophysiol* 2000;111:297-304.
2. Kaplan PW, Genoud D, Ho TW, Jallon P. Etiology, neurologic correlations and prognosis in alpha coma. *Clin Neurophysiol* 1999;110:205-213.
3. Westmoreland BF, Klass, DW, Sharbrough FW, Reagan TJ. Alpha coma. Electroencephalograpic, clinical, pathologic and etiologic correlations. *Arch Neurol* 1979;32:713-718.
4. Young GB, Blume WT, Campbell VM, Demelo JD, Leung LS, McKeown MJ; McLachlan RS, Ramsay DA, Schieven JR. Alpha, theta and alpha-theta coma: A clinical outcome study utilizing serial recordings. *Electroencephalogr Clin Neurophysiol* 1994;91:93-99.

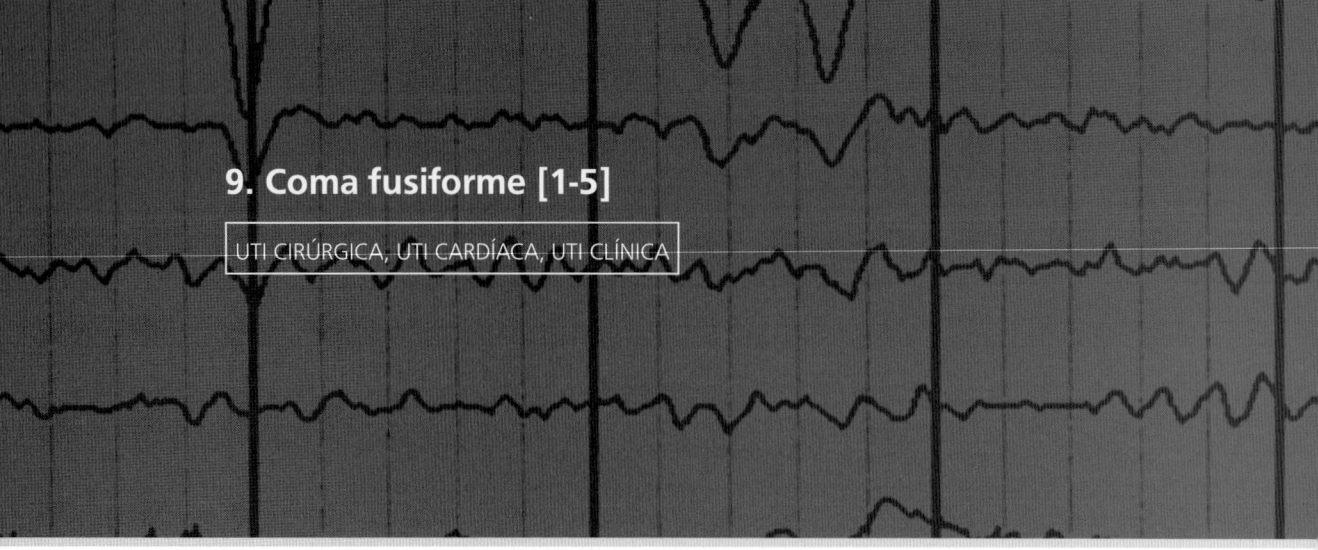

9. Coma fusiforme [1-5]

UTI CIRÚRGICA, UTI CARDÍACA, UTI CLÍNICA

Ocorre nos traumatismos cranianos, na parada cardíaca, nos acidentes vasculares encefálicos e em associação ao uso de medicamentos.

CORRELAÇÕES CLÍNICAS: Por definição, o paciente deve estar em coma, com os olhos fechados; no entanto, pode haver abertura ocular com os estímulos. A dor produz respostas apendiculares (localização ou retirada); os reflexos do tronco encefálico – reação pupilar, reflexo oculovestibular, reflexo do vômito, respiração espontânea – geralmente estão preservados no coma fusiforme.

ETIOLOGIA: Ocorre, com maios frequência, após traumatismo craniencefálico, infartos do tronco encefálico (especialmente mesencefálicos), encefalopatia, hipóxia, medicamentos e convulsões.

AVALIAÇÃO: Examine os reflexos do tronco encefálico e avalie a escala de coma de Glasgow.

PROPEDÊUTICA COMPLEMENTAR: A RM pode revelar uma lesão pontomesencefálica. Em caso negativo, solicite dosagem sérica de medicamentos pesquisa toxicológica. Para a determinação do prognóstico após PCR, sugira o estudo dos potenciais evocados somatossensitivos (PESS).

DIAGNÓSTICO DIFERENCIAL: Nos pacientes paralisados, certifique-se que o paciente não está adormecido. Quando relacionado a medicamentos, ou quando ocorre no póscomicial, os pacientes podem apresentar sonolência excessiva ou ainda estar sob efeito de sedativos.

PROGNÓSTICO: A mortalidade geral é de 23%. O prognóstico é muito ruim após acidente vascular encefálico (72% de mortalidade), sendo melhor após hipóxia (38%), PCR (20%), trauma (15%), medicamentos/convulsões (0-10%). Todos os pacientes com coma fusiforme reativo sobreviveram [1]. O coma fusiforme é raro nas crianças; dessas, aproximadamente 1/3 se recupera sem sequelas – as causas incluem: traumatismo craniano, afogamento, encefalite, convulsões e uso de medicamentos. Considere o estudo dos PESS para a determinação do prognóstico nos casos pós- PCR. Nos casos de isquemia e/ou anoxia, se o N20 cortical estiver ausente o resultado será o óbito ou o estado vegetativo persistente [3]. Interperte com cuidado após o uso de anestésicos ou precocemente (< 24 horas) no decurso clínico. Ver também a seção relativa aos PESS.

TRATAMENTO: Não há tratamento específico. Esse padrão eletroencefalográfico pode evoluir para outros padrões. O efeito da hipotermia sobre o seu significado ainda não é conhecido. Alguns médicos usaram o metilfenidato para induzir o despertar, embora essa conduta ainda seja controversa.

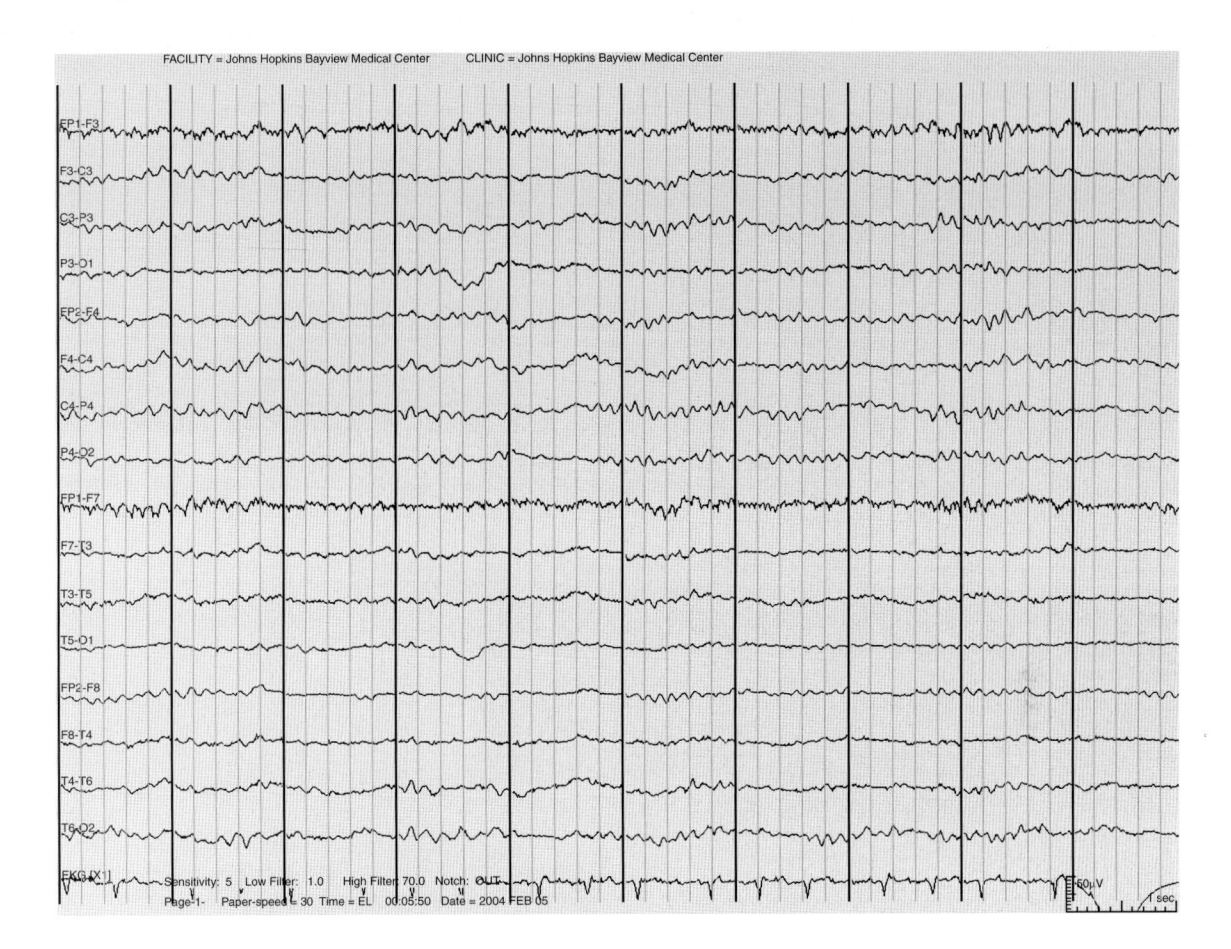

Este EEG revela surtos de fusos de 10 Hz sobre um fundo delta. O padrão pode ser reativo ou não reativo aos estímulos. Pode ser um padrão transitório, que evolui para o padrão alfa desperto ou outro padrão.

REFERÊNCIAS

1. Britt CW. Nontraumatic "spindle coma". Clinical EEG and prognostic features. *Neurology* 1981;31:393-397.
2. Chatrian G-E, White LE. Sleep EEG patterns in certain comatose states after injuries in the head. *Electroencephalogr Clin Neurophysiol* 1963;15:272-280.
3. Hansotia P, Gottschalk P, Green P, Zais D. Spindle coma: Incidence, clinicopathological correlates and prognostic value. *Neurology* 1981;31:83-87.
4. Kaplan PW, Genoud D, Ho TW, Jallon P. Etiology, neurologic correlations and prognosis in early spindle coma. *Clin Neurophysiol* 2000;111:584-590.
5. Horton EJ, Goldie WD, Baram TZ. Rhythmic coma in children. *J Child Neurol* 1990;5:242-247.

10. Padrão suprimido de baixa voltagem

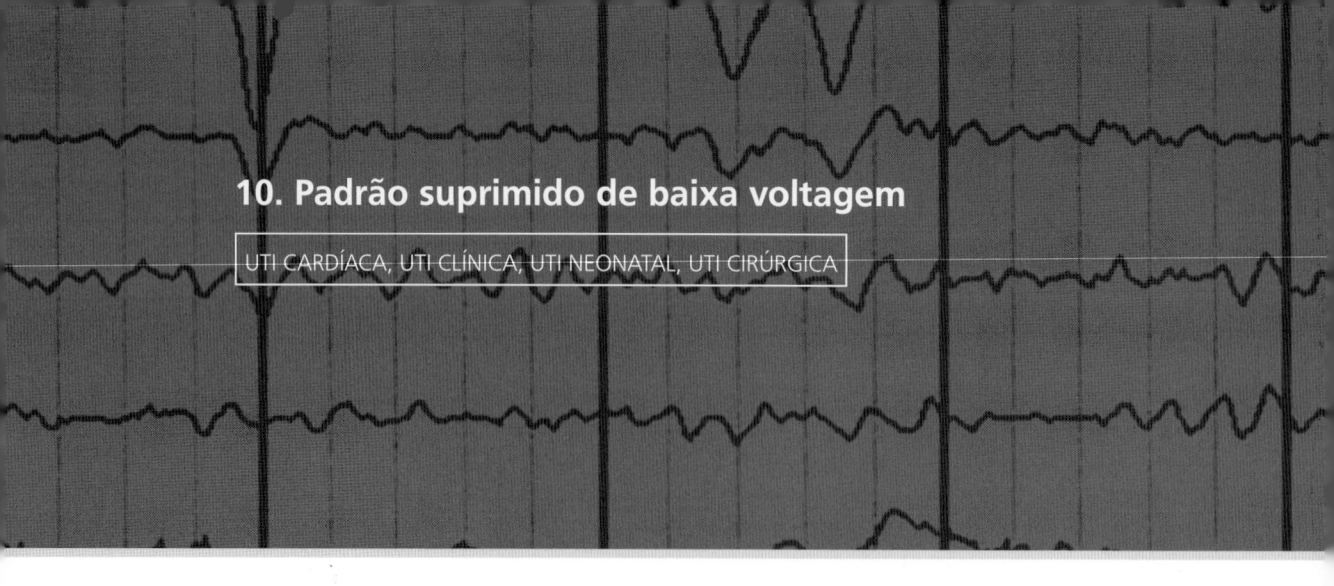

UTI CARDÍACA, UTI CLÍNICA, UTI NEONATAL, UTI CIRÚRGICA

Usualmente, ocorre após parada cardiorrespiratória; pode ocorrer, ainda, em associação a anestesia [1-4].

CORRELAÇÕES CLÍNICAS: Quando o EEG revela atividade mínima, o paciente não apresenta movimentos, reação a dor ou outras respostas corticais clinicamente evidentes. Glasgow = 3. Os reflexos do tronco encefálico podem estar preservados.

ETIOLOGIA: Usualmente, ocorre após parada cardíaca e, menos frequentemente, após anoxia ou altas doses de medicamentos supressores do sistema nervoso central. No entanto, o EEG geralmente revela alguns surtos de atividade de alta voltagem durante os registros com pelo menos 20 minutos de duração.

AVALIAÇÃO CLÍNICA: É importantíssimo estabelecer a causa do coma. Determine qual o histórico antes do início do coma; exclua o uso de anestésicos, barbitúricos ou efeito de medicamentos.

PROPEDÊUTICA COMPLEMENTAR: TC, RM, exames para pesquisa de insuficiência orgânica e triagem toxicológica para determinar a causa do coma.

Os potenciais evocados somatossensitivos/potenciais corticais, se ausentes, indicam péssimo prognóstico com relação à recuperação da consciência. Após PCR, a RM pode demonstrar necrose laminar.

DIAGNÓSTICO DIFERENCIAL: Esse padrão raramente ocorre nos pacientes que usaram altas doses de supressores corticais (barbitúricos, benzodiazepínicos, propofol); no entanto, nessas circunstâncias o EEG geralmente revela alguns surtos de atividade de voltagem mais alta durante os registros com, pelo menos, 20 minutos de duração.

Problemas técnicos podem tornar o EEG plano; assim, verifique a calibragem biológica e a sensibilidade da gravação e da exibição.

PROGNÓSTICO: Após anoxia/PCR, traumatismo craniano ou acidente vascular encefálico o prognóstico é muito ruim no que diz respeito à recuperação da consciência (verifique a calibragem, os parâmetros de gravação para "inatividade elétrica do encéfalo" e se o paciente está sob efeito de medicamentos supressores). Em raros casos, os pacientes podem persistir em estado vegetativo.

TRATAMENTO: Não há tratamento eficaz. O padrão tem significado terminal. O efeito da hipotermia sobre o prognóstico desse padrão ainda não está claro.

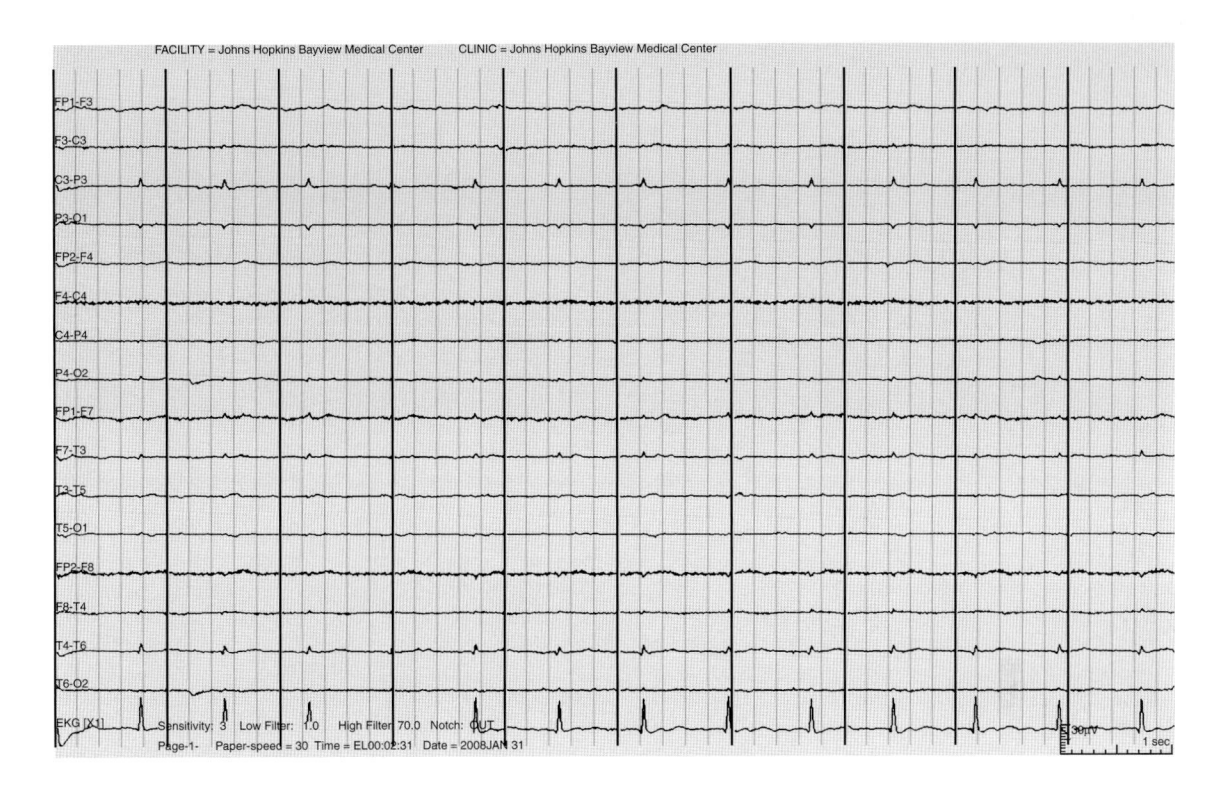

Este EEG demonstra uma supressão generalizada, sem atividade cortical acima de 2 µV. Há artefatos residuais produzidos pela movimentação e pelo ECG. O traçado não mostra reatividade alguma aos estímulos dolorosos. Certifique-se que não há causas técnicas para a ausência de atividade cortical. Esse padrão pode evoluir a partir de uma supressão de surto, do coma alfa ou de outro padrão. A presença desse padrão não indica, necessariamente, morte encefálica (que, ressalte-se, constitui um diagnóstico clínico). O EEG pode ser empregado para a pesquisa de "inatividade elétrica do encéfalo" (desde que observados os seguintes critérios: temperatura central acima de 35°C; ausência de efeito de medicamentos anestésicos; distância dupla entre os eletrodos; teste da impedância em todos os eletrodos; mínimo de 30 minutos de registro; e filtro apropriado de alta e baixa frequência).

REFERÊNCIAS

1. Bassetti C, Scollo-Lavizzarri G. Prognostic value of EEG in post-anoxic coma after cardiac arrest. *Eur Neurol* 1987;26:161-170.
2. Pagni CA, Courjon J. Electroencephalographic modifications induced by moderate and deep hypothermia in man. *Acta Neurochir* 1964;13:35-49.
3. Synek VM. Prognostically important EEG coma patterns in diffuse anoxic and traumatic encephalopathies in adults. *J Clin Neurophysiol* 1988;2:161-174.
4. Wijdicks EFM, Hijdra A, Young GB, Bassetti CL, Wiebe S. Practice parameter: prediction of outcome in comatose survivors after cardiopulmonary resuscitation (an evidence-based review): Report of the quality standards subcommittee of the American Academy of Neurology. *Neurology* 2006;67:203-210.

11. Surto/supressão

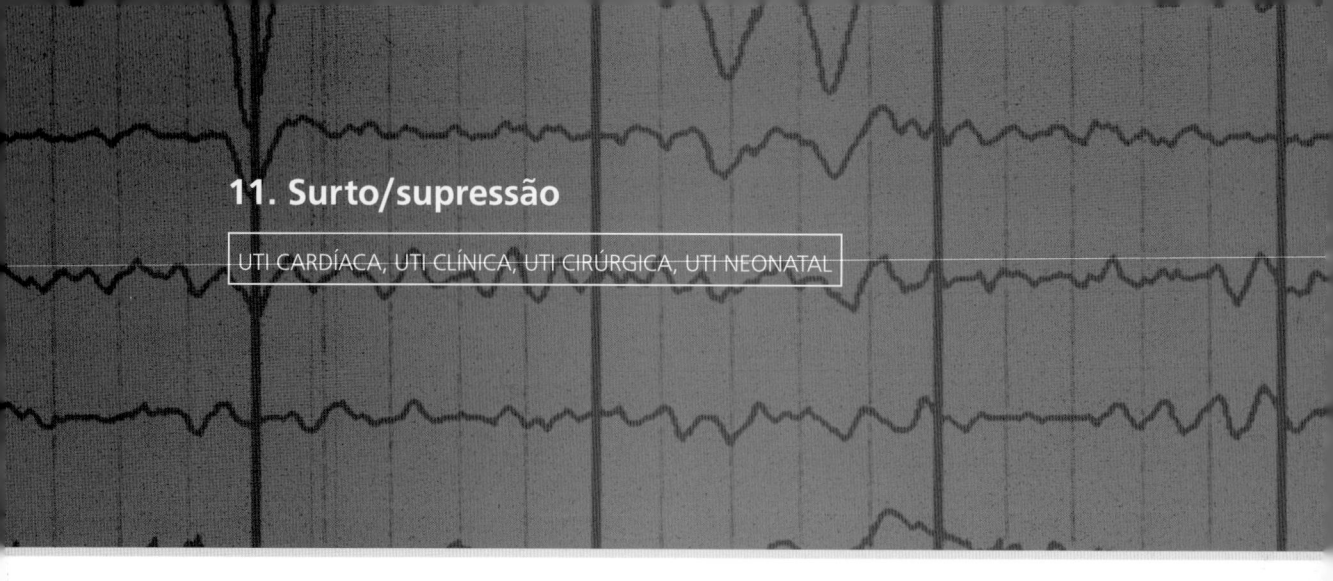

UTI CARDÍACA, UTI CLÍNICA, UTI CIRÚRGICA, UTI NEONATAL

Padrão observado após PCR, anestesia geral ou durante o tratamento do estado de mal epiléptico [1-5].

CORRELAÇÕES CLÍNICAS: O paciente apresenta-se com os olhos fechados, mas pode abri-los durante os surtos de atividade epileptiforme; pode haver, ainda, mioclonia facial ou apendicular; espasmos palpebrais; nistagmo vertical; movimentos de mastiga; e postura tônica. Atenção com relação ao exame neurológico geral/do tronco encefálico: pode ser difícil determinar os reflexos corneanos e a abertura ocular, pois esta última pode ser causada pelos surtos epileptiformes. No contexto do coma, esse padrão indica uma lesão encefálica grave e difusa [1].

ETIOLOGIA: Este padrão eletroencefalográfico é observado após PCR, hipotermia e intoxicação por agentes depressores do SNC (p. ex., *overdose* de barbitúricos) [1-5]; doença terminal do SNC.

AVALIAÇÃO CLÍNICA: Examine os reflexos do tronco encefálico e avalie a escala de coma de Glasgow. O exame físico é, muitas vezes, comprometido pelos movimentos do paciente, que são causados pela atividade epiléptica.

PROPEDÊUTICA COMPLEMENTAR: Pesquise as causas da depressão do SNC – exame toxicológico, história de anoxia/PCR. Considere TC/RM para a pesquisa de sinais de necrose laminar, herniação ou outra lesão grave do SNC.

Para a determinação do prognóstico após PCR, considerar o estudo dos potenciais evocados somatossensitivos (PESS).

DIAGNÓSTICO DIFERENCIAL: Os EEG obtidos durante a anestesia geral ou nos pacientes em uso de propofol, midazolam ou barbitúricos pode produzir esses padrões.

PROGNÓSTICO: Após anoxia/PCR, o prognóstico é quase universalmente ruim – não melhor que o estado vegetativo persistente (EVP) [5]. Quando o padrão persiste por mais de 48 horas e o paciente não está em uso de sedativos nem sob hipotermia, em nenhum caso ocorre recuperação da consciência. O efeito da hipotermia não é claro, podendo, ela mesma, induzir esse padrão. Considere o estudo dos PESS para ajudar no diagnóstico. Se o N20 estiver ausente, o paciente irá evoluir para o óbito ou EVP. Interprete a supressão de surtos com cuidado se o paciente tiver feito uso de anestésicos ou precocemente (< 24 horas) no curso clínico. Raramente, esse padrão é observado em associação a paquigiria, síndrome de Ohtahara e, ainda, na encefalopatia mioclônica precoce quando os surtos normalmente duram 2-6 segundos e, os períodos de supressão, 2-10 segundos.

TRATAMENTO: Após PCR, não há nada a ser feito. Em nossa experiência, não há recuperação da consciência após a PCR, qualquer que seja a conduta.

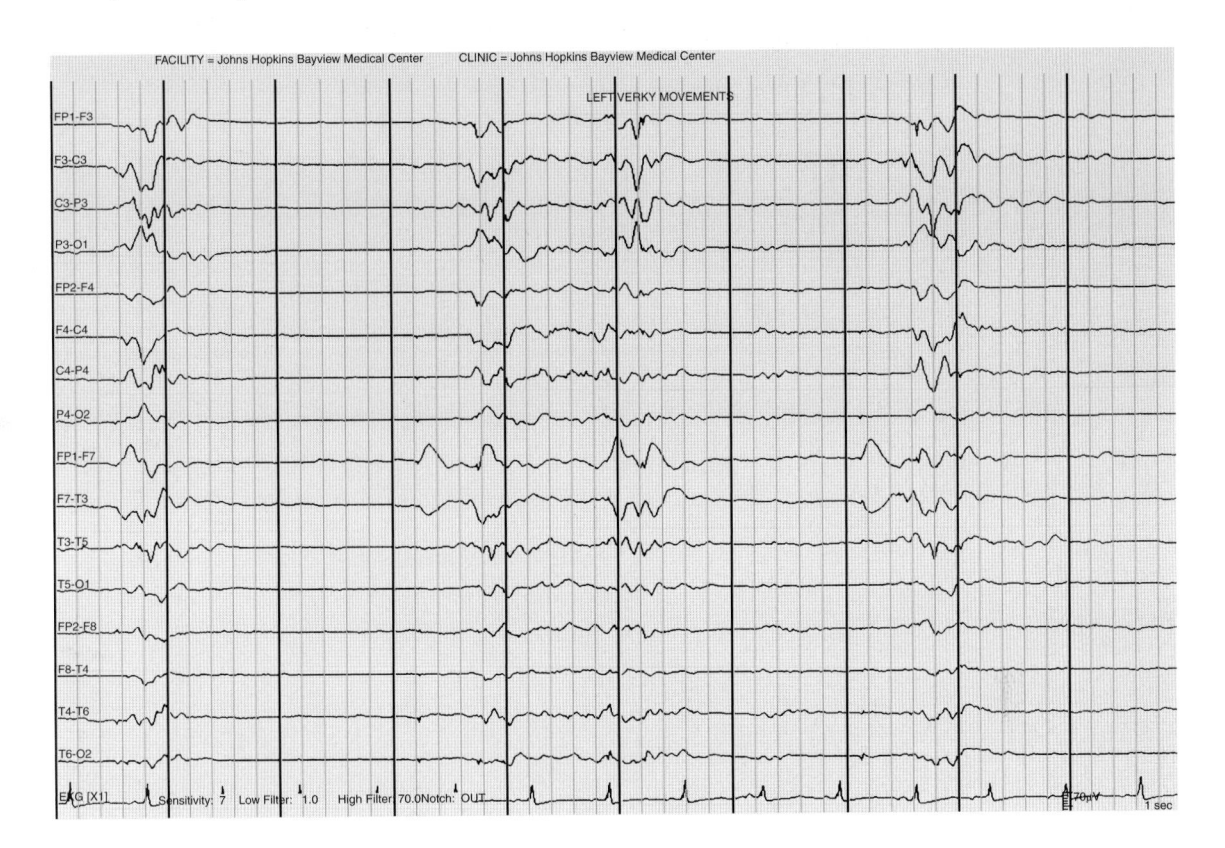

Este EEG mostra surtos generalizados de descargas epileptiformes polimórficas com duração de menos de 1 segundo a vários segundos, combinados com períodos de supressão (atividade < 20 μV) geralmente de 2-10 segundos, embora estes últimos possam ser mais longos [1].

REFERÊNCIAS

1. Prior PF. *The EEG in Acute Cerrebral Anoxia*. Assessment of cerebral function and prognosis in patients resuscitated after cardio-respiratory arrest. Amsterdam: Excerpta Medica 1973;314.
2. Haider I, Matthew H, Oswald I. Electroencephalographic changes in acute drug poisoning. *Electroencephalogr Clin Neurophysiol* 1971;30:23-31.
3. Pagni CA, Courjon J. Electroencephalographic modifications induced by moderate and deep hypothermia in man. *Acta Neurochir* 1964;13:35-49.
4. Synek VM. Prognostically important EEG coma patterns in diffuse anoxic and traumatic encephalopathies in adults. *J Clin Neurophysiol* 1988;2:161-174.
5. Wijdicks EFM, Hijdra A, Young GB, Bassetti CL, Wiebe S. Practice parameter: prediction of outcome in comatose survivors after cardiopulmonary resuscitation (an evidence-based review): Report of the quality standards subcommittee of the American Academy of Neurology. *Neurology* 2006;67:203-210.

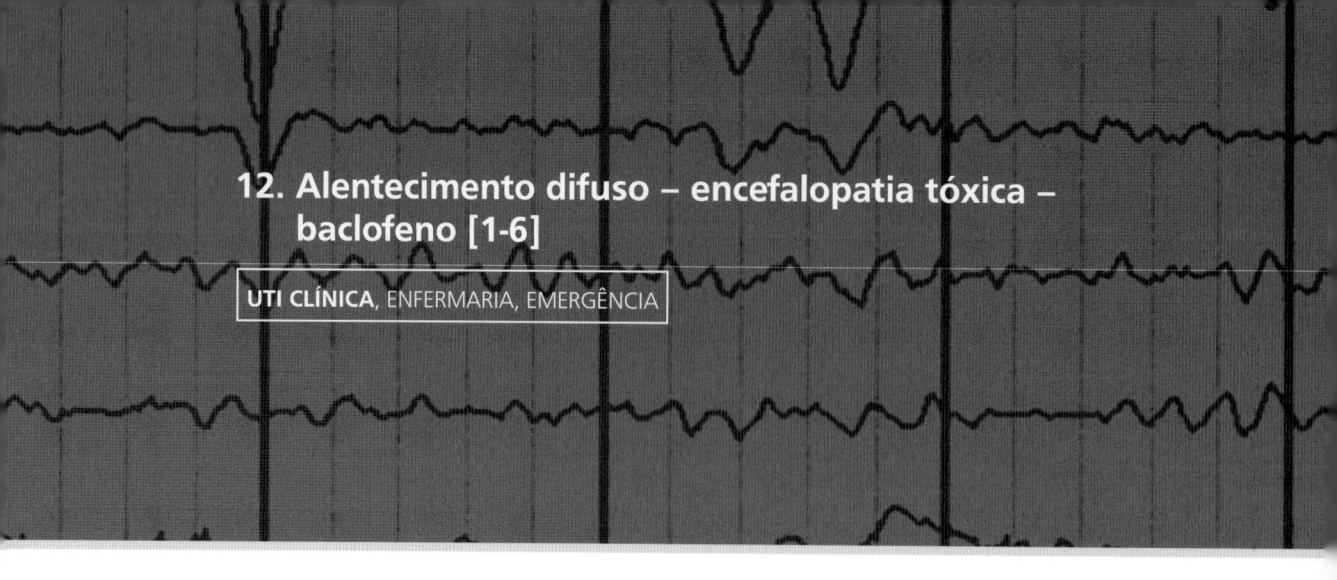

12. Alentecimento difuso – encefalopatia tóxica – baclofeno [1-6]

UTI CLÍNICA, ENFERMARIA, EMERGÊNCIA

Observado nas intoxicações medicamentosas (p. ex., baclofeno, cefepime e ifosfamida). Esse padrão também pode ser visto nos casos de transtornos metabólicos e insuficiência hepática ou renal.

CORRELAÇÕES CLÍNICAS: Dependendo da gravidade da intoxicação medicamentosa, o paciente pode relatar sonolência, náuseas, vômitos, vertigens ou depressão. Alguns pacientes, especialmente os idosos, podem apresentar-se letárgicos e confusos, ou até mesmo torporosos. Os olhos podem estar abertos ou fechados; nessa última hipótese, os estímulos podem produzir abertura ocular. Frequentemente, o paciente consegue falar. Confusão, tremores e mioclonias podem dominar o quadro. Nos comas mais superficiais, o paciente pode obedecer aos comandos verbais, localizar a dor e estar com os reflexos do tronco encefálico preservados. Já nos comas mais profundos causados pelo baclofeno, pode ser necessário suporte vasomotor e ventilatório. Pode, ainda, haver convulsões generalizadas.

ETIOLOGIA: A causa mais comum é a intoxicação medicamentosa que afete o sistema nervoso central. No caso apresentado como exemplo, o baclofeno (um análogo do ácido γ-amino butírico [GABA], liga-se aos receptores GABA-B insensíveis à bicuculina, situados no tronco encefálico), é o medicamento atualmente mais utilizado para o tratamento da espasticidade causada pelas lesões medulares. Embora terapêutico em doses mais baixas, o baclofeno tende a ser tóxico em doses mais altas, sejam elas administradas pela via oral ou intratecal.

AVALIAÇÃO CLÍNICA: Exame neurológico geral, com particular atenção para a presença de mioclonias, convulsões e necessidade de suporte cardiovascular e/ou ventilatório.

PROPEDÊUTICA COMPLEMENTAR: Pesquisa de transtornos eletrolíticos e metabólicos (níveis altos de amônia, função hepática alterada), triagem toxicológica e uso de drogas neurolépticas. A pesquisa de intoxicação medicamentosa deve ser específica.

DIAGNÓSTICO DIFERENCIAL: *Clínico* – As encefalopatias medicamentosas podem causar confusão e sedação, mas várias delas (lítio, baclofeno, antidepressivos tricíclicos, ifosfamida e alguns antibióticos) podem, também, produzir tremores, mioclonias e convulsões. Pode-se suspeitar de intoxicação pelo lítio quando houver sinais de disfunção cerebelar, dos núcleos da base e dos nervos periféricos.

EEG – Padrões eletroencefalográficos semelhantes podem ser produzidos pelas cefalosporinas e pelo bismuto. Ondas trifásicas (OT) clássicas (como as que ocorrem, por exemplo, na insuficiência hepática ou renal), quando presentes, são mais atenuadas e, geralmente, apresentam frequência mais baixa do que as descargas produzidas pelo estado de mal epiléptico não convulsivo (EMENC). As OT podem aumentar (ou, raramente, diminuir) com a estimulação. A atividade de fundo pode estar marcada por OT ou EMENC. As OT regridem com a administração de benzodiazepínicos, embora não ocorra melhora clínica. Cinquenta e nove por cento dos pacientes com OT apresentam encefalopatias não metabólicas [2].

PROGNÓSTICO: Depende, em grande parte, do grau de toxicidade do medicamento e se há – ou não – insuficiência orgânica (p. ex., insuficiência renal aguda). A toxicidade causada pelo baclofeno, pelo cefepime e pela ifosfamida geralmente é reversível.

TRATAMENTO: O aspecto essencial consiste nos cuidados neurointensivos e no tratamento da insuficiência orgânica. Quando houver suspeita de EMENC, pode ser realizada prova terapêutica com lorazepam (2-4 mg), que tende a produzir melhora clínica e eletroencefalográfica; por outro lado, com relação às encefalopatias o uso de benzodiazepínicos pode causar a sua piora.

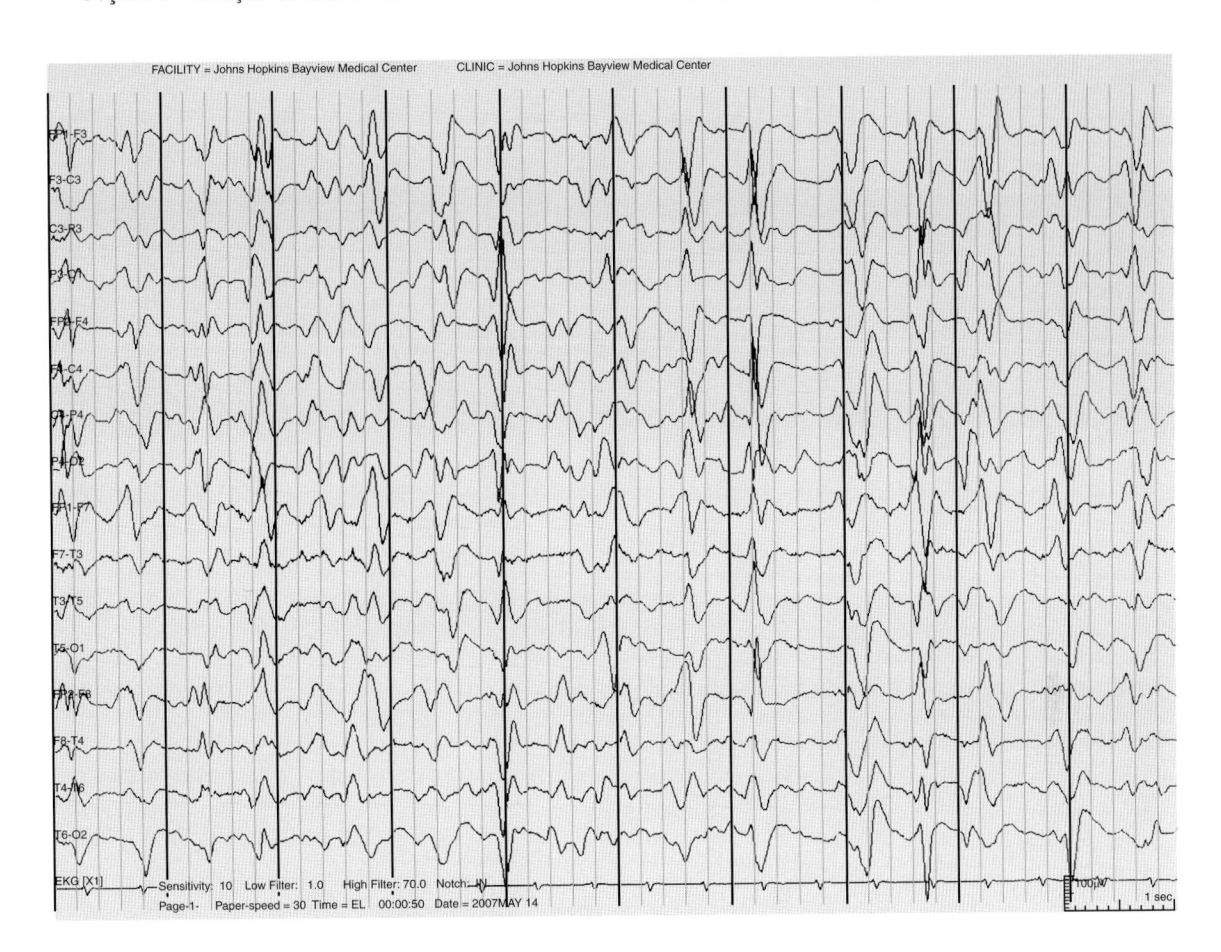

Seção A: Alteração da consciência – confusão, *delirium* e coma; agitação, alucinação e comportamento...

Este EEG revela uma combinação de frequências difusas e mais lentas nos intervalos teta e delta, bem como ondas trifásicas generalizadas (ver também ondas trifásicas). A intoxicação pelo baclofeno produz o aumento da atividade lenta, redução das frequências rápidas, atividade periódica, OT, descargas epileptiformes semiperiódicas, padrão epileptiforme generalizado e supressão de surtos. Frequentemente, as OT concentram-se nas regiões anteriores do encéfalo, com assimetria anteroposterior nas montagens referenciais. As OT e o alentecimento difuso produzidos por intoxicações ou transtornos metabólicos não são facilmente diferenciados pelo EEG.

REFERÊNCIAS

1. Abarbanel J, Herishanu Y, Frisher S. Encephalopathy associated with baclofen. *Ann Neurol* 1985;17:617-618.
2. Sundaram MB, Blume WT. Triphasic waves: Clinical correlates and morphology. *Can J Neurol Sci* 1987;14:136-140.
3. Bahamon-Dussan JE, Celesia GG, Grigg-Damberger MM. Prognostic significance of EEG triphasic waves in patients with altered state of consciousness. *J Clin Neurophysiol* 1989;6:313-319.
4. Blume WT. Drug effects on EEG. *J Clin Neurophysiol* 2006;23:306-311.
5. Fakhoury T, Abou-Khalil B, Blumenkopf B. EEG changes in intrathecal baclofen overdose: A case report and review of the literature. *Electroencephalogr Clin Neurophysiol* 1998;107:339-342.
6. Boutte C, Vercueil L, Durand M, Vincent F, Alvarez JC. EEG contribution to the diagnosis of baclofen overdose. *Clin Neurophysiol* 2006;36:85-89.

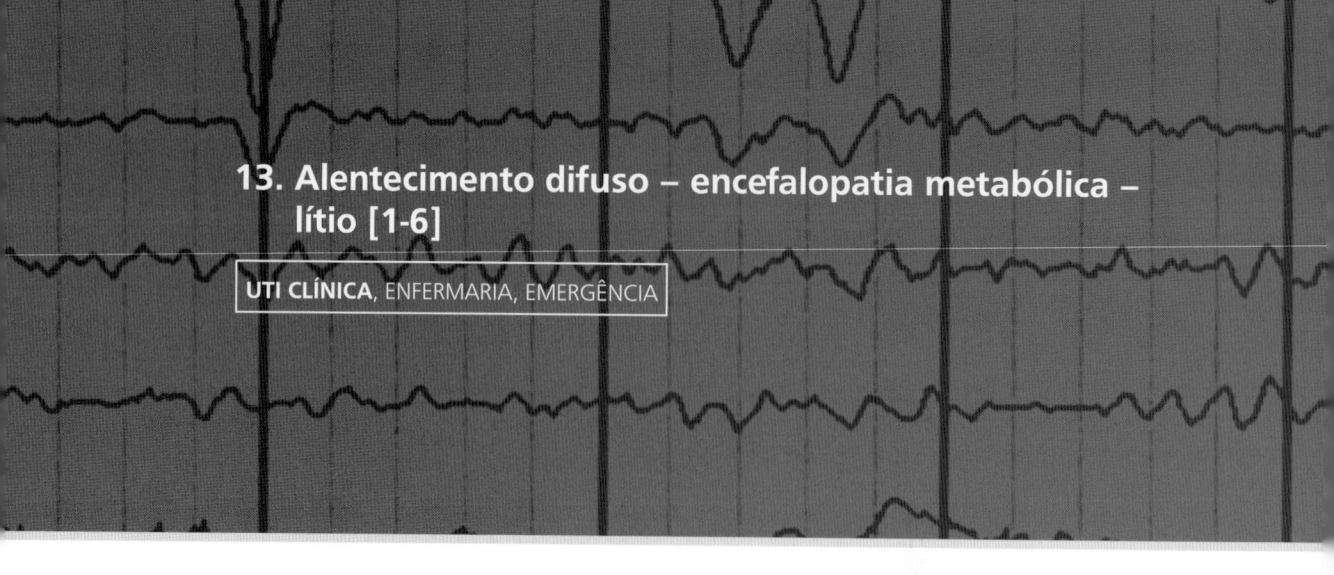

13. Alentecimento difuso – encefalopatia metabólica – lítio [1-6]

UTI CLÍNICA, ENFERMARIA, EMERGÊNCIA

CORRELAÇÕES CLÍNICAS: Embora o grau de sonolência dependendo da gravidade da intoxicação pelo lítio, geralmente há evidências de lesão cortical (apatia ou, até mesmo, demência), corticoespinal (espasticidade), extrapiramidal (rigidez e tremor), cerebelar (ataxia) e periférica. Nas intoxicações graves, geralmente há mioclonias e convulsões. Os olhos podem estar abertos ou fechados; nesta última hipótese, pode ocorrer abertura ocular aos estímulos. O paciente apresenta-se confuso, mas pode conseguir falar. Confusão, rigidez e mioclonias podem dominar o quadro clínico. Nos comas mais superficiais, o paciente pode obedecer aos comandos verbais, localizar a dor e ter os reflexos do tronco encefálicos preservados.

ETIOLOGIA: A causa mais comum é a intoxicação medicamentosa pelo lítio, embora transtornos metabólicos concomitantes (insuficiência renal aguda), infecções intercorrentes e a febre compliquem o quadro clínico e contribuam para a morbidade a longo prazo.

AVALIAÇÃO CLÍNICA: Verifique se há deficits neurológicos relacionados a todo o sistema nervoso (central e periférico). Para tanto, avalie o nível de consciência, a função cognitiva, o tônus (rigidez e espasticidade), a coordenação apendicular (tremor e ataxia), os reflexos tendinosos e se há nistagmo. A intoxicação pelo lítio pode ser precipitada por uma infecção ou desidratação recente.

PROPEDÊUTICA COMPLEMENTAR: Pesquisa de transtornos eletrolíticos e metabólicos (níveis altos de amônia, função hepática alterada), triagem toxicológica e uso de drogas neurolépticas. Obtenha RM para doenças da substância branca. O quadro clínico pode persistir após a normalização do nível de lítio e permanecer inalterado enquanto os níveis de lítio estão sendo corrigidos.

DIAGNÓSTICO DIFERENCIAL: No EEG, as ondas trifásicas (OT) são mais atenuadas e geralmente de frequência mais baixa do que as descargas causadas pelo estado de mal epiléptico não convulsivo (EMENC). As OT podem aumentar (ou, raramente, diminuir) com a estimulação. A atividade de fundo pode estar marcada por OT ou EMENC. As OT regridem com a administração de benzodiazepínicos, embora não ocorra melhora clínica. Cinquenta e nove por cento dos pacientes com OTs podem ter encefalopatias não metabólicas [2].

PROGNÓSTICO: Depende, em grande parte, do grau de intoxicação pelo lítio e se há falência orgânica concomitante (insuficiência renal aguda). A mortalidade pode ser alta, assim como o prolongamento da morbidade nos casos em que o paciente recebe suporte intensivo ao longo de várias semanas a meses.

TRATAMENTO: Na intoxicação pelo lítio, os cuidados neurointensivos e o tratamento da insuficiência orgânica determinam o resultado. O tratamento das mioclonias e das convulsões com benzodiazepínicos e drogas antiepilépticas pode ser necessário – considere o levetiracetam. Quando houver suspeita de EMENC, pode ser realizada prova terapêutica com lorazepam (2-4 mg), a qual tende a produzir melhora clínica e eletroencefalográfica; por outro lado, com relação às encefalopatias o uso de benzodiazepínicos pode causar a sua piora.

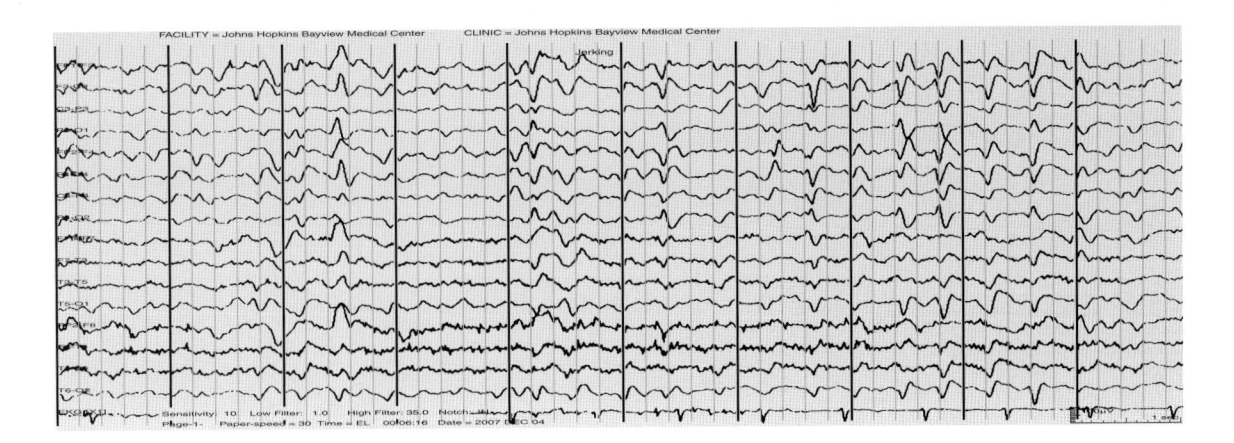

Este EEG revela uma combinação de frequências difusas e mais lentas nos intervalos teta e delta, bem como ondas trifásicas generalizadas (ver também ondas trifásicas). Frequentemente, as OT concentram-se nas regiões anteriores do encéfalo, com assimetria anteroposterior nas montagens referenciais. As OT e o alentecimento difuso produzidos por intoxicações ou transtornos metabólicos não são facilmente diferenciados pelo EEG.

REFERÊNCIAS

1. Smith SJM, Kocen RS. A Creutzfeldt-Jacob like syndrome due to lithium toxicity. *J Neurol Neurosurg Psychiatry* 1988;51:120-123.
2. Sundaram MB, Blume WT. Triphasic waves: Clinical correlates and morphology. *Can J Neurol Sci* 1987;14:136-140.
3. Bahamon-Dussan JE, Celesia GG, Grigg-Damberger MM. Prognostic significance of EEG triphasic waves in patients with altered state of consciousness. *J Clin Neurophysiol* 1989;6:313-319.
4. Young GB, Bolton CF, Archibald YM, Austin TW, Wells GA. The EEG in sepsis-associated encephalography. *J Clin Neurophysiol* 1992;9:145-152.
5. Blume WT. Drug effects on EEG. *J Clin Neurophysiol* 2006;23:306-311.
6. Kaplan PW, Birbeck G. Lithium-induced confusional states: Nonconvulsive status epilepticus or triphasic encephalopathy? *Epilepsia* 2006;47:2071-2074.

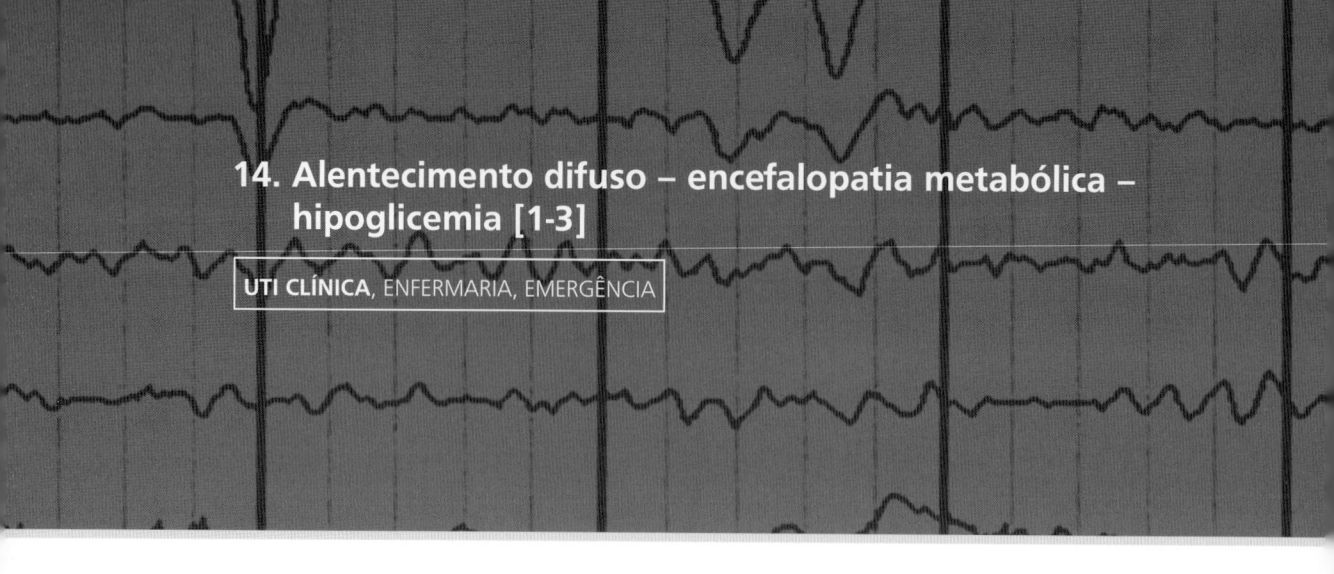

14. Alentecimento difuso – encefalopatia metabólica – hipoglicemia [1-3]

UTI CLÍNICA, ENFERMARIA, EMERGÊNCIA

CORRELAÇÕES CLÍNICAS: Dependendo da gravidade da hipoglicemia, os pacientes apresentam diferentes graus de confusão e sonolência, podendo chegar ao coma. Convulsões ocorrem quando a hipoglicemia é grave. Nos comas mais superficiais, o paciente pode obedecer aos comandos verbais, localizar a dor e, mesmo nos comas mais profundos, ter os reflexos do tronco encefálico preservados; também pode haver sinal de Babinski.

ETIOLOGIA: Hipoglicemia, que pode ser causada por excesso de insulina, agentes hipoglicêmicos e insuficiência renal.

AVALIAÇÃO CLÍNICA: Procure por marcas de injeções de insulina. Com o aumento da hipoglicemia, o quadro neurológico progride de forma descendente e sem sinais focais, variando da confusão ao coma profundo, com preservação relativa dos reflexos do tronco encefálico e sinal de Babinski. Infecção ou desidratação recente constituem fatores precipitantes relativamente comuns.

PROPEDÊUTICA COMPLEMENTAR: Pesquisa de transtornos eletrolíticos e outras causas de encefalopatia (tóxica e metabólica). O quadro clínico pode persistir durante a correção da glicemia e mesmo após a sua normalização. Lembrar que a glicose administrada pela via intravenosa pode, em alguns pacientes em coma, precipitar a deficiência de tiamina.

DIAGNÓSTICO DIFERENCIAL: *Clínico* – As alterações produzidas pelas encefalopatias são inespecíficas, não indicando a etiologia exata e, geralmente, o diagnóstico é fácil, já que a revisão bioquímica do sangue é efetuada rotineiramente no setor de emergências. Na hipoglicemia, a presença de mioclonias, distúrbios do movimento e rigidez é menos frequente do que nas encefalopatias tóxicas.

EEG – Registros de baixa voltagem e/ou alentecimento não são específicos, podendo ser identificados em outras lesões agudas do, incluindo a hipóxia e as convulsões.

PROGNÓSTICO: Depende, em grande parte, do grau e da duração da hipoglicemia. As hipoglicemias graves e prolongadas podem resultar em lesão encefálica difusa e permanente, estado vegetativo ou morte.

TRATAMENTO: Infusão de glicose e cuidados neurointensivos. Pode ser necessário o tratamento das mioclonias e das convulsões com benzodiazepínicos e anticonvulsivantes.

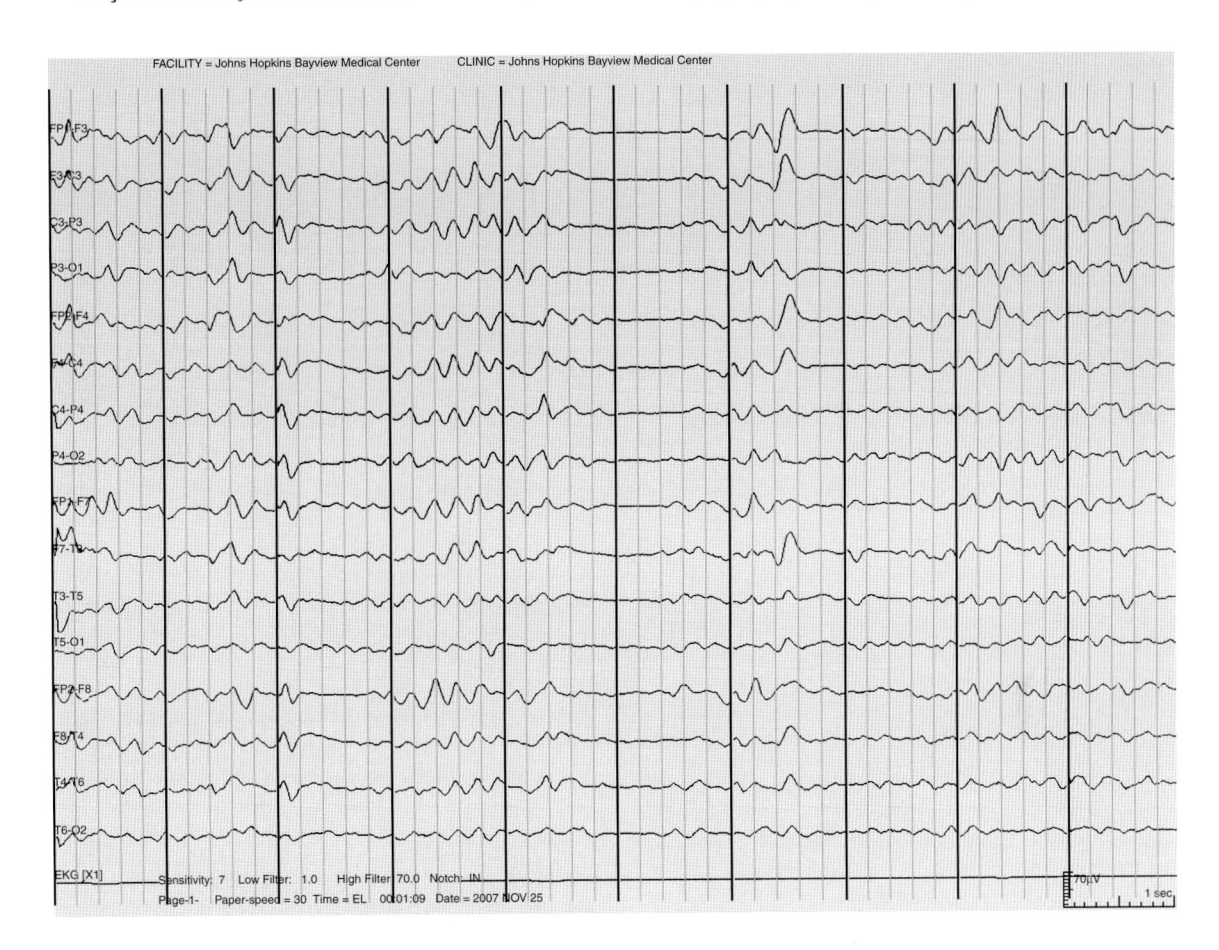

Este EEG demonstra uma atividade teta monomórfica de 5 Hz, ausência de ondas alfa posteriores (produzidas pela vigília) e períodos de supressão bilateral. A glicemia desse paciente era 12 mg/dL.

REFERÊNCIAS

1. Lefebre CH, Lefebre B, Skotzek B. An unusual case of insulinoma with confusional states and tonic-clonic seizures diagnosed with the help of long-term video-EEG recording. *Electroencephalogr Clin Neurophysiol* 1990;75:S81 (abstract).
2. Scarpino O, Maurao AM, Del Pesce M. Partial complex seizures and insulinoma: A case report. *Electroencphalogr Clin Neurophysiol* 1985;61:90 (abstract).
3. Prull G, Busch H, Erbsloh F. EEG follow-ups in severe neurological states after hypoglycemia. *Electroencephalogr Clin Neurophysiol* 1970;29:210.

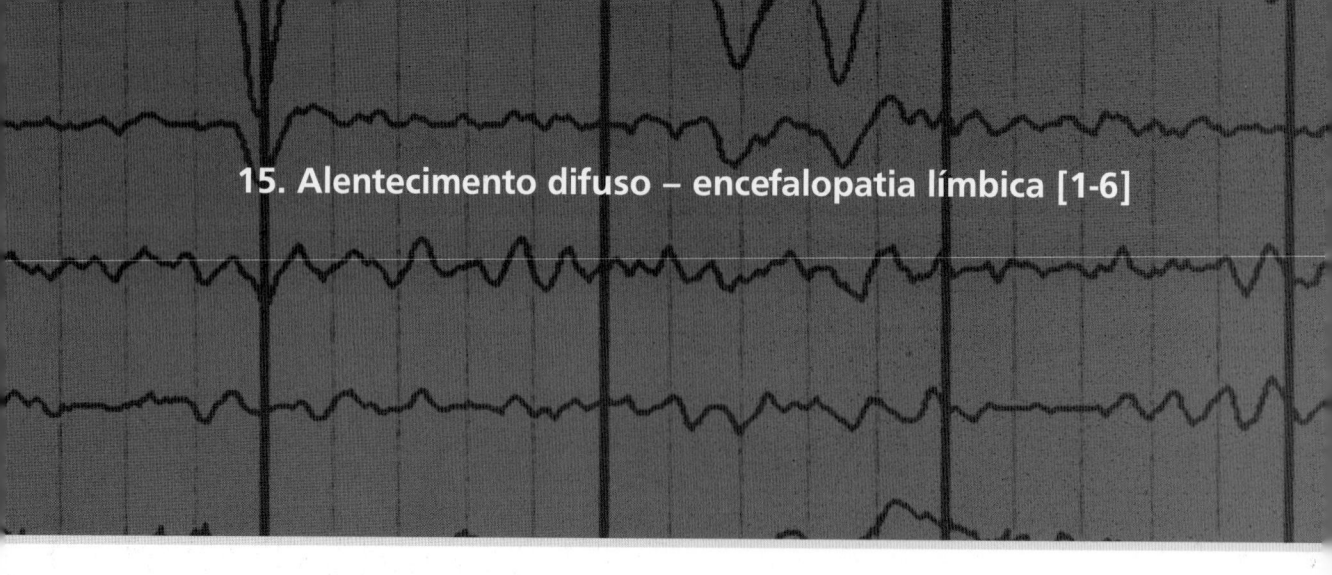

15. Alentecimento difuso – encefalopatia límbica [1-6]

CORRELAÇÕES CLÍNICAS: A apresentação clínica é variável, podendo haver confusão, alucinações, alterações paroxísticas do tônus apendicular e axial, comportamento hiperoral e coma. Pode haver, ainda, catatonia; discinesias; comprometimento da memória recente; sintomas psiquiátricos proeminentes; síndrome comportamental acentuada, com inflexibilidade e agressividade; queixas psicossensoriais e vegetativas; hipoventilação e transtornos autonômicos.

ETIOLOGIA: Inicialmente caracterizada como uma resposta imunológica (desencadeada por células T) contra as estruturas límbicas, ocorrendo como complicação paraneoplásica ou não paraneoplásica de alguns tipos de câncer: pulmão, mama, tireoide, ovário (teratomas) e testículo, dentre outros. Raramente, a encefalite límbica pode ter origem viral ou ser causada por foco epiléptico originado nas estruturas límbicas.

AVALIAÇÃO CLÍNICA: Exame neurológico geral, com ênfase no tônus muscular, comportamento hiperoral e convulsões sutis. Procure por alterações psiquiátricas.

PROPEDÊUTICA COMPLEMENTAR: RM de alta resolução apara pesquisa de anormalidades focais do sistema límbico. Pesquisa de neoplasia maligna, com avaliação dos pulmões, mamas, tireoide e ovários. TC e PET (tomografia por emissão de pósitrons) para localização do tumor. Pesquisa de anticorpos virais, neoplásicos e paraneoplásicos no liquor, contra os receptores N-metil-D-aspartato e contra os canais de potássio voltagem-dependentes.

DIAGNÓSTICO DIFERENCIAL: *Clínico* – Intoxicações, transtornos metabólicos (drogas, hiperamonemia, hipocalcemia), doença celíaca, doença de Whipple.

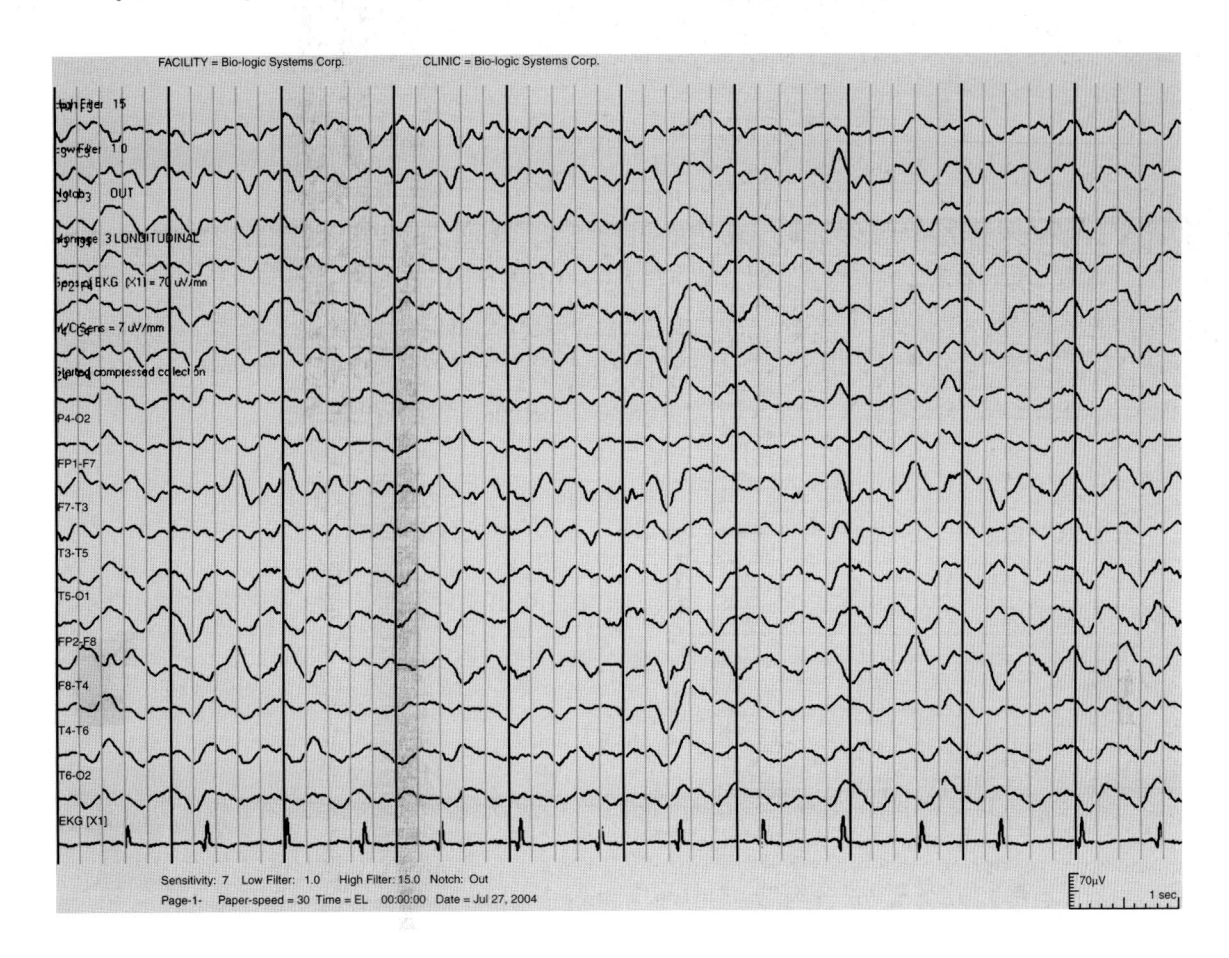

EEG – Encefalopatias tóxicas e metabólicas produzem padrões semelhantes.

Este EEG mostra uma atividade teta/delta crescente e decrescente de média voltagem, parecendo mudar de frequência nas regiões frontais. Não há descargas epileptiformes evidentes. O paciente estava catatônico.

REFERÊNCIAS

1. Brierley JB, Corsellis JAN, Hierons R, Nevin S. Subacute encephalitis of later adult life mainly affecting the limbic areas. *Brain* 1960;83:357-368.
2. Chong JY, Rowland LP, Utiger RD. Hashimoto encephalopathy: Syndrome or myth? *Arch Neurol* 2003;60:164-171.
3. Bataller L, Kleopa KA, Wu GF, Rossi JE, Rosenfeld MR, Dalmau J. Autoimmune limbic encephalitis in 39 patients: Immunophenotypes and outcomes. *J Neurol Neurosurg Psychiatry* 2007;78:381-385.
4. Izuka T, Sakai F, Ide T, Monzen T, Yoshii S, Iigaya, M, Suzuki K, Lynch DR, Suzuki N, Hata T, Dalmau, J. Anti-NMDA receptor encephalitis in Japan. *Neurology* 2008;70: 504-511.
5. McKeon A, Marnane M, O'Connell M, Stack JP, Kelly Pi, Lynch T. Potassium channel antibody-associated encephalopathy presenting with a frontotemporal dementia-like syndrome. *Arch Neurol* 2007;64:1528-1530.
6. Graus F, Saiz A. Limbic encephalitis. An expanding concept. *Neurology* 2008;70:500-501.

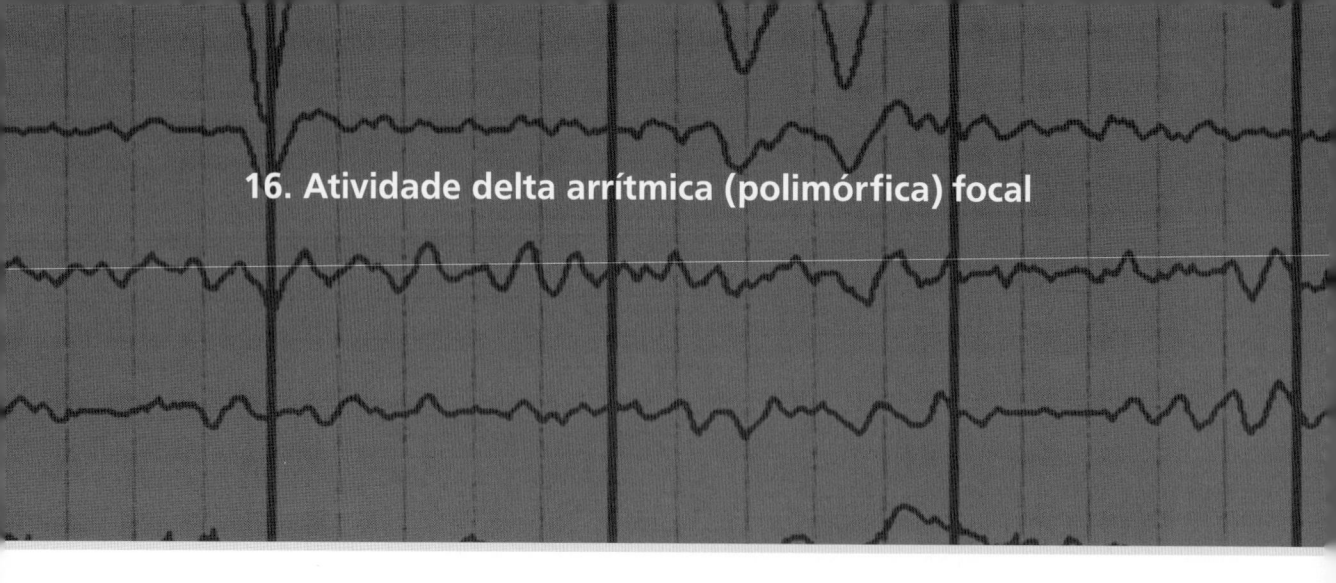

16. Atividade delta arrítmica (polimórfica) focal

DEFINIÇÃO: Atividade delta de frequência lenta (< 4 Hz) sem ritmicidade sustentada, predominantemente em um dos hemisférios, geralmente com amplitude de 100 a 150 μV.

CORRELAÇÕES CLÍNICAS: O paciente pode ter sido encaminhado ao laboratório de eletrofisiologia decorrente de déficit focal (motor e/ou sensitivo) intermitente. Muitas vezes, há fraqueza focal da face, braço e perna; assimetria dos reflexos e da sensibilidade.

ETIOLOGIA: Na maioria das vezes, causada por lesão estrutural: infarto encefálico, hemorragia intracraniana, abscesso, infecção, tumor ou atrofia focal. Raramente, pode estar associada à isquemia sem infarto. Pode ocorrer após uma convulsão focal e, frequentemente, regride rapidamente.

AVALIAÇÃO CLÍNICA: Na avaliação neurológica geral, examine os nervos cranianos, procure por alterações motoras ou sensitivas, e verifique se há sinais de convulsão prévia. Quando houver abscesso cerebral, procure por uma fonte de infecção no ouvido ou nos seios da face.

PROPEDÊUTICA COMPLEMENTAR: Obtenha imagens para pesquisa de lesões estruturais. Na RM, selecione também sequências sensíveis à isquemia discreta.

DIAGNÓSTICO DIFERENCIAL: No EEG, o significado do alentecimento focal varia com o contexto clínico [1-5]. Na maioria dos pacientes com alterações estruturais (p. ex., infarto no território da artéria cerebral média), haverá uma atividade delta contínua, arrítmica e focal, muitas vezes com perda das frequências mais rápidas sobrejacentes. Nas lesões estruturais subcorticais, que poupam o córtex sobrejacente (hemorragia intracraniana, abscesso), o delta contínuo pode ocorrer com a atividade rápida sobrejacente preservada. Isso também pode ser visto nos meningiomas. Quando a lesão estrutural da substância branca estende-se ao córtex (produzindo a atividade delta arrítmica), o comprometimento concomitante (infarto) do córtex sobrejacente tende a atenuar as frequências corticais focais mais rápidas (alfa e beta) [1-3].

Nos infartos focais extensos que envolvem as áreas corticais e subcorticais, a atividade delta sobrejacente tende a ter voltagem mais baixa [2]. Nos infartos volumosos, com edema e compressão sobre as estruturas da linha média, pode haver delta focal associado a delta bilateral difuso (pelo comprometimento da linha média).

Nos pacientes com lesões subcorticais menores, a atividade delta pode ser menos persistente ou, então, intermitente. As lesões profundas podem induzir um alentecimento hemisférico ou mesmo bi-hemisférico mais extenso [4], embora frequentemente com preservação da atividade mais rápida sobrejacente. Por outro lado, os infartos lacunares, mesmo quando associados à hemiparesia, geralmente não produzem alterações no EEG.

Nos casos de isquemia subclínica (insuficiente para produzir infarto) ou logo após um ataque isquêmico transitório, pode ser identificada atividade delta focal com persistência variável. Em alguns pacientes, infartos subcorticais relativamente pequenos produzem um padrão delta focal intermitente, mas com períodos intercalados de atividade relativamente normal na mesma região, com preservação da atividade alfa/beta sobrejacente (cortical).

Em alguns casos, a atividade focal delta fase-reversa intermitente, com preservação intercalada das atividades alfa e beta na mesma região, pode representar um foco epiléptico mais distante, mesmo quando não houver uma espícula ou uma onda aguda. Nessa hipótese, o resultado do EEG (em associação a um exame de neuroimagem e com os dados da anamnese) pode sugerir: (a) infarto encefálico isolado; (b) infarto encefálico com convulsões; (c) isquemia focal subclínica, sem infarto agudo (estenose vascular crítica); (d) lesão estrutural focal com efeito compressivo sobre a linha média, e/ou herniação; e (e) alentecimento pós-ictal, com lesão estrutural subjacente relativamente menor.

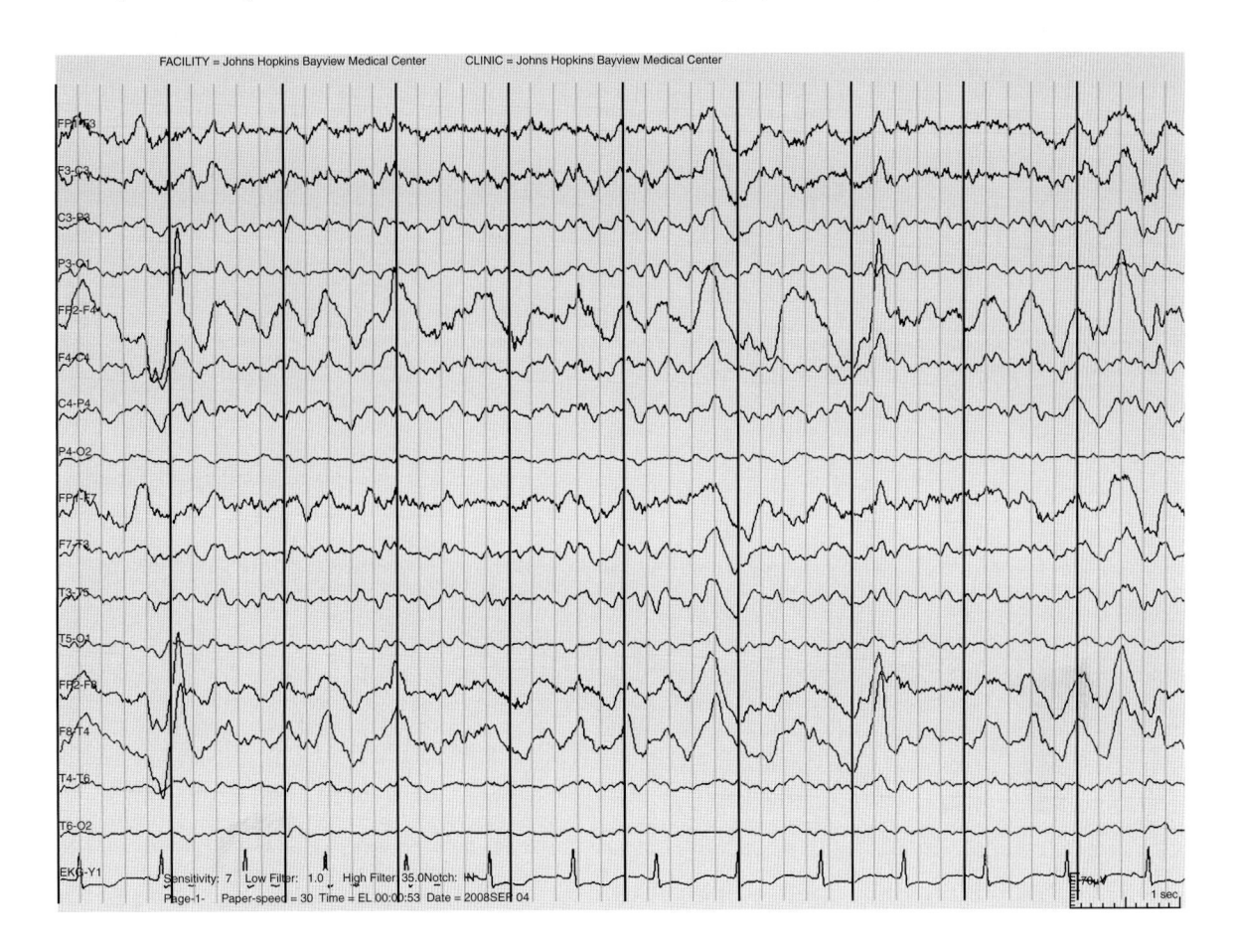

Este EEG revela uma atividade delta não rítmica (polimórfica) focal frontal à direita, com voltagem média a alta, preservação das frequências mais rápidas e pouca alteração do padrão eletroencefalográfico no despertar. Há, também, ocasionais ondas agudas frontais à direita.

REFERÊNCIAS

1. Gloor P, Kalabay O, Giard N. The electroencephalogram in diffuse encephalopathies: EEG correlates of gray and white matter lesions. *Brain* 1968;91:779-802.
2. Gloor P, Ball G, Schaul N. Brain lesions that produce delta waves on EEG. *Neurology* 1977;27:326-333.
3. Goldensohn ES. Use of the EEG for evaluation of focal intracranial lesions. In: Klass D, Daly D (eds.), *Current Practice of Clinical Electroencephalography*. New York: Raven Press, 1979.
4. Arfel G, Fischgold H. EEG-signs in tumors of the brain. *Electroencephalogr Clin Neurophysiol Suppl* 1961;19:36-50.
5. Bazil CW, Herman ST, Pedley TA. Focal electroencephalographic abnormalities. In: Ebersole JS, Pedley TA (eds.), *Current Practice of Clinical Electroencephalography*, 3rd edn. New York: Lippincott Williams & Wilkins 2003:303-347.

Anotações

Seção B: Padrões periódicos de descargas epileptiformes ou convulsões

As descargas periódicas (DPs) observadas no EEG representam uma expressão metronômica de descargas epileptiformes individuais. As DPs são tidas como um padrão de irritação que pode ser encontrado antes e depois das convulsões. Geralmente, não estão acompanhadas por sinais motores, dividindo-se em: DELPs, BIDELPs, DELPs-plus, descargas periódicas epileptiformes generalizadas e descargas rítmicas periódicas ictais ou induzidas por estímulos. As descargas epileptiformes periódicas lateralizadas (DELPs) são descargas negativas superficiais, compostas por espículas, ondas agudas e poliespículas, com complexos de onda lenta. Podem ser vistas nos traçados de EEG que durem pelo menos 10 minutos. A maioria dos pacientes com DELPs (83%-87%) apresentará convulsões. Os pacientes com DELPs bilaterais independentes síncronas (BIDELPs) também cursam com convulsões (78%). com relação às descargas epileptiformes periódicas generalizadas (DEPGs), 32-90% pode apresentar convulsões [1,2]. Consideradas em conjunto, essas séries de múltiplos casos [3] revelam a estreita relação entre DELPs e convulsões (74-90%), e entre DELPs e o estado de mal epiléptico (EE) (10-66%). Como a maioria dos pacientes (94%) apresenta convulsões, as DELPs têm sido consideradas, por alguns, como uma possível "fase terminal" do EE. Por outro lado, outros autores entendem que as DELPs em si não são ictais, argumentando que seu comportamento estático, não evolutivo, representaria um fenômeno irritativo e não franca atividade convulsiva [4,5]. Assim, dependendo da situação, as DPs podem ser enquadradas dentro de um *continuum* ictal–interictal [5,6].

17. Descargas epileptiformes lateralizadas pseudoperiódicas

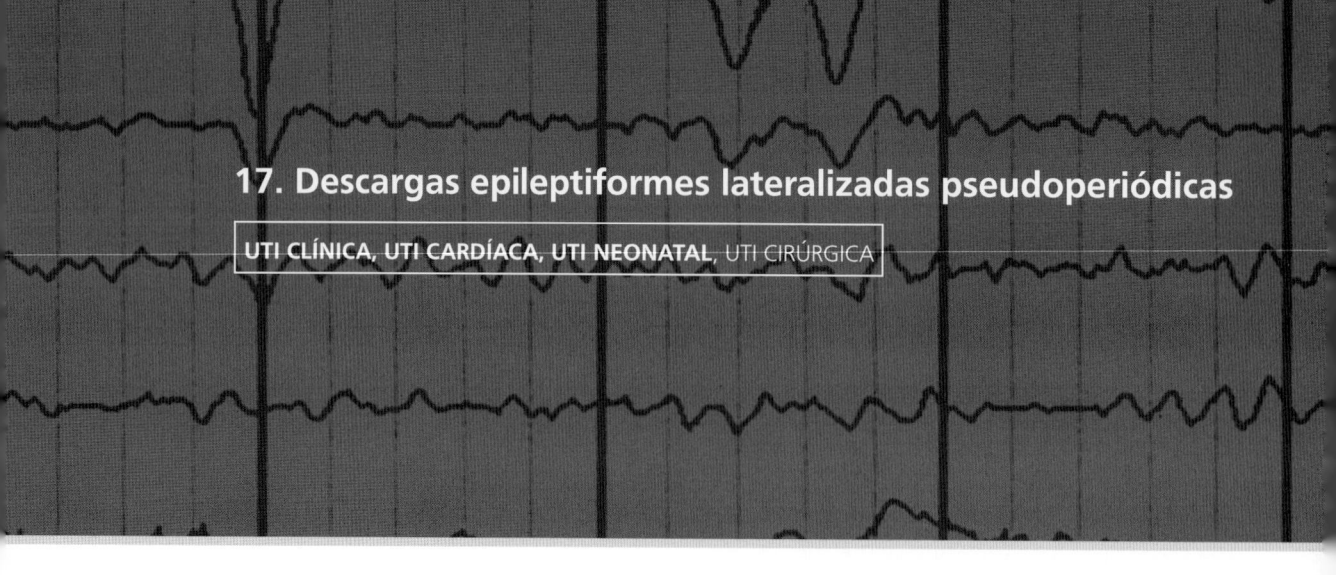

UTI CLÍNICA, UTI CARDÍACA, UTI NEONATAL, UTI CIRÚRGICA

Observadas na infância e em adultos com lesões estruturais do SNC, AVEs, tumores ou infecções.

Definição

DELPs: Padrão eletroencefalográfico agudo ou crônico que consiste em paroxismos de ondas agudas ou ondas agudas e lentas; espículas; espículas- ondas lentas; múltiplas espículas e ondas lentas; ou surtos complexos de múltiplas espículas com ondas lentas [3,7-13].

Frequência: As DELPs variam de 3/segundo a 8/minuto [3,7], estando geralmente na frequência de 1 Hz; e duram até 600 ms, variando de 50 a 300 μV. Elas devem estar presentes por, pelo menos, 10 minutos durante o registro eletroencefalográfico padrão ou, então, estar presentes continuamente durante um a alteração comportamental específica [9].

CORRELAÇÕES CLÍNICAS: O paciente geralmente está torporoso, podendo haver sinais focais, o que representa a alteração cerebral lateralizada e estrutural subjacente às DELPs. As. As alterações eletroencefalográficas podem ser intermitentes. Geralmente há história de convulsão recente ou alteração do estado mental. Há associação temporal a convulsões (aproximadamente 74-90%) [3,7-13]. Pode haver movimentos apendiculares focais, desvio da cabeça ou dos olhos, vocalização, mastigação e fenômenos psíquicos (incluindo alucinações visuais ou auditivas, confusão ou comportamento autista) [7].

ETIOLOGIA: Infartos, abscessos e tumores do encéfalo. Encefalites virais e de outras etiologias.

AVALIAÇÃO CLÍNICA: Avalie o nível de consciência. Procure por sinais neurológicos focais, movimentos ou espasmos dos membros e desvio dos olhos. Procure por evidências de infarto encefálico antigo ou uma nova infecção, bem como por eventual fonte infecciosa nos seios paranasais ou no ouvido (vesículas causadas pelo vírus herpes *simplex* [VHS]).

PROPEDÊUTICA COMPLEMENTAR: A TC do encéfalo pode revelar infartos, abscessos e tumores. A RM pode identificar sinais precoces de encefalite viral, especialmente em determinadas regiões do encéfalo: córtex frontotemporal nas infecções pelo VHS; substância branca e junção cortico-subcortical na vasculopatia pelo vírus varicela-zóster; periventricular nas infecções pelo citomegalovírus; substância branca profunda, tálamo e substância negra nas encefalites por togavírus (p. ex., encefalites do Nilo Ocidental, Japonesa, Equina Oriental e Ocidental). Considere estudos do líquido cefalorraquidiano para a pesquisa de vírus (em especial do VHS) e outros microrganismos.

DIAGNÓSTICO DIFERENCIAL: Sob a perspectiva do EEG, no estado de mal epiléptico parcial as descargas são de frequência mais alta e, clinicamente, o paciente pode apresentar sinais de lesão cortical irritativa, como espasmos apendiculares, desvio da cabeça e dos olhos para o lado oposto ao da lesão, início e final mais claramente definido e curso cíclico. A diferenciação entre o estado ictal e o interictal é, em grande parte, fundamentada na extensão das manifestações clínicas, na frequência das descargas eletroencefalográficas (geralmente, mais rápido que 1/segundo) e no aparecimento de convulsões clínicas discretas ou de uma evolução ictal. Essas alterações identificadas pelo EEG não devem ser confundidas com o *status* de ausência nem com ondas trifásicas, que constituem um fenômeno eletroencefalográfico generalizado.

PROGNÓSTICO: Depende da etiologia. Geralmente, as DELPs são transitórias, durando de várias horas a dias ou, menos comumente, semanas. As DELPs podem preceder os sinais clínicos de uma encefalite viral. Frequentente, as DELPs são consideradas um fenômeno "irritante" dentro do "*continuum* ictal- interictal".

TRATAMENTO: O uso de DAEs pode evitar o desenvolvimento adicional de convulsões clínicas, embora não trate a doença encefálica subjacente. Frequentemente, são usados benzodiazepínicos parenterais em conjunto com uma DAE de ação mais longa. Tentativas mais intensivas de suprimir as DELPs, com doses mais altas de benzodiazepínicos ou agentes anestésicos tendem a ser malsucedidas, além do risco de hipotensão arterial e arritmia cardíaca. O tratamento intensivo das DELPs isoladas (sem convulsões associadas) permanece controverso.

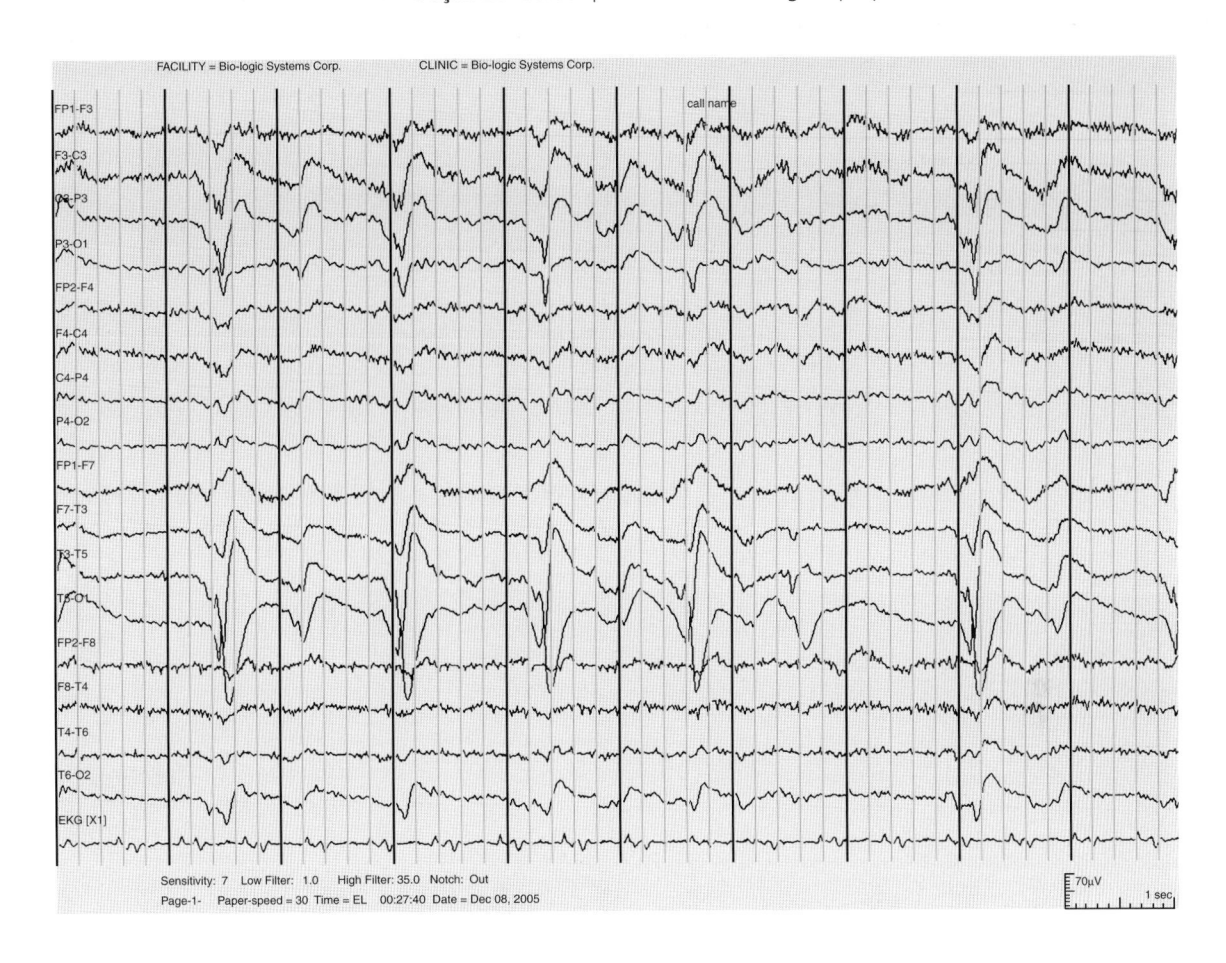

Seção B: Padrões periódicos de descargas epileptiformes ou convulsões

Este EEG demonstra descargas epileptiformes lateralizadas pseudoperiódicas (DELPs) com frquência de menos de 1/segundo; notar que há alguma atividade de fundo.

REFERÊNCIAS

1. Husain AM, Mebust KA, Radtke RA. Generalized periodic epileptiform discharges: Etiologies, relationship to status epilepticus, and prognosis. *J Clin Neurophysiol* 1999;16:51-58.
2. Yemisci M, Gurer G, Saygi 5, Ciger A. Generalized periodic epileptiform discharges: Clinical features, neuroradiological evaluation and prognosis in 37 adult patients. *Seizure* 2003;12:465-472.
3. Snodgrass SM, Tsuburaya K, Ajmone-Marsan C. Clinical significance of periodic lateralized epileptiform discharges: Relationship with status epilepticus. *J Clin Neurophysiol* 1989;6:159-172.
4. Young GB, Goodenough P, Jacono V, Schieven JR. Periodic lateralized epileptiform discharges (PLEDs): Electrographic and clinical features. *Am J EEG Technol* 1988;28:1-13.
5. Pohlmann-Eden B, Hoch DB, Cochius JI, Chiappa KH. Periodic lateralized epileptiform discharges–a critical review. *J Clin Neurophysiol* 1996;13:519-530.
6. Chong DJ, Hirsch. Which EEG patterns warrant treatment in the critically ill? Reviewing the evidence for treatment of periodic epileptiform discharges and related patterns. *J Clin Neurophysiol* 2005;22:79-91.
7. Chatrian GE, Cheng-Mei S, Leffman H. The significance of periodic lateralised epileptiform discharges in EEG: An electrographic, clinical and pathological study. *Electroenceph Clin Neurophysiol* 1964;17:177-193.
8. de la Paz D, Brenner RP. Bilateral independent periodic lateralized epileptiform discharges. *Arch Neurol* 1981;38:713-715.

9. Kuriowa Y, Celesia GG. Clinical sigificance of periodic EEG patterns. *Arch Neurol* 1980;37:15-20.
10. Reiher J, Rivest J, Grand-Maison F, Leduc CP. Periodic lateralized epileptiform discharges with transitional rhythmic discharges: Association with seizures. *Electroenceph Clin Neurophysiol* 1991;78:12-17.
11. Westmoreland BF, Klass DW, Sharbrough FW. Chronic periodic lateralized epileptiform discharges. *Arch Neurol* 1986;43:494-496.
12. Brenner RP. Is it status? *Epilepsia* 2002;43:103-113.
13. Gilden DH. Brain imaging abnormalities in CNS virus infections. *Neurology* 2008;70:84.

Anotações

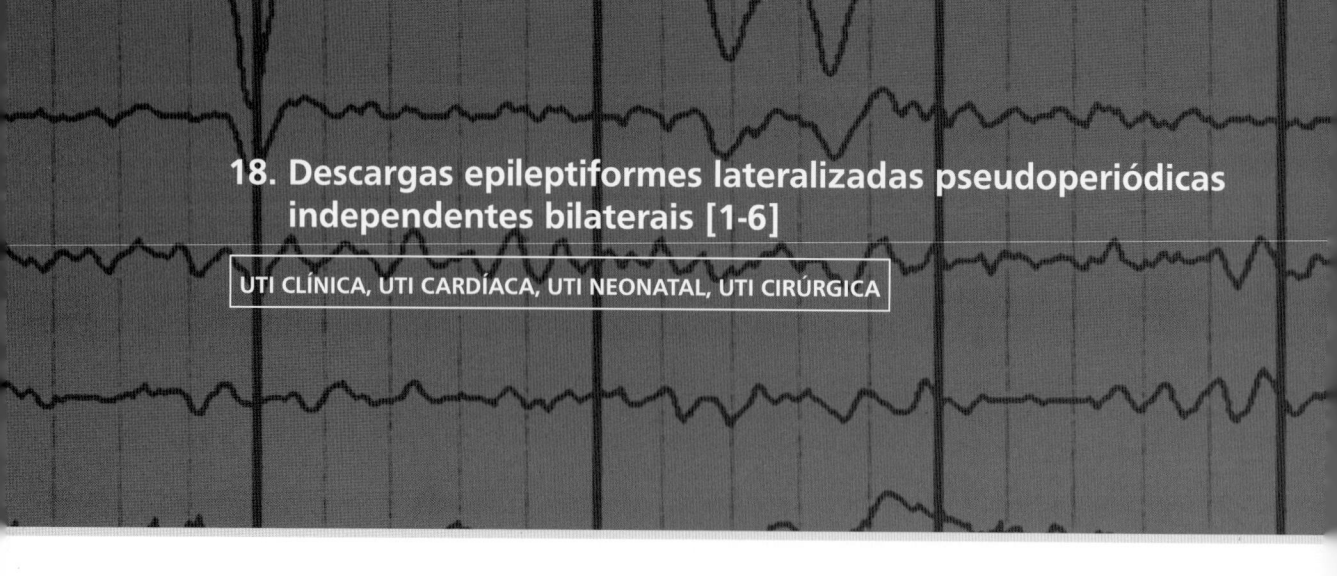

18. Descargas epileptiformes lateralizadas pseudoperiódicas independentes bilaterais [1-6]

UTI CLÍNICA, UTI CARDÍACA, UTI NEONATAL, UTI CIRÚRGICA

DEFINIÇÃO: Padrão eletroencefalográfico agudo caracterizado por paroxismos de ondas agudas ou agudas e lentas; espículas; espículas- ondas lentas; múltiplas espículas e ondas lentas; ou surtos complexos de múltiplas espículas com ondas lentas; em cada hemisfério, a frequência é diferente e independente [1-3].

Frequência – Varia de aproximadamente 1/segundo a 12/minuto, podendo durar até 600 ms, com amplitude de até, aproximadamente, 200 μV, embora possa ser diferente em cada hemisfério. Como ocorre com as descargas epileptiformes lateralizadas periódicas, devem estar presentes por, pelo menos, 10 minutos durante o registro padrão do EEG, ou então ocorrer continuamente durante uma alteração comportamental específicao.

CORRELAÇÕES CLÍNICAS: O paciente geralmente está profundamente torporoso; coma em 72%; os reflexos do tronco encefálico geralmente estão preservados. Raramente, pode haver movimentos ou espasmos faciais ou apendiculares.

ETIOLOGIA: Geralmente produzido por lesão encefálica multifocal significativa, o que ocorre, em geral, nas encefalites, na anoxia e nas doenças estruturais multifocais.

PROPEDÊUTICA COMPLEMENTAR: TC ou RM do encéfalo para pesquisar lesões estruturais ou evidências de infecção. As imagens tomográficas revelam causas típicas como anoxia (28%), infecções do SNC (28%) e AVEs. Ocorrem, ainda, na epilepsia. São associadas a convulsões em mais de 60% dos pacientes.

DIAGNÓSTICO DIFERENCIAL: No estado de mal epiléptico parcial, as descargas são mais frequentes e, clinicamente, manifestam-se por sinais mais típicos de irritação cortical (sinais positivos):, movimentos apendicualres e desvio da cabeça e dos olhos para o lado oposto. As convulsões apresentam início mais bem definido, com características clínicas cíclicas. No geral, a diferenciação entre o estado ictal e o interictal baseia-se no grau das manifestações clínicas, na frequência das descargas eletroencefalográficas (geralmente, mais rápido que 1/segundo) e no aparecimento de convulsões clinicamente discretas ou mais evidentes. O *status* de ausência e ondas trifásicas (OTs) constituem fenômeno generalizado, porém mais simétrico. Ainda que as OTs possam ser assimétricas, elas não demonstram um padrão pseudoperiódico. As descargas epileptiformes lateralizadas pseudoperiódicas independentes bilaterais (BIDELPs), em geral, não reagem aos estímulos dolorosos, enquanto as OTs muitas vezes o fazem.

PROGNÓSTICO: Tende a ser pior do que o das DELPs, em grande parte porque o prognóstico é determinado pela etiologia subjacente. Geralmente as BIDELPs são transitórias, durando de várias horas a dias ou, menos comumente, semanas. O uso de DAEs pode evitar o desenvolvimento adicional de convulsões clínicas. EM muitos casos, as BIDELPs (assim como as DELPs) parecem representar fenômeno "irritante" ao longo de um "*continuum* ictal-interictal."

TRATAMENTO: Frequentemente, são usados benzodiazepínicos parenterais em conjunto com uma DAE de ação mais longa. As tentativas mais intensivas de suprimir as BIDELPs, com doses mais altas de benzodiazepínicos ou agentes anestésicos tendem a ser malsucedidas, além do risco de hipotensão arterial e arritmia cardíaca.

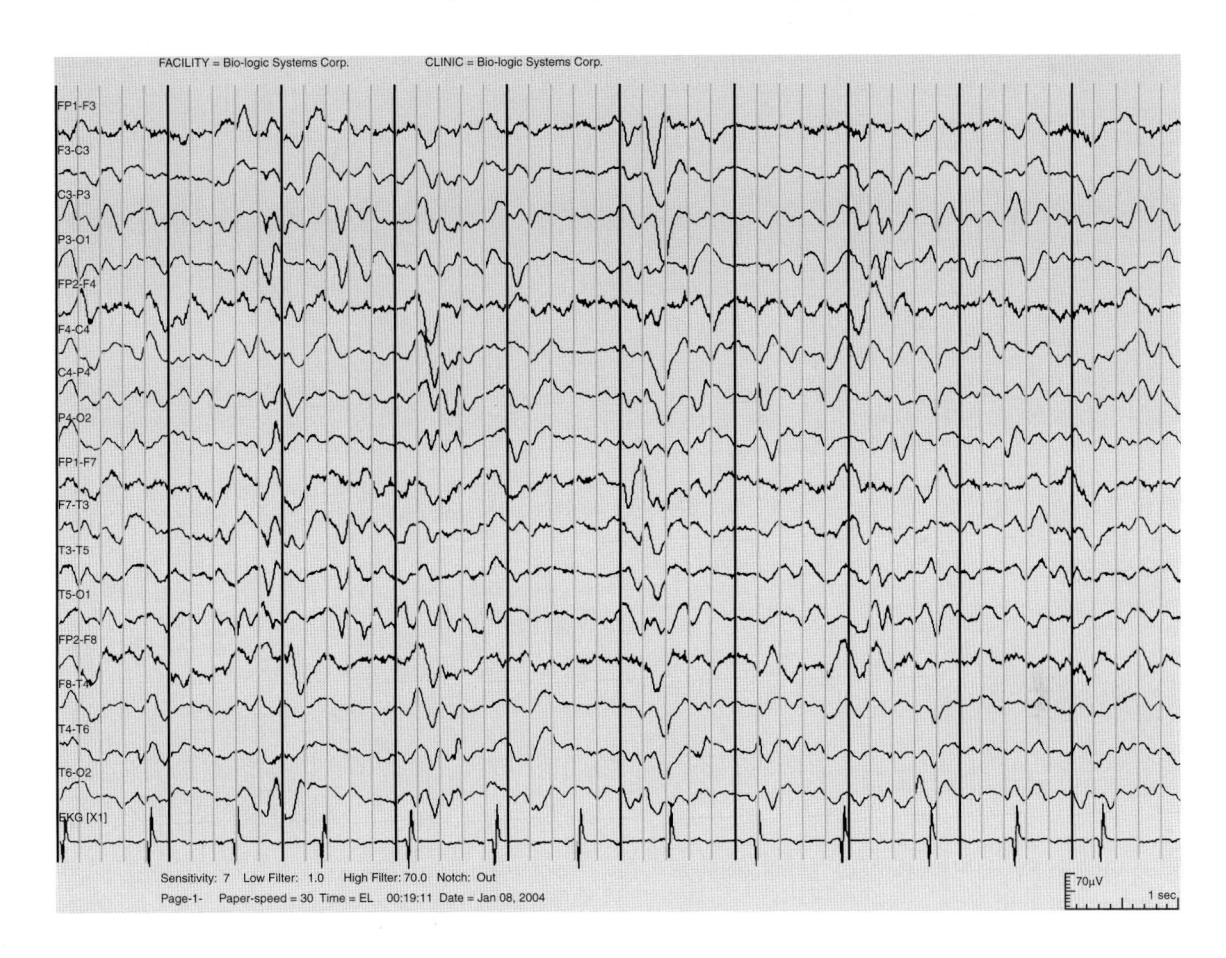

Este EEG mostra BIDELPs a cada 1 a 3 segundos, com uma atividade basal teta.

REFERÊNCIAS

1. Chatrian GE, Cheng-Mei S, Leffman H. The significance of periodic lateralised epileptiform discharges in EEG: An electrographic, clinical and pathological study. *Electroenceph Clin Neurophysiol* 1964;17:177-193.
2. de la Paz D, Brenner RP. Bilateral independent periodic lateralized epileptiform discharges. *Arch Neurol* 1981;38:713-715.
3. Kuriowa Y, Celesia GG. Clinical sigificance of periodic EEG patterns. *Arch Neurol* 1980;37:15-20.
4. Snodgrass SM, Tsuburaya K, Ajmone-Marsan C. Clinical significance of periodic lateralized epileptiform discharges: Relationship with status epilepticus. *J Clin Neurolgphysiol* 1989;6:159-172.
5. Westmoreland BF, Klass DW, Sharbrough FW. Chronic periodic lateralized epileptiform discharges. *Arch Neurol* 1986;43:494-496.
6. Husain AM, Megust KA, Radtke RA. Generalized periodic epileptiform discharges: Etiologies, relationship to status epilepticus and prognosis. *J Clin Neurophysiol* 1999;16:51-58.

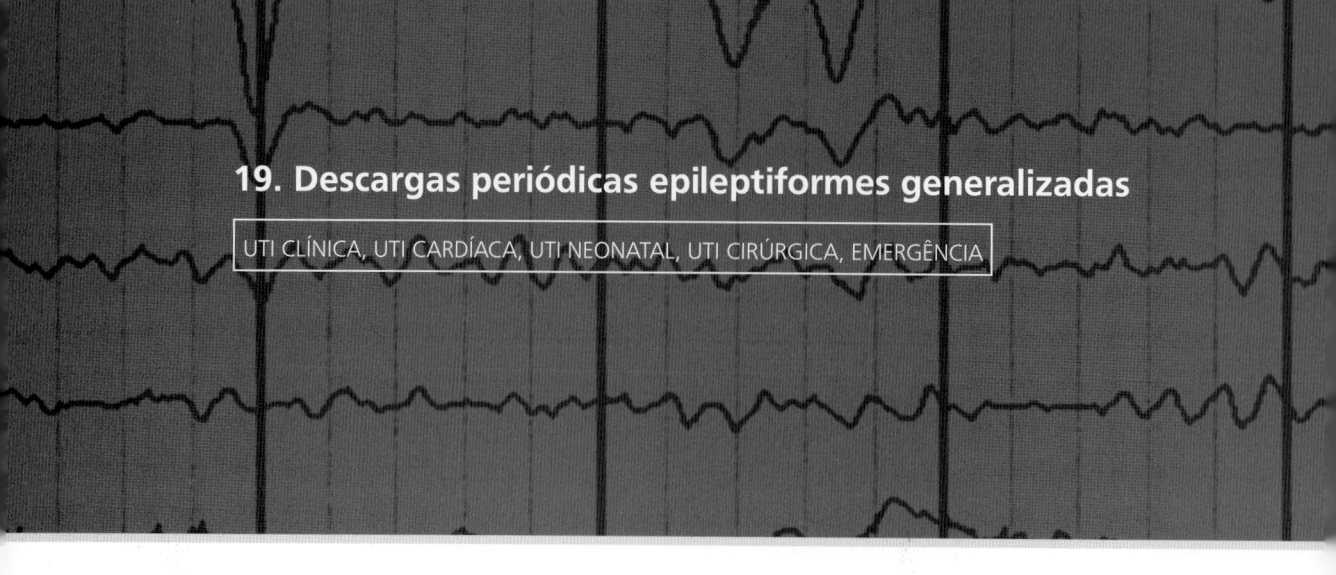

19. Descargas periódicas epileptiformes generalizadas

UTI CLÍNICA, UTI CARDÍACA, UTI NEONATAL, UTI CIRÚRGICA, EMERGÊNCIA

Observadas após parada cardiorrespiratória (PCR), estado de mal epiléptico ou infecção [1-3].

CORRELAÇÕES CLÍNICAS: Frequentemente, observam-se mioclonias na face ou nos membros, espasmos oculares ou palpebrais e nistagmo vertical. A correlação com convulsões é de, aproximadamente, 90% [2]. Os olhos, geralmente, encontram-se fechados, podendo-se abrir com os estímulos. Pode haver retirada ou localização da dor; os reflexos do tronco encefálico (reações pupilares, reflexo oculovestibular, reflexo do vômito, *drive* respiratório) podem estar presentes ou ausentes.

ETIOLOGIA: No contexto do coma, esse padrão indica lesão encefálica maciça e difusa. Pode ser observado após PCR, anoxia ou infecção extensa do sistema nervoso central (SNC). Descargas epileptiformes periódicas generalizadas (DEPG) podem ocorrer na fase final do estado de mal epiléptico convulsivo. Raramente é vista nas intoxicações medicamentosas agudas. A sífilis e a doença de Creutzfeldt-Jakob (DCJ) representam causas raras.

AVALIAÇÃO CLÍNICA: Examine os reflexos do tronco encefálico e avalie a escala de coma de Glasgow. Verifique se há mioclonias.

PROPEDÊUTICA COMPLEMENTAR: Nível sérico dos eletrólitos, perfil toxicológico e metabólico e pesquisa de toxicidade. Exames neurorradiológicos para causas infecciosas (p. ex., vírus herpes *simplex* e outras encefalites).

DIAGNÓSTICO DIFERENCIAL: As descargas epileptiformes são mais agudas e mais frequentes do que as ondas trifásicas ou outras encefalopatias. O padrão de DEPG também é compatível com alguns tipos de estado de mal epiléptico generalizado não convulsivo.

PROGNÓSTICO: Apos anoxia/PCR, o prognóstico é quase universalmente ruim. Se houver atividade de fundo acima de 20 µV, o prognóstico tende a ser melhor. O efeito da hipotermia ainda não está claramente definido. Considere o estudo dos potenciais evocados somatossensitivos (PESSs) para a determinação do prognóstico adicional nos casos pós-PCR. Se o N20 cortical estiver ausente, o resultado final será o óbito ou o estado vegetativo persistente. Interprete o EEG (e os PESSs) com cuidado após o uso de anestésicos gerais ou nas fases iniciais do quadro clínico (< 24 horas).

Quando não houve anoxia/PCR, esse padrão eletroencefalográfico pode representar estado de mal epiléptico, em que o prognóstico é melhor [3]; nesse caso, a prova terapêutica com anticonvulsivantes é justificável. Quando a etiologia é desconhecida e o padrão não sugere estado de mal epiléptico convulsivo e não há infecção do SNC ou DCJ, o prognóstico tende a ser pior. Existem raras exceções em que o prognóstico é melhor, como na sífilis. Nos casos de intoxicação pelo baclofeno (em que o EEG mostra atividade de fundo, e as descargas são menos frequentes), há maior possibilidade de reversão. A mortalidade total descrita nas grandes séries de pacientes com causas tóxicas, metabólicas, infecciosas e anóxicas, é de aproximadamente 50% [2].

TRATAMENTO: Para as convulsões, pode ser realizada prova terapêutica com lorazepam (4-8 mg), seguida por dose de ataque da fenitoína; propofol, midazolam ou barbitúricos geralmente não são necessários. Em nossa experiência, não há recuperação da consciência após PCR.

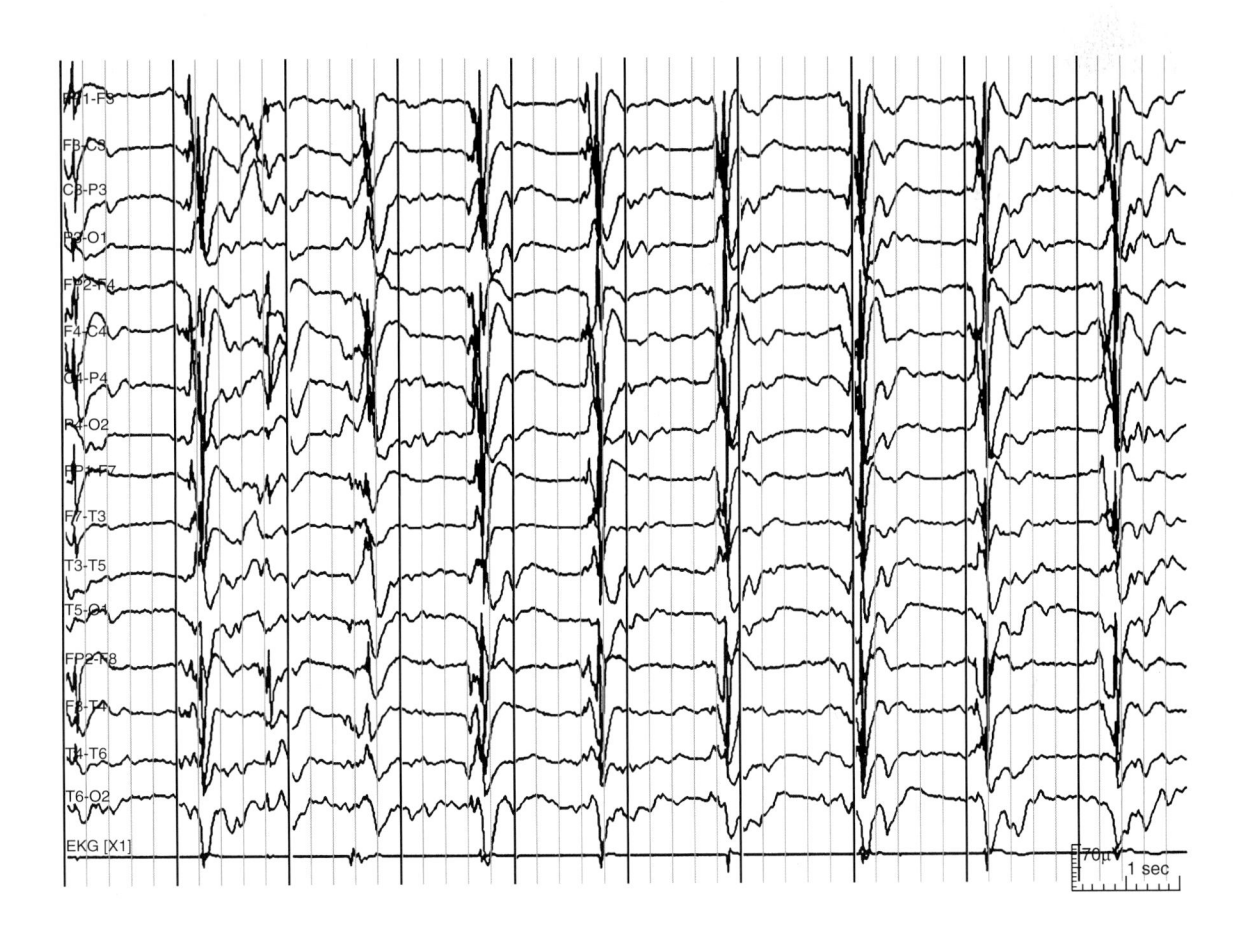

Este EEG mostra DEPGs sem atividade de fundo.

As DEPGs são descargas epileptiformes generalizadas que ocupam mais de 50% do traçado de, pelo menos, 20 minutos, de forma sincrônica e simétrica, nos dois hemisférios [1]. Ocorrem em intervalos curtos, de aproximadamente 0,5-3,0 Hz, ao contrário dos intervalos longos vistos no PESS.

REFERÊNCIAS

1. Husain AM, Mebust KA, Radtke RA. Generalized periodic epileptiform discharges: Etiologies, relationship to status epilepticus and prognosis. *J Clin Neurophysiol* 1999;16:51-58.
2. Yemisci M, Gurer G, Saygi S, Ciger A. Generalized periodic epileptiform discharges: Clinical features, neuro-radiological evaluation and prognosis in 37 adult patients. *Seizure* 2003;12:465-472.
3. Treiman DM, Meyers PD, Walton NY, Collins 1F, Coiling C, Rowan Al, Handforth A, Faught E, Calabrese VP, Uthman BM, Ramsay RE, Mamdani MB. A comparison of four treatments for generalized convulsive status epilepticus. Veterans affairs status epilepticus cooperative study group. *N Engl J Med* 1998;339:792-798.

Anotações

PARTE 2
Convulsões

Seção A: Diagnóstico dos eventos confusionais causados pelas convulsões

O paciente pode ser encaminhado em decorrência de um quadro clínico súbito e pouco especificado, caracterizado por sintomas sensitivos, motores, autonômicos ou límbicos. O paciente pode relatar, por exemplo, percepções de *flashes* de luz ou imagens; ou, então, descrever cliques bizarros, barulhos, sons ou música; outros pacientes podem queixar-se apenas de tonteira e vertigem, com náuseas e sudorese. Quando esses eventos são breves e estereotipados, pode tratar-se de crises parciais, em que os sinais e sintomas clínicos podem simular uma grande variedade de percepções ou funções, mas com uma qualidade e evolução "não fisiológicas". A suspeita de que se trate de crise epiléptica decorre da estereotipia dos eventos, da eventual presença de confusão e, frequentemente, da ocorrência de outras características típicas das epilepsias, como automatismos ou generalização secundária. A descrição detalhada dessas características clínicas típicas das crises epilépticas pode ser encontrada nos livros específicos [1].

Embora o EEG sempre seja solicitado nas suspeitas fundamentadas de convulsão/epilepsia, deve-se ter em mente as limitações do método, dadas as suas imperfeições quanto à sensibilidade e à especificidade. Além disso, até mesmo as alterações epileptiformes identificadas pelo EEG podem ser mal interpretadas, seja porque constituem variantes benignas ou artefatos, seja porque o evento sob investigação ocorreu em razão de um problema concomitante (p. ex., vertigem causada por doenças do ouvido interno em um paciente com epilepsia prévia e um "EEG positivo"). A sensibilidade do EEG varia para cada tipo específico de convulsão ou epilepsia, com a duração do registro e, ainda, com o fato de o registro ter sido – ou não – obtido durante o sono e a vigília.

Em relação aos EEGs obtidos em pacientes ambulatoriais, durante o dia e com a duração habitual de 20 a 30 minutos (EEG "padrão", frequentemente com o paciente apenas acordado), a taxa de identificação de anormalidades epilépticas verdadeiras é de 50% ou menos. Quanto aos EEGs repetidos até 4 vezes, ou para os registros prolongados (acima de 1 hora), obtidos não só com o paciente acordado, mas também durante o sono, a taxa de captação sobe acima de 70% para as crises parciais, e 90% para as epilepsias criptogenéticas/idiopáticas. O padrão ouro para o diagnóstico de eventos epilépticos consiste no monitoramento da epilepsia durante vários dias, embora o custo-benefício deva ser considerado quando se tratar de crises pouco frequentes. Para os eventos que ocorrem várias vezes por semana ou mais, alguns poucos dias de monitoramento podem ser suficientes. No caso dos pacientes internados, a monitoração da epilepsia geralmente é mais fácil, como se verifica nos pacientes sob acompanhamento por serviços gerais ou que estão internados nas unidades de tratamento intensivo. Nos pacientes que estão confusos no momento da realização do EEG, o teste é mais sensível, sendo capaz de identificar a presença de um processo epiléptico cortical difuso, encefálico difuso l, estrutural focal, epiléptico focal ou epiléptico difuso. Os EEGs são bons para diferenciar a confusão psiquiátrica (EEG normal) das encefalopatias (padrões variados de anormalidade difusa) e das epilepsias primárias.

A situação ictal mais fácil de diagnosticar consiste no estado de mal epiléptico, já que as manifestações clínicas e as alterações eletroencefalográficas ocorrem simultaneamente. Por outro lado, pode haver controvérsia acerca de em qual ponto o paciente se enquadra no *continuum* ictal-interictal. Uma discussão mais detalhada acerca dessas questões é encontrada na próxima seção. Em resumo, se o EEG identificar atividade ictal e os sintomas e sinais convulsivos estiverem presentes, o diagnóstico exato poderá ser estabelecido.

No caso de convulsões clinicamente sutis, o EEG assume importância ímpar. Nessa situação clínica, o EEG permite que o diagnóstico seja prontamente estabelecido, muito embora as implicações clínicas sejam distintas, decorrente da maior urgência de tratamento do estado de mal epiléptico. As crises convulsivas generalizadas frequentes associam-se a alta morbidade, embora o diagnóstico raramente seja duvidoso. Já nas crises parciais frequentes e no *status epilepticus* parcial a urgência terapêutica é intermediária. As opções terapêuticas variam da conduta conservadora para as crises secundárias discretas (p. ex., intoxicação ou abstinência alcoólica, uso de tramadol etc.) à anestesia geral para o estado de mal epiléptico. Sobre o tema, encontram-se disponíveis ótimos textos. A situação mais difícil e desafiadora para a interpretação do EEG consiste nos casos em que há pouca ou nenhuma informação ("paciente encontrado caído na rua"), e o exame é realizado dias após o evento.

Nessa situação, a realização empírica do EEG tende a ser útil apenas se forem identificados paroxismos de alentecimento súbito da atividade delta fase-reversa ou, ainda com maior significância, descargas epileptiformes. Nos adultos, os paroxismos epileptiformes raramente ocorrem sem que se trate de epilepsia (prévia ou subsequente); em outras palavras, a taxa de falsos positivos é inferior a 5%.

A próxima seção apresenta vários padrões eletroencefalográficos que podem ser identificados nos pacientes com história de confusão mental recente ou atual. Deve-se ter em mente que a indicação do EEG nos casos de "confusão" (expressão inespecífica) visa aumentar a possibilidade diagnóstica; por outro lado, quando há relato de eventos mais específicos (como movimentos mastigatórios, sialorreia ou desvio da cabeça com abalos em um dos hemicorpos) a utilidade do EEG tende a ser maior, independentemente se forem identificadas alterações epileptiformes ou não. O encaminhamento pode ter diferentes motivos:

a) Pedido de avaliação de um sintoma relativamente inespecífico; por exemplo: *flashes* de luz, medo e espasmos no braço.
b) Como parte da reavaliação periódica de paciente com história bem definida de epilepsia ou convulsões.
c) Decorrente de um primeiro evento sugestivo de convulsão, ocorrido e presenciado no hospital.
d) Paciente internado com quadro clínico sugestivo de estado de mal epiléptico.
e) EEG anterior que identificou alterações epileptiformes.

As figuras dos traçados fornecidas nesta seção englobam, portanto, desde um paroxismo isolado de espículas-ondas lentas no lobo temporal (que é altamente sugestiva de epilepsia do lobo temporal), a traçados típicos de convulsões e de vários tipos de estado de mal epiléptico. Essa forma de apresentação permite que o médico formule uma resposta que incorpore o real significado da hipótese clínica inicial, a necessidade do EEG (ou os seus resultados) e os dados obtidos durante a anamnese e o exame clínico. Desse modo, o significado da anamnese ou do EEG pode ser realçado pela especificidade relativa do outro. Em outras palavras, se o EEG identificar um padrão compatível com estado de mal epiléptico, a história inespecífica de confusão ou coma será esclarecida; da mesma forma, a presença de espículas-ondas no lobo temporal permitirá o esclarecimento dos automatismos relatados na anamnese ou, em outro contexto clínico, poderá pelo menos fortalecer a suspeita de epilepsia do lobo temporal em um paciente com episódios mal caracterizados de olhar fixo.

A fim de cumprir adequadamente esse papel, as figuras do capítulo começam demonstrando descargas epilépticas nas diferentes regiões do encéfalo e, na seção seguinte, mostram como as convulsões podem ocorrer nessas regiões; por último, são apresentadas ilustrações do traçado típico do estado de mal epiléptico com origem nas diferentes áreas do encéfalo.

Anotações

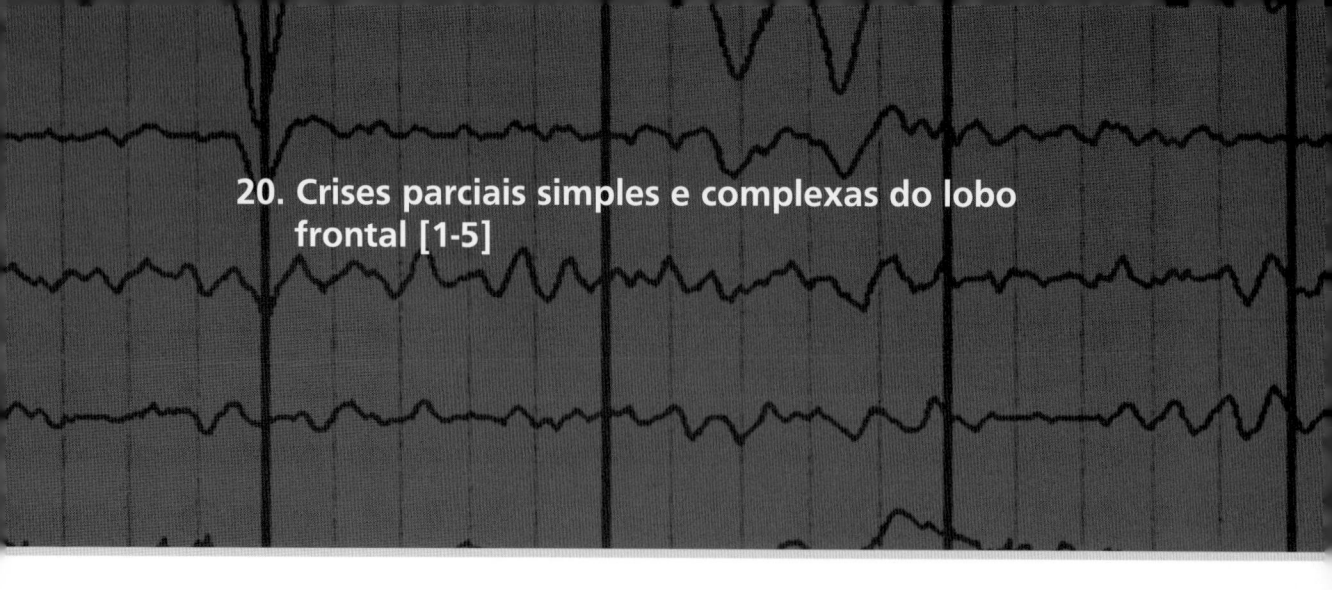

20. Crises parciais simples e complexas do lobo frontal [1-5]

CORRELAÇÕES CLÍNICAS: As crises epilépticas que se originam no lobo frontal são frequentemente confundidas com eventos psicogênicos (não epilépticos), especialmente pelo fato de o nível de consciência, frequentemente, permanecer inalterado e, ainda, em função das manifestações clínicas, que podem incluir conteúdo emocional, sexual e delirante. As crises com origem na área motora suplementar produzem postura tônica uni ou bilateral, posição de "esgrimista" ou a movimentação involuntária e súbita de um braço ou perna, com extensão do membro acometido em direção ao seu par contralateral. A anamnese tende a ser difícil, pois as auras podem consistir em percepções somatossensitivas bizarras, dormência ou formigamento bi ou unilaterais, acometendo o segmento proximal do membro proximal ou a cabeça. Quando o paciente não se lembra dos eventos subsequentes, a crise é denominada *parcial complexa*. Os fenômenos motores podem manifestar-se por mioclonias. Quando o foco epiléptico inicial encontra-se na área 6, pode haver vocalizações, interrupção da fala e palilalia. Em quase metade dos pacientes observa-se desvio da cabeça. Pode, ainda, haver pensamento forçado, medo, gritos, mudanças posturais complexas, mudanças autonômicas, espasmos tônicos e, até mesmo, imobilidade. Os automatismos podem consistir em movimentos que lembram uma luta de boxe, pedalar bicicleta ou pescar. Pode haver queda súbita, caretas, socos, chutes, luta violenta, choro, riso, distonia e batidas. Episódios dissociativos podem ser inseparáveis de condições psiquiátricas. As crises geralmente têm curta duração (90% < 3 minutos; maioria < 30 segundos) e podem despertar o paciente do sono.

ETIOLOGIA: Qualquer lesão estrutural focal – displasias corticais, hamartomas, gliose, malformações arteriovenosas, síndromes idiopáticas e familiares.

AVALIAÇÃO CLÍNICA: O exame físico geralmente é normal no período interictal, desde que a lesão responsável seja pequena e não destrutiva. Procure por sinais de liberação frontal lateralizada, assimetria dos reflexos e sinal de Babinski.

PROPEDÊUTICA COMPLEMENTAR: Obtenha uma RM com contraste para pesquisa de lesões focais do encéfalo, como displasias, astrocitomas de baixo grau e angiomas cavernosos. A tomografia por emissão de pósitrons tem sensibilidade de 96% e precisão de 76% nos estudos quantitativos; nos estudos qualitativos, esses valores reduzem para 69 e 43%, respectivamente [4].

DIAGNÓSTICO DIFERENCIAL: *Clínico* – Quando os sintomas ou manifestações forem psíquicos ou sexuais, ou se o paciente apresentar dissociações, geralmente trata-se de transtorno psiquiátrico. Às vezes, as manifestações motoras são confundidas com transtornos do movimento ou, por outro lado, podem ser desconsideradas. Se a crise for parcial simples ou parcial complexa de curta duração, o diagnóstico pode ser retardado em anos. Pergunte se as crises ocorrem durante o sono, se há sangue no travesseiro ou acidentes inexplicados. Pode haver cefaleia antes, durante ou depois da crise.

EEG – A atividade frontal rítmica e lenta pode ser equivocadamente interpretada como crise frontal. Além disso, pode haver extensão para a região temporal. Na epilepsia frontal noturna, o EEG ictal pode ser normal.

PROGNÓSTICO: Muitos pacientes melhoram com o uso de drogas antiepilépticas (DAEs), desde que a causa subjacente não seja progressiva; essa melhora é um pouco menor do que a observada nas epilepsias do lobo temporal. O tratamento é voltado para a causa específica, o controle das crises e a educação do paciente e da família a respeito das implicações pessoais, sociais e profissionais das convulsões e da epilepsia. A ressecção cirúrgica das lesões extratemporais produz controle completo das crises em pouco mais de 50% dos pacientes [5]. A epilepsia parcial contínua (uma forma de *status parcial* motor frontal) pode, em grande parte, ser resistente ao tratamento médico durante meses, ocasionalmente respondendo à transecção subpial ou à ressecção cirúrgica do foco epiléptico.

TRATAMENTO: Quando as crises forem frequentes o uso de DAEs deve ser considerado, assim como a realização de exames de imagem seriados, a fim de se identificar o foco. A cirurgia pode ser considerada nos casos de epilepsia clinicamente refratária.

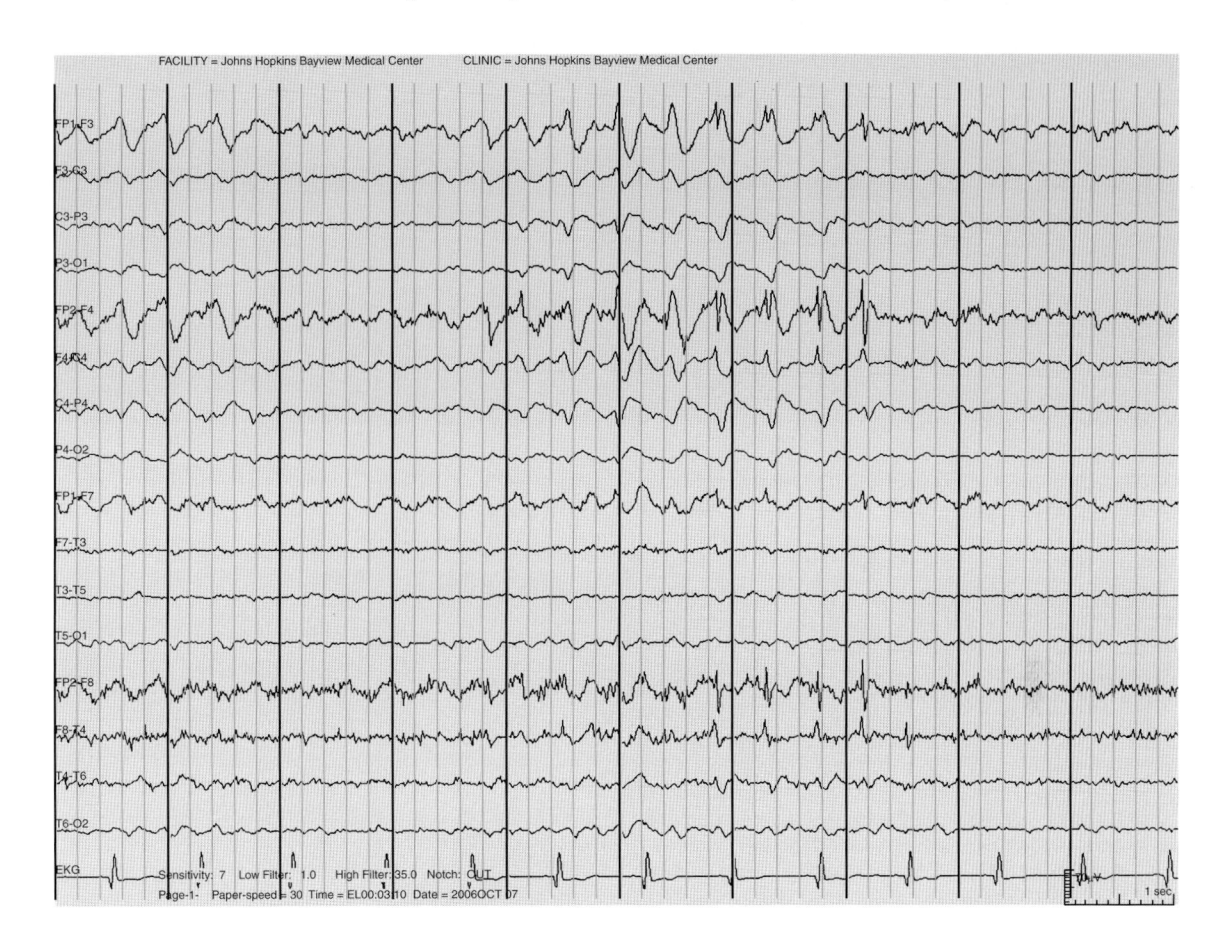

Este EEG mostra uma série de descargas epileptiformes bifrontais, mais evidentes no hemisfério direito.

REFERÊNCIAS

1. Jobst BC, Siegel AM, Thadani VM, Roberts DW, Rhodes HC, Williamson PD. Intractable seizures of frontal lobe origin. *Epilepsia* 2000;41:1139-11452.
2. Williamson PD, Spencer DD, Spencer SS, Novelly RA, Mattson RH.. Complex partial seizures of frontal lobe origin. *Ann Neurol* 1985;18:497-504.
3. Morris HHI, Dinner DS, Luders H, Wyllie E, Kramer R. Supplementary motor seizures: Clinical and electroencephalographic findings. *Neurology* 1988;38:1075-1082.
4. Swartz BE, Khonsari A, Brown C, Mandelkern M, Simpkins F, Krisdakumtorn T. Improved sensitivity of 18-FDG-positron emission tomography scans in frontal and "frontal plus" epilepsy. *Epilepsia* 1995;36:388-395.
5. Talairach 1, Bancaud J, Bonis A, Szikla G, Trottier S, Vignal JP, Chauvel P, Munari C, Chodkievicz JP. Surgical therapy for frontal epilepsies. In: Chauvel P, Delgado-Escueta AV, Halgren E, Bancaud J (eds.), *Frontal Lobe Seizures and Epilepsies*. New York, NY: Raven Press 1992;57:707-732.

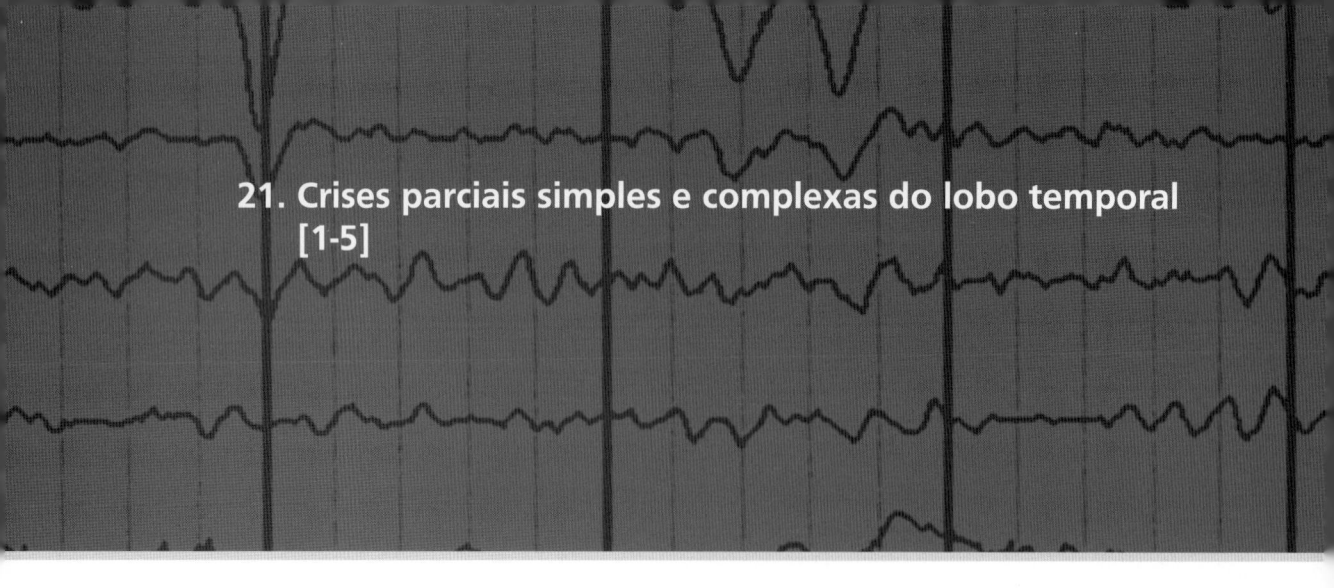

21. Crises parciais simples e complexas do lobo temporal [1-5]

CORRELAÇÕES CLÍNICAS: Pode haver aura mal caracterizada, ocasionalmente com *déjà vu*, sensação de medo, cheiro, desconforto epigástrico crescente, sensação de borboletas no estômago ou tonteira – todos representando uma crise parcial simples. Quando o paciente não se lembra dos eventos subsequentes, a convulsão é denominada parcial complexa (em que pode apresentar olhar fixo, como se estivesse em outro mundo, movimentos labiais, deglutição ou movimentos da mão, como esfregar ou dedilhar) ou secundariamente generalizada, em que há desvio da cabeça e movimentos tônico-clônicos em ambos os dimídios. Verifique se houve sialorreia, mordeduras na língua e quedas. As crises geralmente são de curta duração (90% < 3 minutos) e podem despertar o paciente. Pode haver grau variável de confusão, muitas vezes com olhar de perplexidade. Nas crises laterais da porção neocortical do lobo temporal, as auras epigástricas são raras, sendo mais comum a ocorrência de alucinações auditivas ou (quando o foco tem origem do lado esquerdo) alteração mais prolongada da fala. Deve ser indagado se há história de trauma, infecção do sistema nervoso central, episódios de olhar fixo, acidentes ou queimaduras, que quando presentes sugerem crises prévias.

ETIOLOGIA: Qualquer lesão estrutural focal – infecções, traumas, AVEs, atrofia, esclerose, displasias corticais, angiomas cavernosos, tumores neuroepiteliais desmbriobásticos, hamartomas, gliose, malformações arteriovenosas.

AVALIAÇÃO CLÍNICA: O exame clínico geralmente é normal, exceto nos raros casos de síndromes neurocutâneas genéticas, trauma ou crises sintomáticas. Nos pacientes mais velhos, pode haver sinais de AVE ou lesão expansiva.

PROPEDÊUTICA COMPLEMENTAR: Obtenha uma TC ou RM com contraste para a pesquisa de lesão encefálica. No pré-operatório das cirurgias para epilepsia em pacientes clinicamente refratários, a tomografia por emissão de pósitrons (PET) e tomografia computadorizada por emissão de fóton único (SPECT) devem ser consideradas.

DIAGNÓSTICO DIFERENCIAL: Quando o quadro clínico caracterizar-se por tonteiras e vertigem, deve-se suspeitar de pré-síncope ou síncope. Os fenômenos motores positivos produzidos por essas crises raramente são confundidos com outras condições – usualmente, tendem a ser desconsiderados. Nas crises parciais simples e nas crises complexas de curta duração, o diagnóstico pode demorar anos para ser estabelecido. Atualmente, não mais se acredita na existência de uma "personalidade" do lobo temporal. Os idosos podem apresentar episódios "atípicos", com alterações do comportamento. Pergunte por eventos durante o sono, sangue no travesseiro, acidentes sem explicação. Pode haver, ainda, cefaleia pós, pré ou ictal.

PROGNÓSTICO: Muitos pacientes melhoram com o uso de drogas antiepilépticas (DAEs), desde que a causa subjacente não seja progressiva. O tratamento consiste na reversão da causa, na supressão das crises e na educação a respeito das implicações sociais/profissionais das crises. Nos focos refratários unilaterais, a cirurgia do lobo temporal pode produzir controle completo das crises em quase 3/4 dos pacientes.

TRATAMENTO: As DAEs são indicadas quando as crises são frequentes e não provocadas (epilepsia). Pesquise se há causas subjacentes através da RM, já que pacientes mais velhos podem ter AVE, tumor ou infecção, enquanto nos mais jovens as crises podem ser causadas por trauma, infecção, malformação arteriovenosa (MAV), atrofia focal (esclerose temporal mesial), tumores neuroepiteliais desembrioblásticos e muitas outras condições. Para os casos crônicos e refratários, deve-se encaminhar o paciente para avaliação cirúrgica.

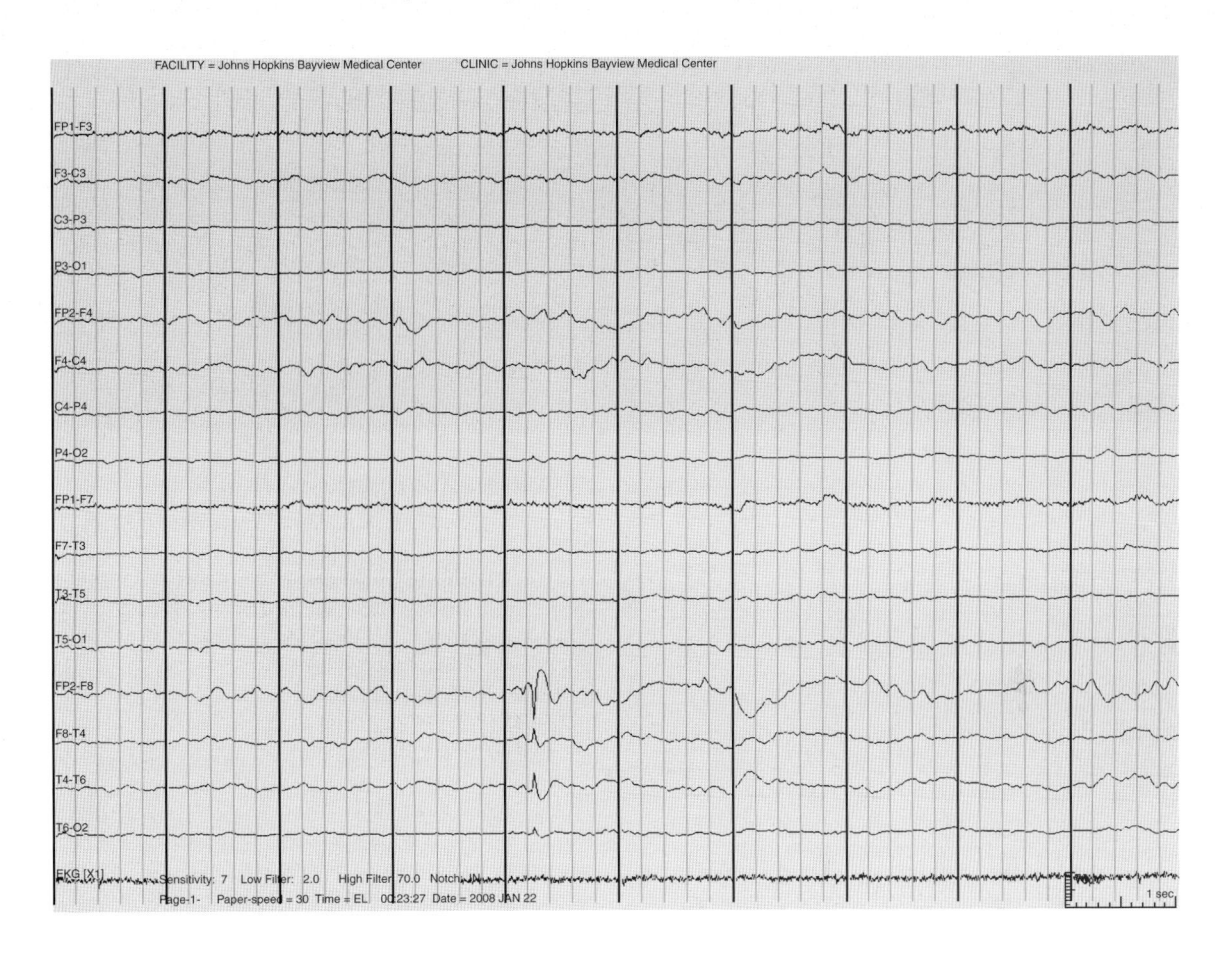

Este EEG mostra paroxismo epileptiforme de fase reversa com uma única espícula lenta na região temporal direita, com alentecimento concomitante. Esse padrão ajuda a confirmar o diagnóstico de crises do lobo temporal. As descargas podem aumentar durante o sono.

REFERÊNCIAS

1. Marks WJ, Jr, Laxer KD. Semiology of temporal lobe seizures: Value in lateralizing the seizure focus. *Epilepsia* 1998;39:721-726.
2. Gloor P. Experiential phenomena of temporal lobe epilepsy. Facts and hypotheses. *Brain* 1990;113:1673-1694.
3. Manford M, Fish DR, Shorvon SD. An analysis of clinical seizure patterns and their localizing value in frontal and temporal lobe epilepsies. *Brain* 1996;119:17-40.
4. Mikati M, Holmes G. Temporal lobe epilepsy. In: Wyllie E. (ed.), *In the Treatment of the Epilepsy: Principles and Paractice*, 2nd edn. Baltimore: Williams & Wilkins 1996;401-414.
5. Jackson GD, Berkovic SF, Tress BM, Kalnins RM, Fabinyi GCA, Bladin PF. Hippocampal sclerosis can be reliably detected by magnetic resonance imaging. *Neurology* 1990;40:18691875.

22. Crises parciais simples do lobo parietal [1-4]

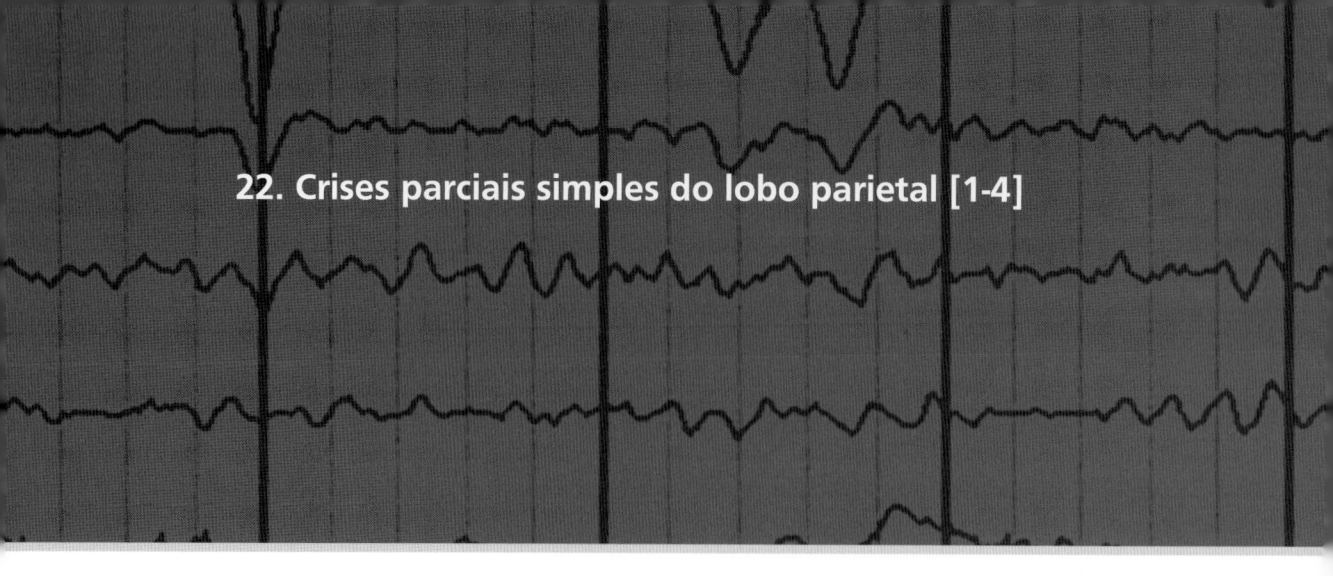

CORRELAÇÕES CLÍNICAS: O quadro típico caracteriza-se por dor nos membros, na face, no tórax e, raramente, no abdome. Pode haver, ainda, lenta marcha sensitiva jacksoniana (usualmente, com início na mão e progressão proximal, estendendo-se em segundos para o antebraço, o braço e a face) e cefaleia (crises parciais simples sensitivas). Nos casos em que há alteração da consciência, cujo grau é variável, as crises são denominadas parciais. O desconforto pode ser descrito como sensação de "alfinetadas e agulhadas", perda da sensibilidade, "dormência" ou percepção de formato alterado do membro. Outros sintomas incluem: alucinações visuais, afasia, vertigem, desvio da cabeça e dos olhos, percepção dismórfica de um membro (sensação de movimento e alteração da imagem corporal). Com a extensão para as áreas motoras, podem aparecer movimentos clônicos, mioclônicos ou distônicos sutis, além de automatismos gestuais ou posicionamento tônico assimétrico. Fenômenos negativos como *drop attacks*, disfasia e paralisia também são descritos.

ETIOLOGIA: Qualquer lesão estrutural focal – infecção, trauma, AVE, atrofia, esclerose, displasia cortical, angiomas cavernosos, tumores neuroepiteliais desembrioblásticos, hamartomas, gliose, malformações arteriovenosas e cistos porencefálicos. Um terço dos pacientes é portador de tumor intracraniano.

AVALIAÇÃO CLÍNICA: O exame clínico é normal em aproximadamente metade dos pacientes. Procure por hiper-reflexia discreta, diferenças no tamanho dos membros e das unhas, comprometimento da discriminação de dois pontos e da orientação direita-esquerda, defeitos do campo visual e alterações da orientação espacial. Pode haver evidências de síndromes neurocutâneas genéticas, trauma ou outras alterações que possam provocar as crises. Nos pacientes mais velhos, podem ser identificados sinais de AVE ou lesões expansivas.

PROPEDÊUTICA COMPLEMENTAR: Obtenha uma TC ou RM com contraste para a pesquisa de lesões encefálicas. No pré-operatório das cirurgias para epilepsia nos pacientes com epilepsia clinicamente refratária, pode ser necessária a realização de tomografia por emissão de pósitrons (PET) ou SPECT.

DIAGNÓSTICO DIFERENCIAL: *Clínico* – Ao contrário da dor relacionada a outras condições clínicas, as crises parciais do lobo parietal raramente caracterizam-se por dor isolada ou preponderante. Pode haver cefaleia pós, pré ou ictal. De maneira geral, as crises muito raramente causam dor, especialmente fora dos membros e da cabeça. Usualmente, há uma progressão evidente, muitas vezes com generalização secundária e uma lesão identificável pelos exames de imagem. A etiologia da crise é sugerida pela progressão rápida e estereotipada, muitas vezes com outras manifestações epilépticas.

EEG – Esse padrão se parece muito com os padrões fisiológicos mu e alfa; no entanto, desaparece com os movimentos dos membros ou com a abertura dos olhos. Além disso, ele é mais arqueado e pode-se parecer com espículas *wicket*.

PROGNÓSTICO: As crises parciais frequentemente respondem às drogas antiepilépticas (DAEs); ocasionalmente, a lesão subjacente (p. ex., um tumor maligno) pode causar dor não ictal e mais refratária. A cirurgia para os casos refratários pode, marcadamente, melhorar ou produzir o controle das convulsões – 75% nos pacientes com tumor e 65% naqueles sem tumor.

TRATAMENTO: Considere a realização de prova terapêutica com DAEs.

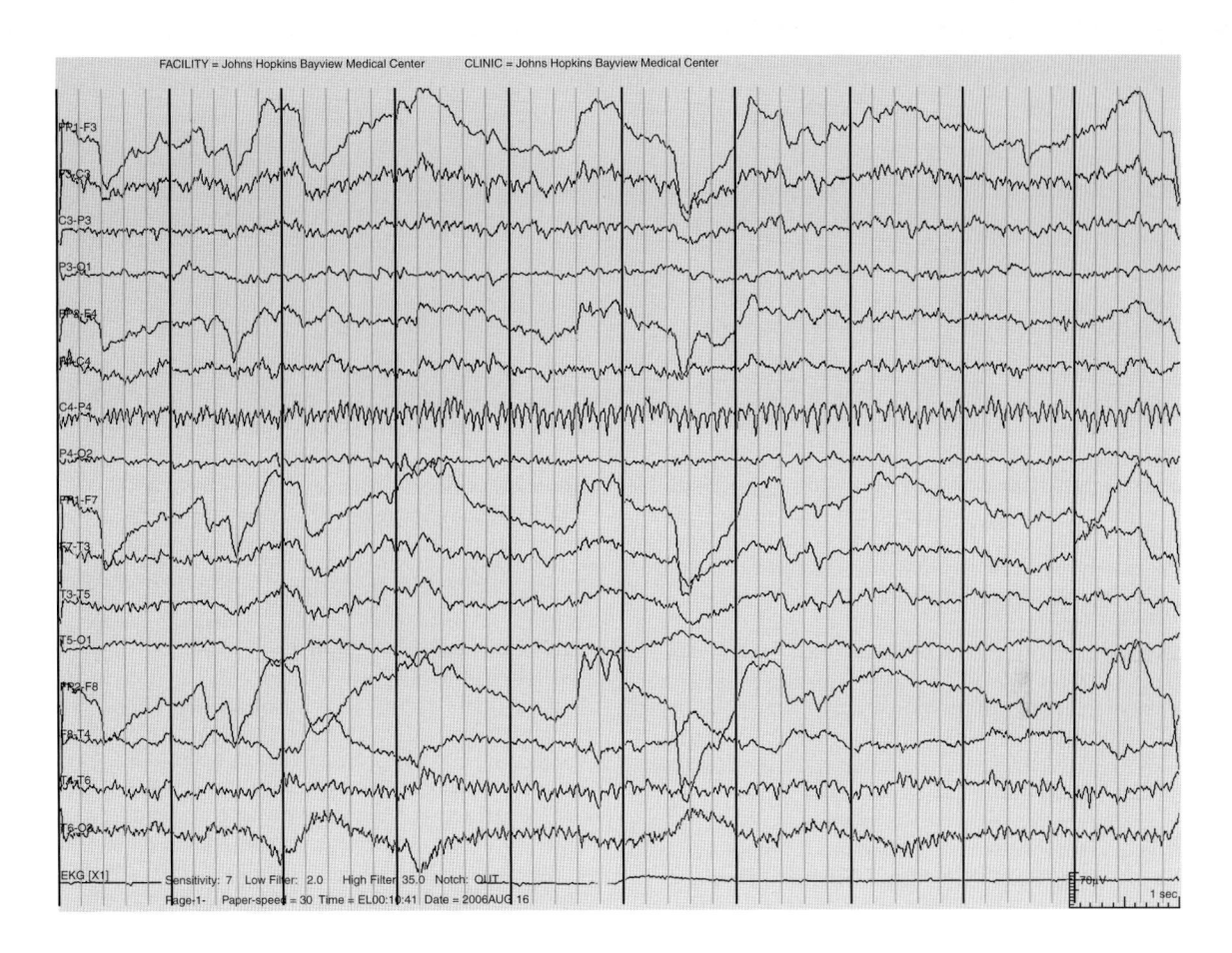

Este EEG mostra séries de ondas agudas de alta frequência com mais de 10 Hz nas derivações parietais à direita. Os sintomas clínicos podem ocorrer antes ou após o início das alterações eletroencefalográficas. Geralmente, há atividade de fundo. Nesta figura, foi utilizado filtro de alta frequência de 35 Hz, para minimizar os artefatos produzidos pela musculatura.

REFERÊNCIAS

1. Salanova V, Andermann F, Rasmussen T, Olivier A, Quesney LF. Parietal lobe epilepsy. Clinical manifestations and outcome in 82 patients treated surgically between 1929 and 1988. *Brain* 1995;188:607-627.
2. Williamson PD, Boon FA, Thadani VM, Darcey TM, Spencer DD, Novelly RA, Mattson RH. Parietal lobe epilepsy: Diagnostic considerations and results of surgery. *Ann Neurol* 1992;31:193-201.
3. Seigel AM, Williamson PD, Roberts DW, Thadani VM, Darcey TM. Localized pain associated with seizures originating in the parietal lobe. *Epilepsia* 1999;40:845-855.
4. Cascino GD, Hulihan JF, Sharbrough FW, Kelly Pi. Parietal lobe lesional epilepsy: Electroclinical correlation and operative outcome. *Epilepsia* 1993;34:522-527.

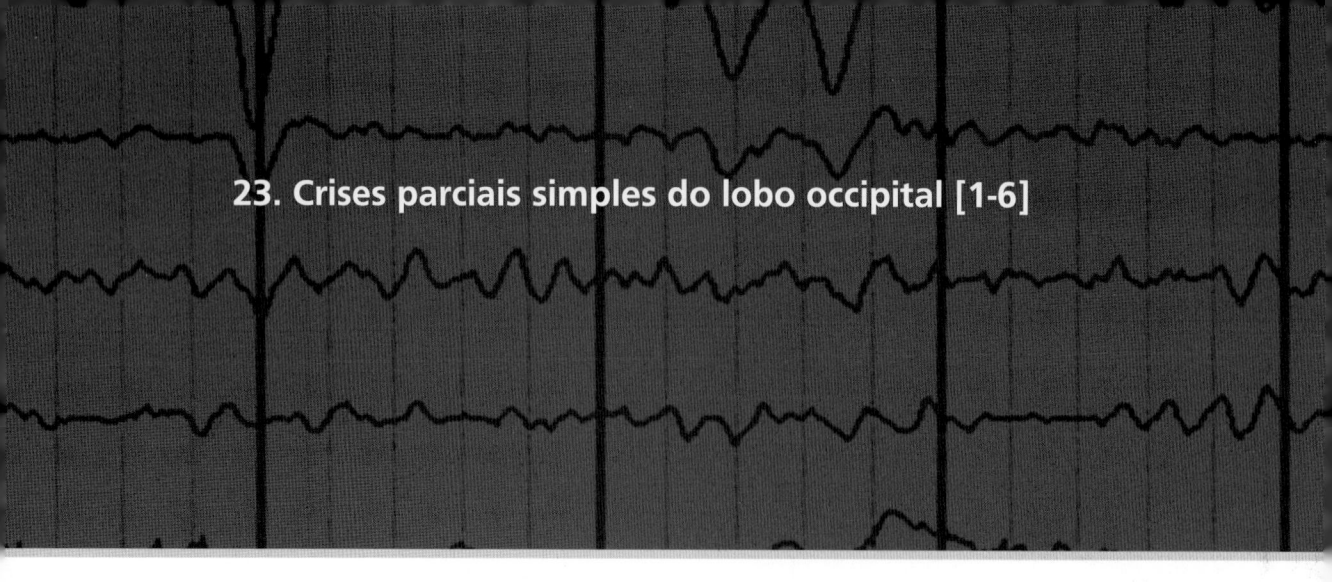

23. Crises parciais simples do lobo occipital [1-6]

CORRELAÇÕES CLÍNICAS: Os olhos geralmente estão abertos. O paciente pode perceber fenômenos visuais "positivos" (de metade a 3/4 dos pacientes). Isso inclui pontos, *flashes* e outras formas simples. Esses fenômenos visuais positivos podem ter cor, mover-se e produzir imagens visuais mais complexas, como objetos ou cenas breves. Os objetos percebidos podem ser bolas de luz e imagens giratórias, às vezes associadas a alucinações auditivas. Pode ocorrer, ainda, cegueira temporária (40%) ou hemianopsia. O paciente pode apresentar desvio do ocular conjugado (adversão) e nistagmo, geralmente para o lado oposto ao do foco epiléptico occipital; já o desvio da cabeça, quando presente, se dá para o mesmo lado do foco. As crises que se originam nos lobos occipitais (representando 5% das epilepsias focais sintomáticas) podem produzir quadro clínico variável. Pode haver percepção subjetiva de pontos, *flashes*, luzes coloridas, escotomas, amaurose, hemianopsias ou espectro de fortificação (envolvimento da área 17 de Brodmann); os pacientes podem notar que seus olhos e/ou o ambiente estão desviando-se para um lado (estimulação das regiões temporoparietal posterior ou sacádica frontal) [4], muitas vezes com espasmos visuais (oscilopsia), tremor nos olhos ou *blinking* [1-3]. Pode haver, ainda, tonteira, vertigem, náuseas ou cefaleia.

ETIOLOGIA: Nos pacientes mais jovens, a etiologia da epilepsia focal pode ser genética. As crises sintomáticas podem ser causadas por: AVE, trauma, displasia cortical, MAVs, angiomas cavernosos e outros tumores.

AVALIAÇÃO CLÍNICA: Examine as vias visuais quanto à presença de defeitos do campo visual (20-60%), embora significativo número de pacientes não perceba as alterações campimétricas. Procure por movimentos oculares ictais súbitos, *blinking*, adversão e outros automatismos.

PROPEDÊUTICA COMPLEMENTAR: Obtenha uma RM para a pesquisa de lesões estruturais no lobo occipital, como AVE, lesão expansiva ou infecção. Considere o exame do campo visual.

PROGNÓSTICO: Muitos pacientes respondem às drogas antiepilépticas (DAEs), em especial quando a crise é criptogenética e nas etiologias vasculares. Pode haver controle completo das crises em 1/3 a quase metade dos pacientes com epilepsia do lobo occipital cirurgicamente tratada.

TRATAMENTO: Indicado para DAEs são repetidas convulsões. Imagem pode revelar a causa subjacente (com enhancement MRI).

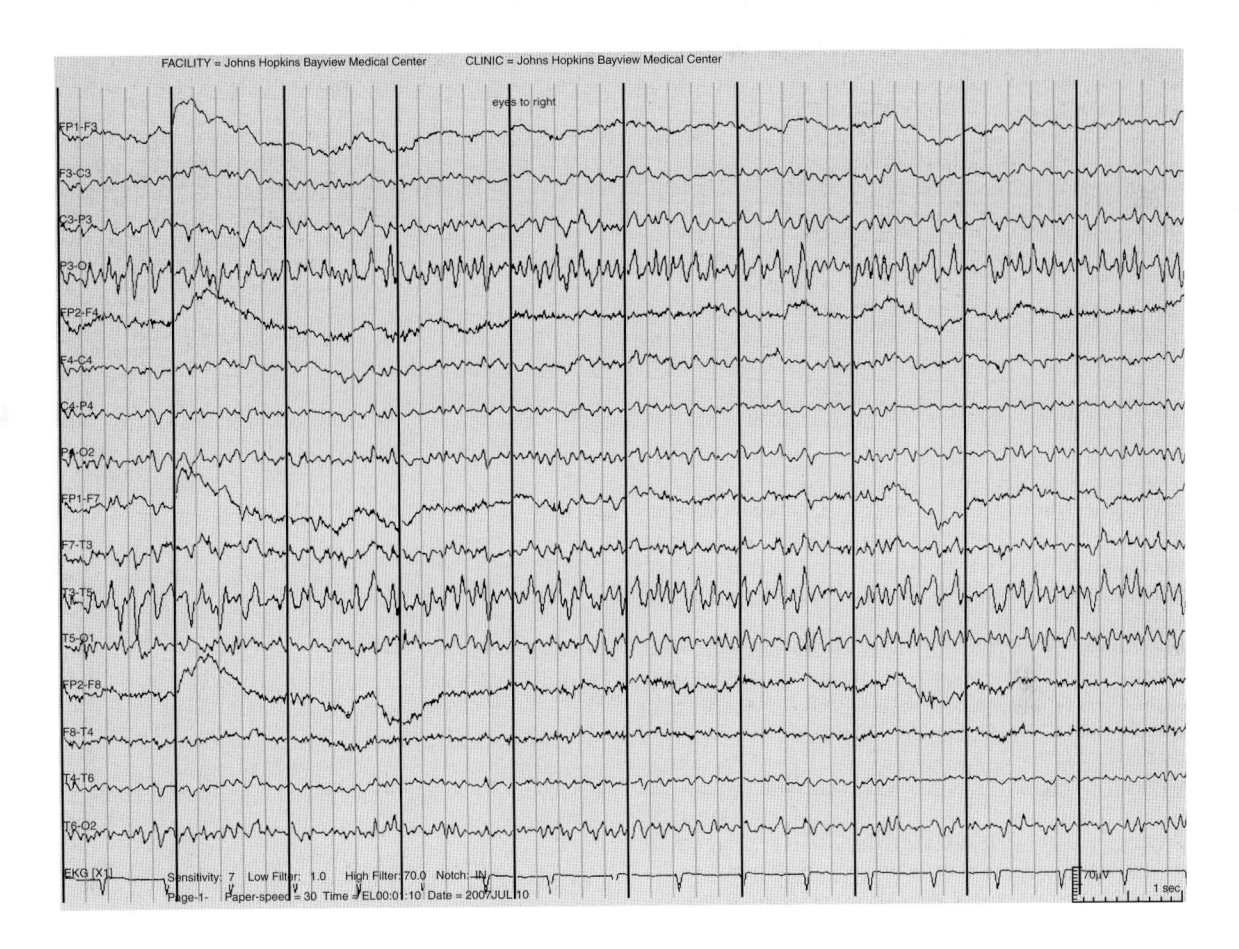

EEG revelando paroxismos de poliespículas de alta frequência na região occipital esquerda, no intervalo do 6º ao 16º segundo.

REFERÊNCIAS

1. Salanova V, Andermann F, Olivier A, Rasmussen T, Quesney LF Occipital lobe epilepsy: Elecroclinical manifestations, electrocorticographay, cortical stimulation and outcome in 42 patients treated between 1930 and 1991. *Brain* 1992;113:1655-1680.
2. Williamson PD, Thadani VM, Darcey TM, Spencer DD, Spencer SS, Mattson RH. Occipital lobe epilepsy: Clinical characteristics, seizure spread patterns, and results of surgery. *Ann Neurol* 1992;31:3-13.
3. Tusa Ri. Saccadic eye movements, supranuclear control. *Bull Soc Belge Ophtalmol* 1989;237:67-111.
4. Kaplan PW, Lesser RP. Vertical and horizontal epileptic gaze deviation and nystagmus. *Neurology* 1989;39:1391-1393.
5. Kaplan PW, Tusa RJ. Neurophysiologic and clinical correlations of 'epileptic nystagmus. *Neurology* 1993;43:2508-2514.
6. Allen IM. A clinical study of tumors involving the occipital lobe. *Brain* 1930;80:194-243.

Anotações

Seção B: Estado de mal epiléptico

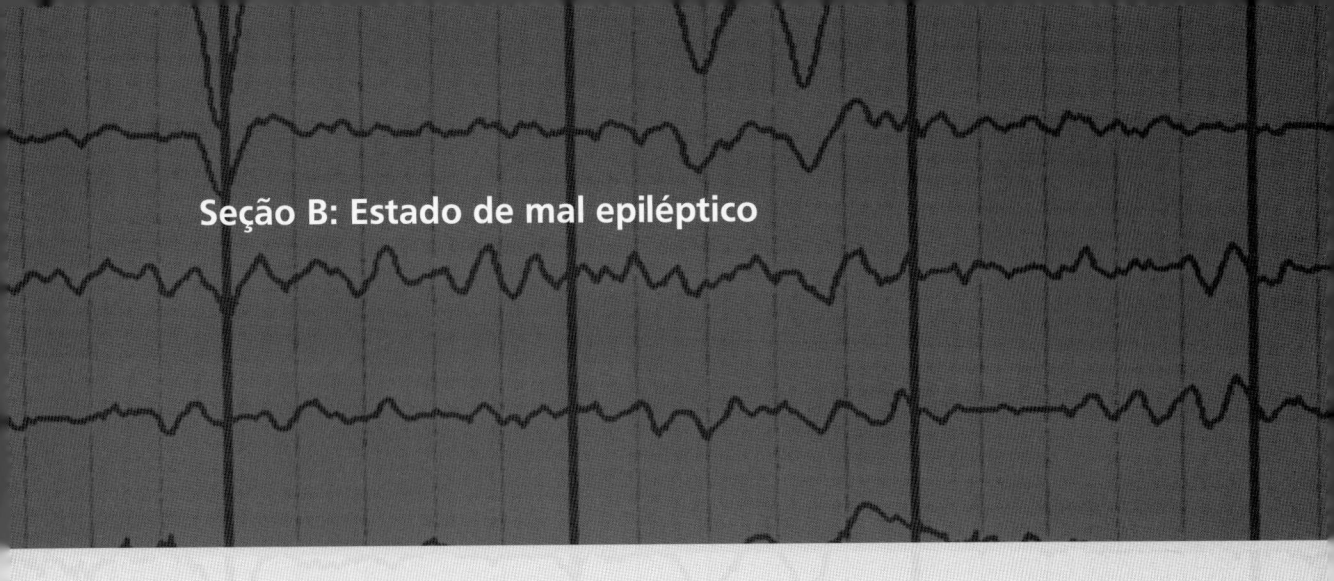

O diagnóstico do estado de mal epiléptico (EME) tônico-clônico (*status* convulsivo) geralmente é evidente, embora haja casos de pseudoestado de mal epiléptico que acabam sendo agressivamente tratados. Alguns indícios clínicos, que indicam tratar-se de estado de mal epiléptico verdadeiro são: sialorreia, dedos dos pés em extensão dorsal e ausência de sinais sugestivos de crises não epilépticas [1,2]. Além disso, é comum, após uma convulsão, a elevação da creatinofosfoquinase (CPK) e a redução do pH sanguíneo. Os detalhes clínicos relativos ao EME podem ser encontrados em livros-textos. O EME constitui emergência neurológica, e o seu tratamento envolve a intubação endotraqueal e o uso de benzodiazepínicos pela via intravenosa (preferimos o lorazepam, na dose de 4-8 mg administrados sob condições controladas, com monitoração da pressão arterial e ventilação assistida/controlada). Se as convulsões persistirem, pode ser necessário o uso de agente anestésico, a exemplo do propofol, do midazolam ou do pentobarbital. Para evitar a recorrência das convulsões, a fenitoinização é realizada rotineiramente. A utilidade do valproato ou do levetiracetam intravenosos ainda está em estudo. A maioria dos hospitais, intensivistas e departamentos de neurologia possuem protocolos próprios, utilizados no contexto dos pacientes internados.

O diagnóstico do estado de mal epiléptico não convulsivo (EMENC) é mais difícil, já que pode manifestar-se sob diferentes formas [3]. Embora possa haver mioclonias, desvio do olhar, catalepsia e alterações psiquiátricas sutis, as variedades mais comuns são: mutismo, olhos abertos e espasmos faciais e dos membros inferiores. O contexto clínico também oferece pistas. Na sala de emergência, os pacientes geralmente se apresentam com desvio do olhar, mioclonias e mutismo; já nos pacientes com transtorno psiquiátrico preexistente, o EMENC tende a se caracterizar por catatonia, mutismo ou regressão psiquiátrica; finalmente, nos pacientes com retardo mental prévio, pode haver "regressão dos marcos comportamentais" e transtorno do comportamento. Nos pacientes com anomalias estruturais ou epilepsia preestabelecida, as formas mais comuns são: focal-frontal; bifrontal; ou temporal. Formas generalizadas (no EEG) podem ocorrer nos casos de uso de neurolépticos, abuso ou abstinência de benzodiazepínicos, ou infecções intercorrentes [4]. Algumas formas generalizadas (no EEG) têm origem em um foco frontal unilateral.

De modo geral, o EMENC está associado a morbidade mais baixa do que o EME, ao passo que a mortalidade é de aproximadamente 3% nos pacientes com epilepsia prévia e baixos níveis séricos das drogas antiepilépticas (DAEs). Na UTI ou nos casos de insuficiência orgânica associada ao EMENC (pacientes em coma), a mortalidade aumenta de acordo com a condição geral do paciente [5]. Nesses casos, portanto, o tratamento tende a ser menos imperativo e, frequentemente, dose interrompido antes do uso de agentes anestésicos, embora muitas vezes seja justificado o uso de benzodiazepínicos. Os exemplos clínicos apresentados a seguir oferecem uma visão geral das questões clínicas e terapêuticas. Discussões específicas acerca dos vários tipos de EME podem ser encontradas, com maiores detalhes, nos textos e revisões mais relevantes sobre a matéria.

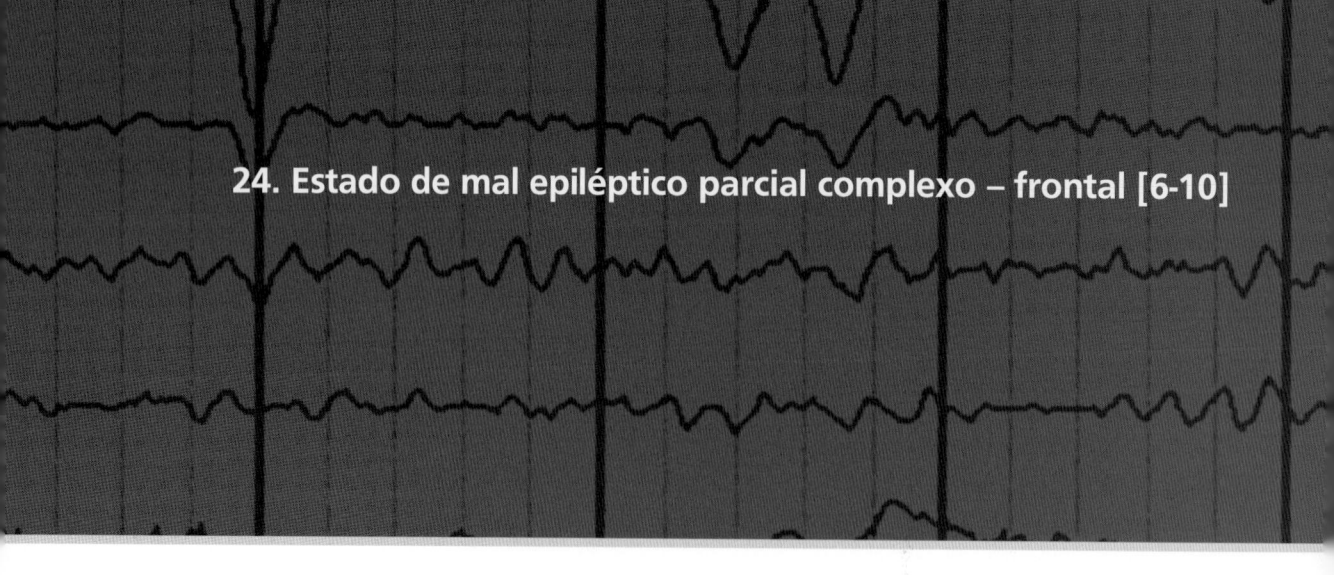

24. Estado de mal epiléptico parcial complexo – frontal [6-10]

CORRELAÇÕES CLÍNICAS: A consciência frequentemente está preservada. Pode haver olhar fixo e movimentos de mastigação, com protrusão da língua; automatismos hipermotores; flutuação do nível de atenção; perseveração e afasia. Os sintomas psiquiátricos incluem: alucinações, delírio, paranoia e depressão. Focos frontais posteriores podem produzir convulsões motoras inibitórias que podem simular um ataque isquêmico transitório.

ETIOLOGIA: Qualquer lesão estrutural focal – com maior frequência AVEs, trauma, epilepsia prévia, infecções.

AVALIAÇÃO CLÍNICA: Usualmente, o paciente está com os olhos abertos e há manifestações psiquiátricas ou, por outro lado, no EMENC o paciente apresenta-se torporoso ou em coma e, ocasionalmente, com desvio ocular e nistagmo.

PROPEDÊUTICA COMPLEMENTAR: Obtenha uma RM com contraste para a pesquisa de lesões encefálicas focais como AVE, infecções ou tumores.

DIAGNÓSTICO DIFERENCIAL: *Clínico* – Quando o quadro clínico caracteriza-se por sintomas ou manifestações psiquiátricas ou sexuais (ou quando o paciente apresenta dissociações), pode ser estabelecido o diagnóstico equivocado de transtorno psiquiátrico primário. Ocasionalmente, as manifestações motoras são confundidas com transtornos do movimento ou, ao contrário, podem ser desconsiderados.

EEG – A atividade frontal, rítmica e lenta, pode ser equivocadamente interpretada como convulsão frontal. Além disso, pode haver extensão para as áreas temporais.

PROGNÓSTICO: Nos pacientes acordados, o estado de mal epiléptico primário com origem no lobo frontal pode melhorar com o uso de DAEs. Já nos pacientes comatosos, é comum a existência de comorbidades, e eles tendem a ser mais idosos; dessa forma, o prognóstico tende a ser pior, com morbidade em torno de 25%. A *epilepsia partialis continua* (uma forma de *status* parcial motor com origem no lobo frontal) pode, em grande parte, ser resistente ao tratamento clínico prolongado e, ocasionalmente, responde à transecção subpial ou à ressecção do foco epileptogênico. Ver, também, "Convulsões parciais simples e complexas do lobo frontal"

TRATAMENTO: Benzodiazepínicos e outras DAEs parenterais. A fenitoína, o valproato e o levetiracetam também têm sido usados. Quando o paciente está acordado, o uso de agentes anestésicos geralmente é evitado. Por outro lado, nos pacientes que se encontram inconscientes na UTI, pode ser necessário o tratamento intravenoso com benzodiazepínicos, fenitoína, valproato, levetiracetam e, em seguida, agentes anestésicos.

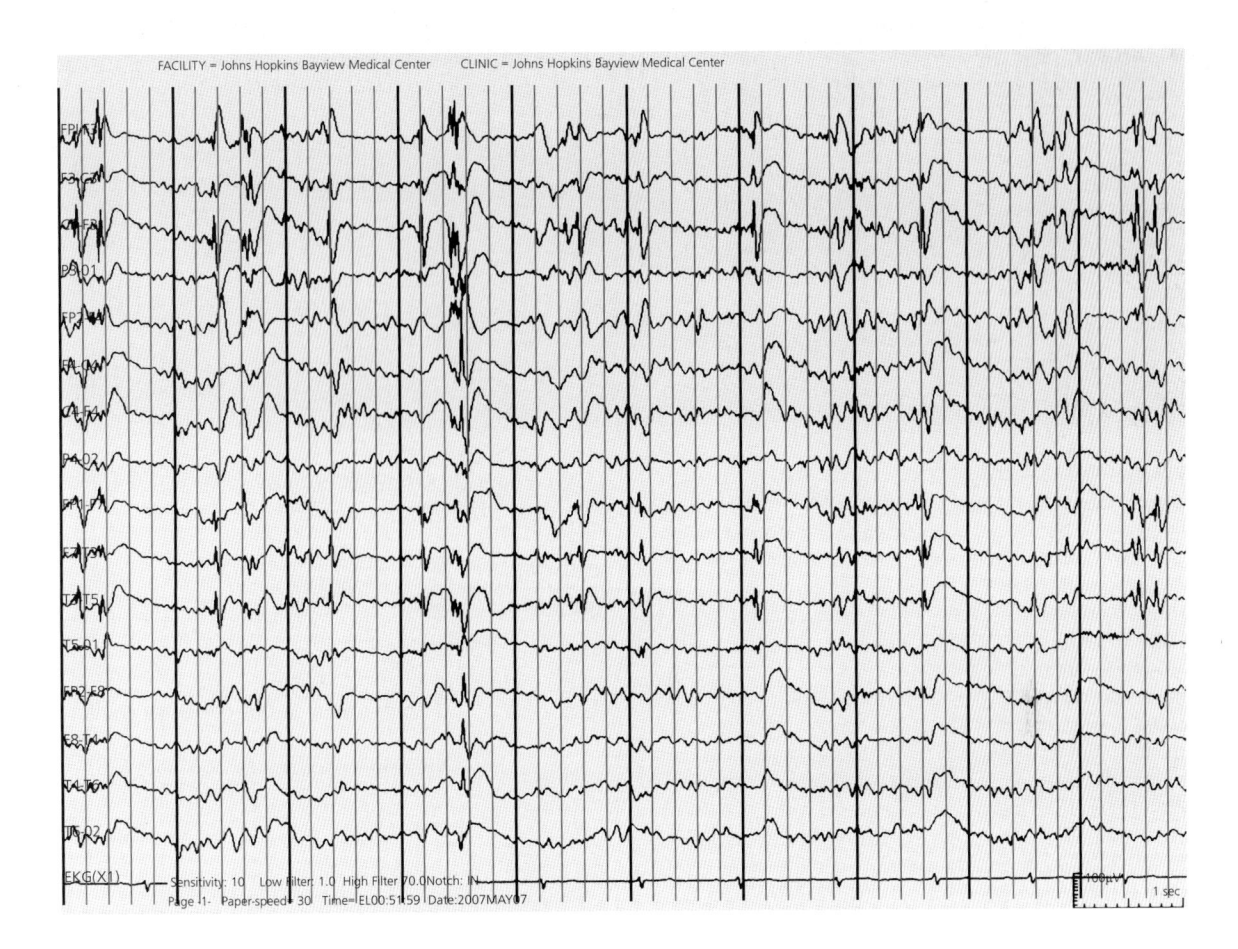

Este EEG revela espículas e poliespículas-ondas lentas no lobo frontal esquerdo, em um paciente discretamente confuso.

REFERÊNCIAS

1. LaFrance WC, Jr, Benbadis SR. Avoiding the costs of unrecognized psychological nonepileptic seizures. *Neurology* 2006;66:1620-1621.
2. *Nonconvulsive status epilepticus.* PW Kaplan, FW Drislane (Eds). Demos Publications. New York, 2009.
3. Kaplan PW. Behavioral manifestations of nonconvulsive-status epilepticus. *Epilepsy Behav* 2002;3:122-139.
4. Thomas P, Beaumanoir A, Genton P, Dolisi C, Chatel M. "De Novo" absence status of late onset: Report of 11 cases. *Neurology* 1992;42:104-110.
5. Schneker BF, Fountain NB. Assessment of acute morbidity and mortality in nonconvulsive status epilepticus. *Neurology* 2003;62:1066-1073.
6. Thomas P, Zifkin B, Migneco O, Lebrun C, Darcourt J, Andermann F Nonconvulsive status epilepticus of frontal origin. *Neurology* 1999;52:1174-1183.
7. Lim I, Yagnik P, Schraeder P, Wheeler S. Ictal catatonia as a manifestation of nonconvulsive status epilepticus. *J Neurol Neurosurg Psychiatry* 1986;49:833-836.
8. Rohr-Le Floch J, Gauthier G, Beaumanoir A. Confusional states of epileptic origin. Value of emergency EEG. *Rev Neurol* 1988;144:425-436.
9. Lee H, Lerner A. Transient inhibitory seizures mimicking crescendo TIAs. *Neurology* 1990;40:165-166.
10. Kaplan PW. Focal seizures resembling transient ischemic attacks due to sub-clinical ischemia. *Cerebrovasc Dis* 1993;3:241-243.

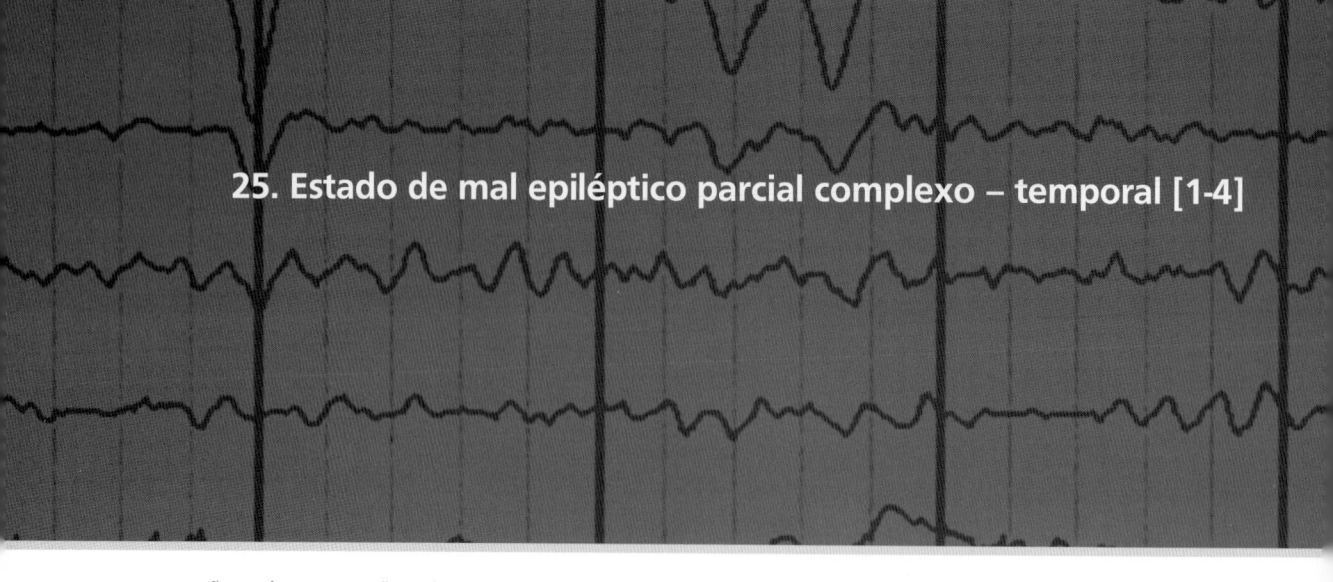

25. Estado de mal epiléptico parcial complexo – temporal [1-4]

CORRELAÇÕES CLÍNICAS: Os olhos do paciente podem estar abertos ou fechados (neste último caso, pode ocorrer abertura quando o paciente é estimulado). O paciente encontra-se confuso e desorientado, embora geralmente seja capaz de conversar e obedecer aos comandos verbais. O nível de consciência pode variar de totalmente desperto, com confusão subjetiva, a coma. O paciente geralmente localiza a dor, e os reflexos do tronco encefálico permanecem intactos. Nos pacientes não comatosos, tipicamente há mutismo com olhos abertos, mioclonias sutis na face e nos membros e, frequentemente, catalepsia. As características que sugerem tratar-se de estado de mal epiléptico parcial complexo e não estado de mal epiléptico generalizado não convulsivo são: estado onírico, medo, odores bizarros, *déjà vu* e queixas autonômicas como suor, piloereção e taquicardia, além de afasia (e não mutismo, como ocorre no *status* não convulsivo). Pode haver olhar fixo, movimentos labiais (beijar, lamber), deglutição, movimentos incontroláveis das mãos (como esfregar ou dedilhar) ou, então, generalização secundária, com desvio da cabeça e movimentos tônico-clônicos. Os pacientes podem, ainda, apresentar alterações psiquiátricas prolongadas, como confusão ou outras manifestações comportamentais. Nos casos mais graves, pode haver torpor, com redução da movimentação do dimídio contralateral; automatismos dos membros; e desvio ocular, com ou sem nistagmo.

ETIOLOGIA: Qualquer lesão estrutural focal – infecções, trauma, AVEs, atrofia. É comum em pacientes com epilepsia prévia do lobo temporal que não aderem ao tratamento farmacológico ou que apresentam baixos níveis séricos das drogas antiepilépticas (DAEs).

AVALIAÇÃO CLÍNICA: Nos pacientes que estão acordados, o exame clínico revela confusão, lapsos de atenção e automatismos motores. Nos pacientes torporosos ou comatosos internados na UTI, pode haver movimentos sutis dos membros ou dos olhos. Verifique se há rigidez nucal. Preste muita atenção ao histórico de lesões estruturais do encéfalo (AVE, trauma, abscesso), epilepsia, refratariedade ao tratamento farmacológico e infecções urinárias ou respiratórias intercorrentes.

PROPEDÊUTICA COMPLEMENTAR: Obtenha uma TC ou RM com contraste para a pesquisa de lesões encefálicas. No *status epilepticus* refratário pode ser necessário a monitoração prolongada do EEG. Nos pacientes sem epilepsia prévia considere, como causa, o uso de drogas, encefalite e AVE, com uso recente de medicamentos ou infecção ativa (infecção do trato urinário ou pneumonia).

DIAGNÓSTICO DIFERENCIAL: Outras causas de torpor com sinais neurológicos focais, como, por exemplo, AVE antigo com encefalopatia. O coma psicogênico não é raro. Verifique se há movimentos da cabeça ou dos olhos para os lados movimentos pélvicos ou movimentos apendiculares alternantes.

EEG – As ondas trifásicas (OTs) são mais atenuadas, geralmente de frequência mais baixa e generalizadas. As descargas epileptiformes lateralizadas periódicas (DELPs) são de frequência mais baixa e, raramente, associam-se a automatismos, mioclonias e desvio da cabeça ou dos olhos para o lado oposto. O estado de mal epiléptico parcial complexo geralmente responde aos benzodiazepínicos, enquanto as DELPs são resistentes, sendo rara a melhora com o tratamento farmacológico.

PROGNÓSTICO: O prognóstico é quase sempre bom quando o estado de mal epiléptico originado no lobo temporal ocorre em pacientes com epilepsia prévia e baixos níveis séricos de DAE. O prognóstico também tende a ser bom nos pacientes que se encontram discretamente torporosos e que não apresentam alterações das funções orgânicas. Muito raramente, o estado de mal epiléptico originado no lobo temporal produz déficits cognitivos prolongados. Nos pacientes comatosos internados na UTI, a morbidade é significativa em 25 a 50% dos pacientes, muitos deles evoluindo para o óbito.

TRATAMENTO: Prova terapêutica com lorazepam (2-4 mg), seguida pela suplementação das DAEs que o paciente eventualmente estava usando. Verifique se há melhora eletroencefalográfica e clínica. Quando usar benzodiazepínicos intravenosos, certifique-se de que há pronto suporte respiratório em ambiente adequado. A fenitoína, o valproato e o levetiracetam também têm sido usados. Geralmente, não são usados agentes anestésicos nos pacientes acordados. Dependendo do contexto clínico, pode ser necessário o uso intravenoso de benzodiazepínicos, fenitoína, valproato ou levetiracetam, seguido por agentes anestésicos. O tratamento pode exigir monitoração eletroencefalográfica prolongada.

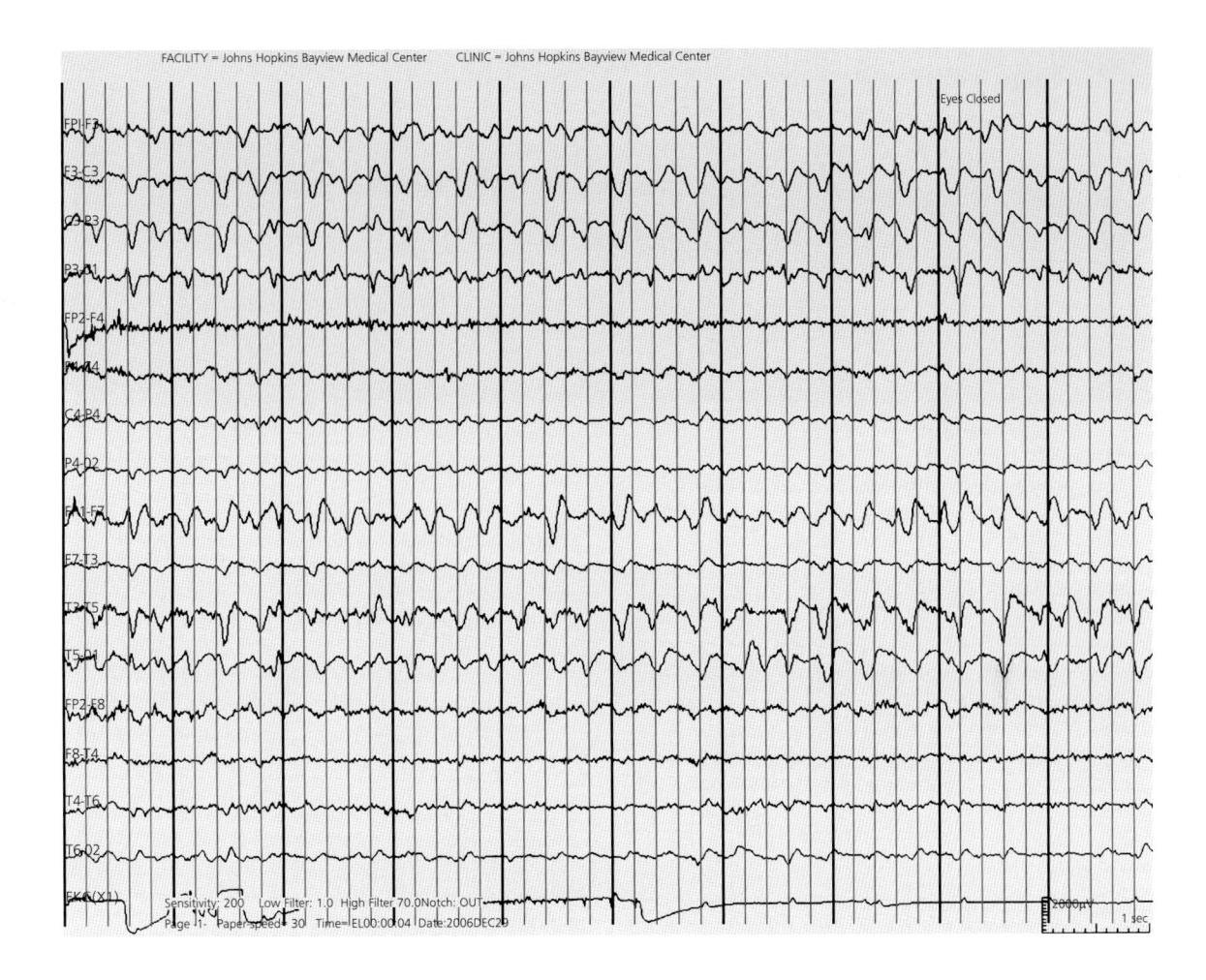

Este EEG revela paroxismos epileptiformes focais na região temporal esquerda, com 2-3 Hz, e que são minimamente afetados por estímulos nociceptivos ou pelo despertar. Muitas vezes, identifica-se uma atividade de fundo com frequências variadas nas áreas não envolvidas do couro cabeludo, exceto quando o paciente está em coma.

REFERÊNCIAS

1. Williamson PD. Complex partial status epilepticus. In: Engel JJ, Pedley TA (eds.), *Epilepsy: A Comprehensive Textbook*. Philadelphia, PA: Lippincott-Raven Publishers 1997;681-699.
2. Young GB, Chandarana PC, Blume WT, McLachlan RS, Munoz DG, Girvin JP. Mesial temporal lobe seizures presenting as anxiety disorders. *J Neuropsychiatry Clin Neurosci* 1995;7:352-357.
3. Fish DR. Psychic seizures. In: Engel Ji, Pedley TA (eds.), *Epilepsy: A Comprehensive Textbook*. Philadelphia, PA: Lippincott-Raven Publishers 1997;543-548.
4. Kirshner HS, Hughes T, Fakhoury T, Abou-Khalil B. Aphasia secondary to partial status epilepticus of the basal temporal language area. *Neurology* 1995;45:1616-1618.

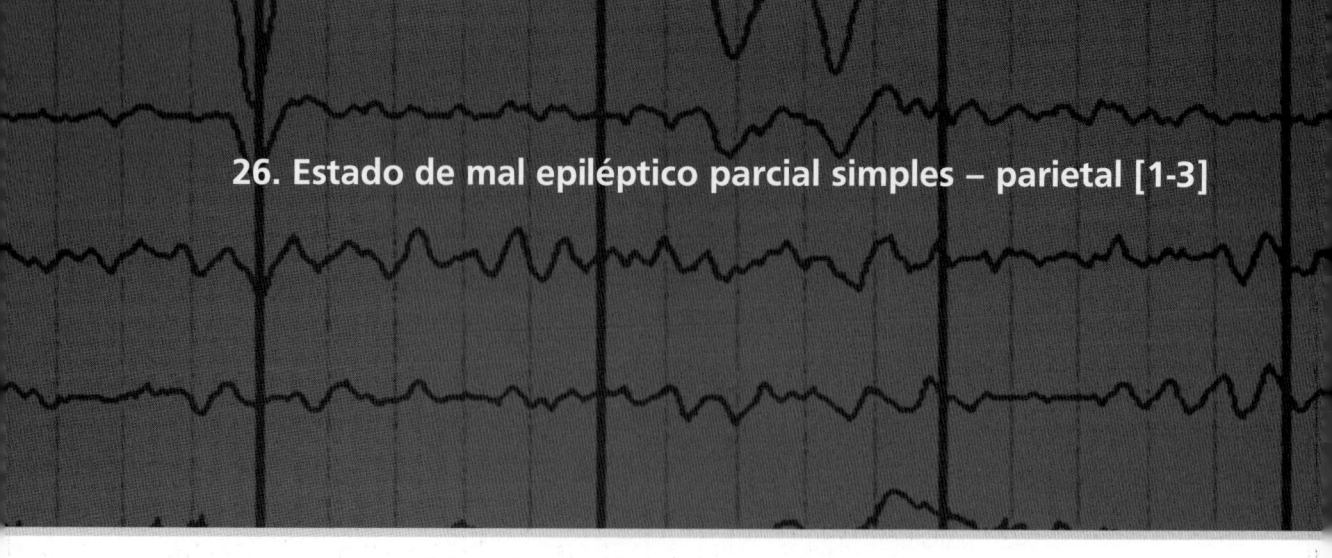

26. Estado de mal epiléptico parcial simples – parietal [1-3]

CORRELAÇÕES CLÍNICAS: Formigamento ou queimação de caráter contínuo ou intermitente. As crises iniciam mais na mão do que no pé e, após alguns segundos, estendem-se em direção proximal, acometendo sucessivamente o antebraço, o braço e a face. Pode haver alteração da consciência (generalização secundária), de grau variável. O fenômeno sensitivo anormal pode ser descrito como "alfinetadas e agulhadas", perda da sensibilidade, "falta de sensação" ou percepção de formato alterado do membro. Pode ocorrer dor em outras regiões, como a face, o tórax ou, raramente, o abdome. Com a extensão para as áreas motoras, pode haver movimentos clônicos, mioclônicos ou distônicos sutis. Ver também "Convulsões parciais simples do lobo parietal".

ETIOLOGIA: Qualquer lesão estrutural focal – infecção, trauma, AVE, atrofia, esclerose, displasias corticais, angiomas cavernosos, tumores neuroepiteliais desembrioblásticos, gliose, malformações arteriovenosas e cistos porencefálicos. Em 1/3 dos pacientes, é identificado tumor.

AVALIAÇÃO CLÍNICA: O exame clínico é normal em aproximadamente metade dos pacientes. Procure por hiper-reflexia discreta, diferenças no tamanho dos membros e das unhas, comprometimento da discriminação de dois pontos e da orientação direita-esquerda, defeitos do campo visual e alterações da orientação espacial. Pode haver evidências de síndromes neurocutâneas genéticas, trauma ou outras alterações que possam provocar as crises. Nos pacientes mais velhos, podem ser identificados sinais de AVE ou lesões expansivas.

Nos pacientes sob tratamento intensivo e que se encontram torporosos, quando o EEG mostra atividade epileptogênica na região parietal pode ser difícil a diferenciação com focos frontais ou temporais que se estenderam ou se sobrepuseram ao foco parietal.

PROPEDÊUTICA COMPLEMENTAR: Obtenha TC ou RM contrastada para a pesquisa de lesões encefálicas. Na avaliação pré-operatória da cirurgia para epilepsia em pacientes clinicamente refratários a tomografia por emissão de pósitrons (PET) e a SPECT devem ser consideradas.

DIAGNÓSTICO DIFERENCIAL: *Clínico* – Ao contrário da dor relacionada a outras condições clínicas, as crises parciais do lobo parietal raramente caracterizam-se por dor isolada ou preponderante. Pode haver cefaleia pós, pré ou ictal. De maneira geral, as crises muito raramente causam dor, especialmente fora dos membros e da cabeça. Usualmente, há uma progressão evidente, muitas vezes com generalização secundária e uma lesão identificável pelos exames de imagem. A etiologia da crise é sugerida pela progressão rápida e estereotipada, muitas vezes com outras manifestações epilépticas.

EEG – Esse padrão se parece muito com os padrões fisiológicos mu e alfa; no entanto, desaparece com os movimentos dos membros ou com a abertura dos olhos. Além disso, ele é mais arqueado e pode se parecer com espículas *wicket*.

PROGNÓSTICO: O estado de mal epiléptico frequentemente responde às drogas antiepilépticas (DAEs); ocasionalmente, a lesão subjacente (p. ex., um tumor maligno) pode causar uma dor não ictal e mais refratária. A cirurgia para os casos refratários pode produzir melhora significativa ou controle completo das crises – 75% nos pacientes com tumor e 65% naqueles sem tumor.

PROGNÓSTICO: Nos pacientes que se encontram acordados, o prognóstico é bom. As crises e o *status* geralmente respondem às DAEs; ocasionalmente a lesão subjacente (p. ex., um tumor maligno) pode causar uma dor não ictal e mais refratária.

TRATAMENTO: No *status* parcial simples, considere o uso de DAEs pela via oral (benzodiazepínicos ou outras DAEs que apresentam ação rápida pela via oral). Verifique se houve melhora eletroencefalográfica e clínica. Certifique-se de que haja suporte respiratório em ambiente seguro quando usar benzodiazepínicos intravenosos. Geralmente, os agentes anestésicos são evitados nos pacientes que estão acordados. Dependendo do contexto clínico, pode ser necessário o uso intravenoso de benzodiazepínicos, fenitoína, valproato ou levetiracetam, seguido por agentes anestésicos. O tratamento pode exigir monitoração eletroencefalográfica prolongada.

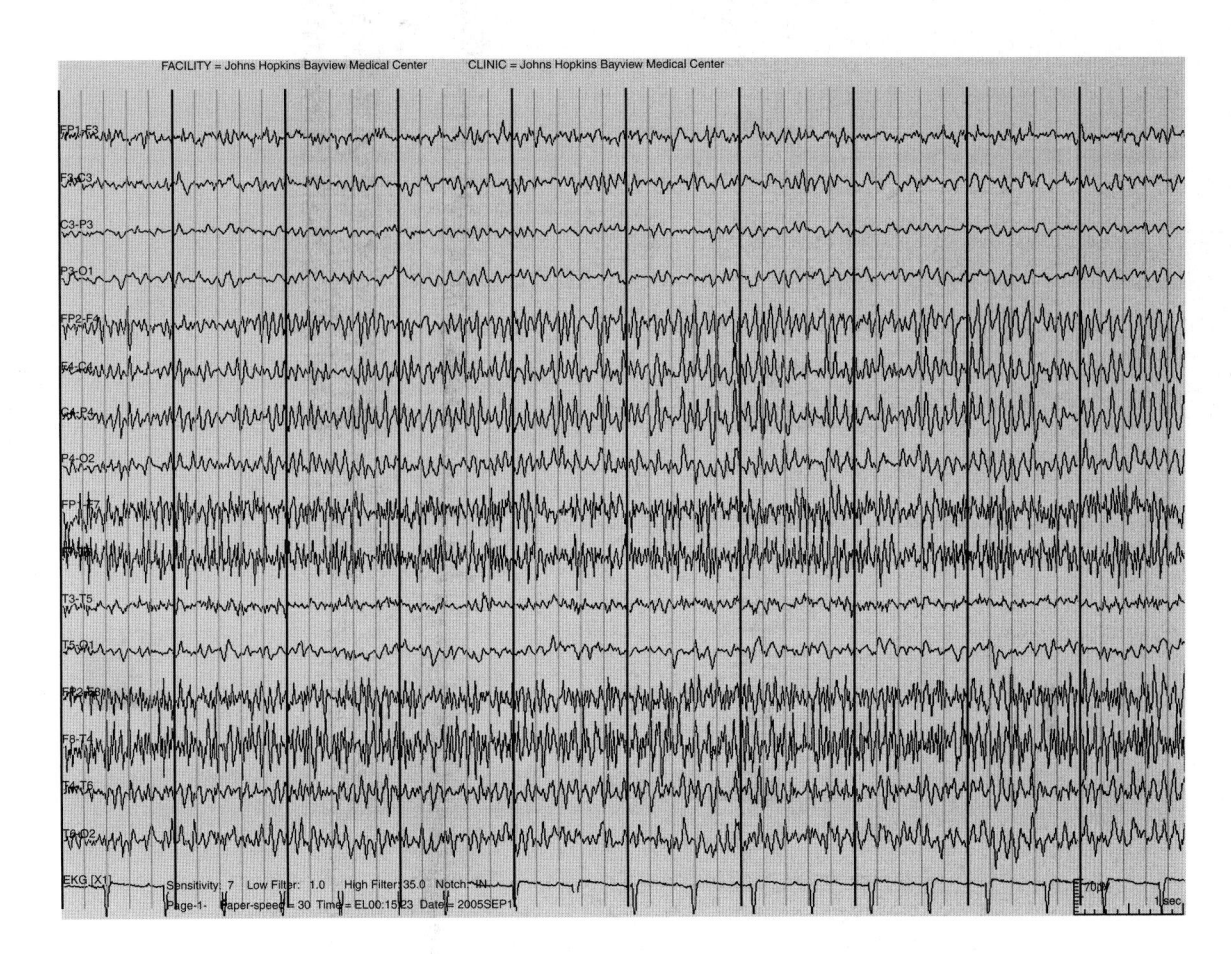

Este EEG mostra paroxismos de ondas agudas de alta frequência com mais de 12 Hz na região parietal direita. Há artefato muscular obscurecendo as duas regiões frontais. O uso de um filtro de alta frequência ajustado para 35 Hz ajudou a diferenciar o artefato muscular acima de 20 Hz das poliespículas na região parietal, com frequência de 10-15 Hz.

REFERÊNCIAS

1. Matthews R, Franceschi D, Xia W, Cabahug C, Schuman G, Bernstein R, Peyster R. Parietal lobe epileptic focus identified on SPECT-MRI fusion imaging in a case of epilepsia partialis continua. *Clin Nucl Med* 2006;31:826-828.
2. Feinberg TE, Roane DM, Cohen J. Partial status epilepticus associated with asomatognosia and alien hand-like behaviors. *Arch Neurol* 1998;55:1574-1576.
3. Hopp J, Krumholz A. Parietal lobe status epilepticus. In: Kaplan PW, Drislane F (eds.), *Nonconvulsive Status Epilepticus*. New York: Demos Publications, in press.

27. Estado de mal epiléptico parcial simples – occipital [1-4]

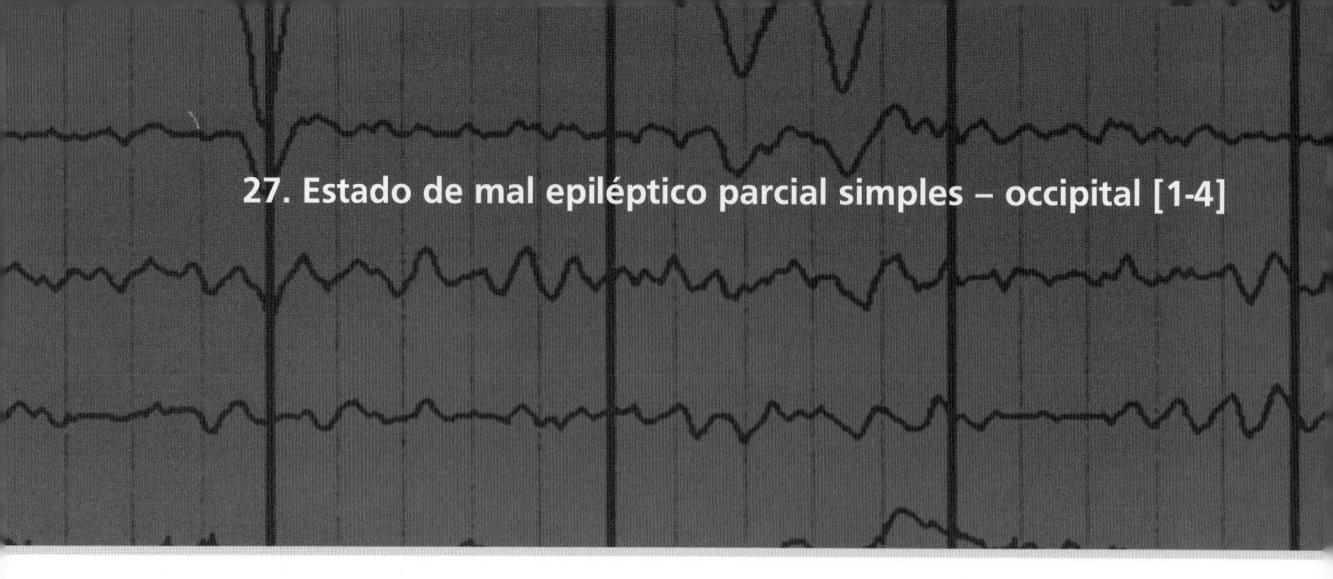

CORRELAÇÕES CLÍNICAS: Os olhos podem estar abertos ou fechados e, com frequência, há desvio conjugado do olhar para o lado oposto ao do foco epileptogênico, com nistagmo na mesma direção. Raramente, o desvio se dá para o lado do foco. A atividade epiléptica occipital pode ser contínua ou paroxística, com retorno à linha de base e regressão do desvio ocular entre as crises. O paciente pode ter consciência da crise, descrevendo com detalhes os sintomas (percepção de movimento, pulos ou alucinações visuais). Pode, ainda, haver amaurose. O paciente pode estar acordado e conversando, porém confuso; outros podem estar mais torporosos. O nível de consciência varia de totalmente desperto, com sintomas visuais, ao coma. Alternativamente, o paciente pode estar em coma, com desvio dos olhos e da cabeça e nistagmo epiléptico para o lado oposto ao do foco temporoparietoccipital, que geralmente apresenta alta frequência (> 10 Hz) no início da crise, desacelerando para aproximadamente 3 Hz quando o paciente está toporoso, constituindo uma crise parcial complexa. Pode haver generalização secundária. O *status* parcial occipital pode manifestar-se por crises isoladas múltiplas e frequentes (até várias por minuto) sem retorno à linha de base, ou como espículas ou complexos contínuos de ondas agudas crescentes e decrescentes, geralmente de 0,75-1,5 Hz. Ver também "Convulsões parciais simples do lobo occipital".

ETIOLOGIA: Qualquer lesão estrutural focal – infecções, trauma, AVEs, atrofia, esclerose, displasias corticais, angiomas cavernosos, tumores neuroepiteliais desembrioblásticos, gliose, malformações arteriovenosas e cistos porencefálicos. Em 1/3 dos pacientes, é identificado tumor.

AVALIAÇÃO CLÍNICA: Avalie os movimentos oculares e verifique se há defeitos do campo visual. Os pacientes podem apresentar nistagmo, desvio ocular e da cabeça.

EXAMES AUXILIARES: Peça uma TC/RM para a pesquisa de alterações estruturais na junção têmporo-occipital.

DIAGNÓSTICO DIFERENCIAL: *Clínico* – Outras encefalopatias e *status epilepticus* temporal raramente estão associados a nistagmo e desvio ocular e da cabeça.
EEG – As descargas epileptiformes lateralizadas periódicas (DELPs) são de frequência mais baixa. A atividade delta rítmica occipital intermitente é atenuada e raramente sustentada.

PROGNÓSTICO: Bom. Nos pacientes acordados, o estado de mal epiléptico geralmente responde às drogas antiepilépticas (DAEs), ao passo que nos pacientes comatosos as comorbidades e o estado neurológico produzem pior resultado.

TRATAMENTO: Considere prova terapêutica com benzodiazepínicos orais. Alguns autores defendem o uso de lorazepam 2 mg (sob condições controladas), seguido de suplementação da DAE, nos pacientes sob tratamento anticonvulsivante prévio. Verifique se há melhora eletroencefalográfica e clínica. Quando for usado benzodiazepínico intravenoso, certifique-se de que há suporte respiratório em ambiente seguro. Geralmente, os agentes anestésicos são evitados nos pacientes que estão acordados. Dependendo do contexto clínico, pode ser necessário o uso intravenoso de benzodiazepínicos, fenitoína, valproato ou levetiracetam, seguido por agentes anestésicos. O tratamento pode exigir monitoração eletroencefalográfica prolongada.

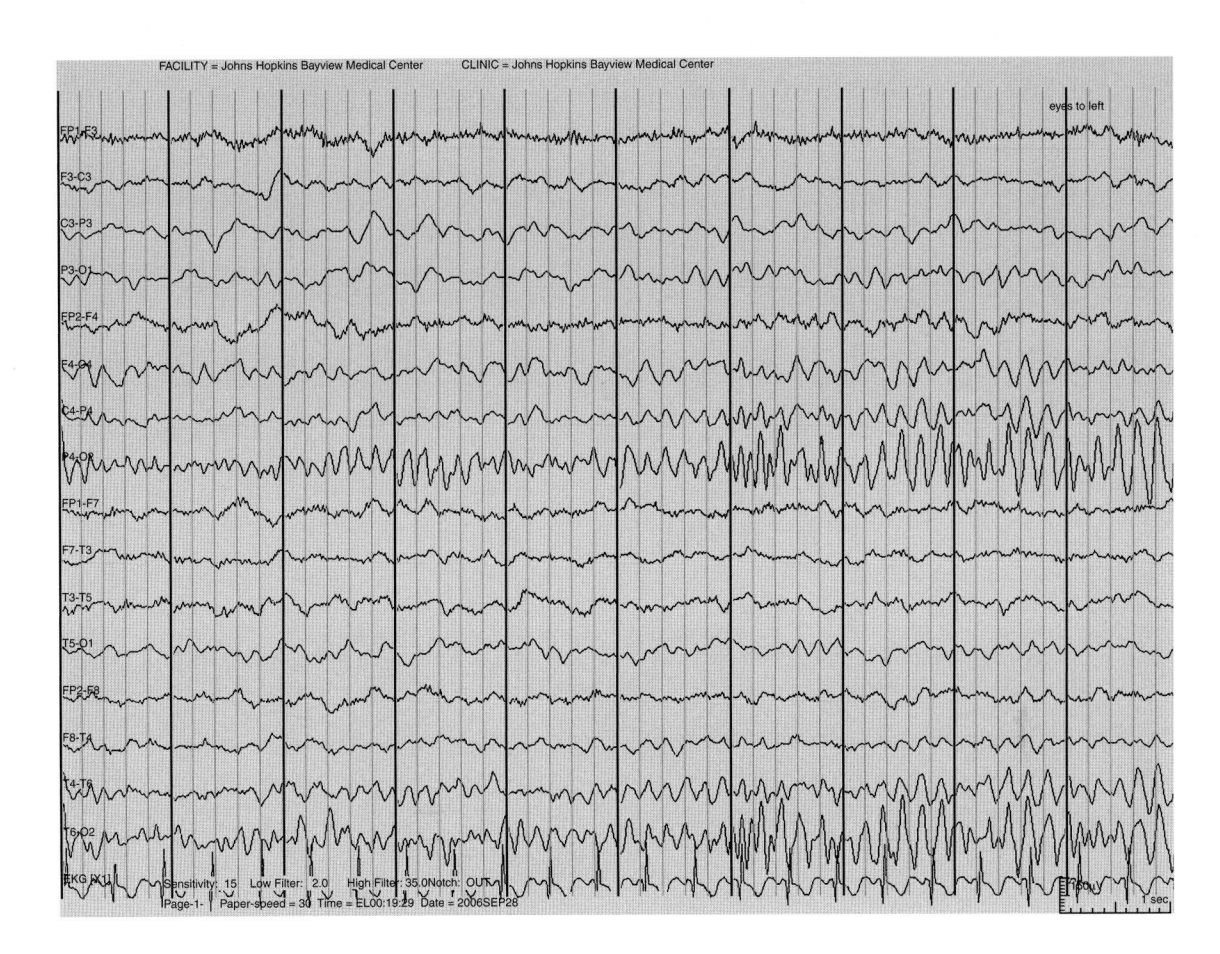

Este EEG demonstra descargas epileptiformes focais na região occipital, inicialmente com 10-12 Hz. Há uma desaceleração progressiva da frequência da descarga occipital, associada ao aumento de sua voltagem. O desvio ocular ocorreu logo após o início do icto.

REFERÊNCIAS

1. Sowa MV, Pituck S, Prolonged spontaneous complex visual hallucinations and illusions as ictal phenomena. *Epilepsia* 1989;30:524-526.
2. Sawchuk KS, Chruchill S, Feldman E, Drury I. Status epilepticus amauroticus. *Neurology* 1997;49:1467-1469.
3. Barry E, Sussman NM, Bosley TM, Harner RN. Ictal blindness and status epilepticus amauroticus. *Epilepsia* 1985;26:577-584.
4. Kaplan PW, Tusa Ri. Neurophysiologic and clinical correlations of epileptic nystagmus. *Neurology* 1993:2508-2514.

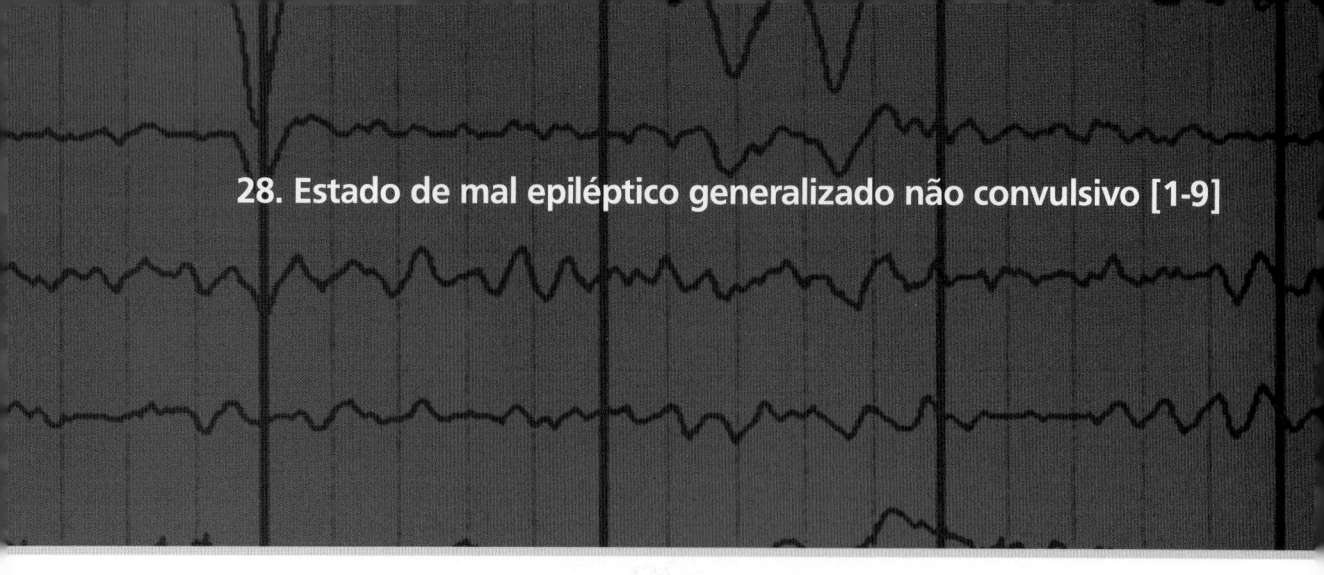

28. Estado de mal epiléptico generalizado não convulsivo [1-9]

CORRELAÇÕES CLÍNICAS: Os olhos podem estar abertos ou fechados, sendo que nesta última hipótese podem abrir-se aos estímulos dolorosos. Tipicamente, o paciente encontra-se confuso e desorientado, embora geralmente consiga conversar quando se apresenta na emergência, podendo obedecer aos comandos verbais simples, ou mesmo a alguns mais complexos. O nível de consciência varia de totalmente desperto, com confusão subjetiva, ao coma. Na UTI, o paciente geralmente está torporoso e pode apresentar mioclonias e convulsões tônico-clônicas intercorrentes.

ETIOLOGIA: Nos pacientes que estão acordados ou levemente confusos, não é comum a associação a transtornos metabólicos como a hiperamonemia ou a uremia. Por outro lado, frequentemente é identificado algum processo (infecção do trato urinário ou das vias aéreas superiores), excesso de medicamentos, atrofia cerebral ou abuso de benzodiazepínicos. Os pacientes com epilepsia generalizada prévia podem desenvolver estado de mal epiléptico não convulsivo (EMENC) quando os níveis séricos das drogas antiepilépticas (DAEs) estão baixos. Nos pacientes sob terapia intensiva, geralmente há uma combinação de fatores desencadeantes, como AVE, atrofia, intoxicações, transtornos metabólicos ou outras lesões do sistema nervoso central, podendo haver generalização secundária no EEG.

AVALIAÇÃO CLÍNICA: Faça um exame físico e neurológico global, procurando por rigidez nucal (meningoencefalite) e por evidências externa de trauma (hematomas, contusões). Nos casos mais leves, o paciente quase sempre localiza a dor e está com os reflexos do tronco encefálico preservados. Nos pacientes não comatosos, tipicamente há mutismo com olhos abertos, mioclonias sutis na face e nos membros e, frequentemente, catalepsia.

Deve ser dada especial atenção ao eventual uso de medicamentos (lítio, antibióticos (cefepime), baclofeno, benzodiazepínicos, fenotiazinas) e aos sinais de infecção respiratória ou urinária recente. Nos pacientes sob terapia intensiva e/ou comatosos, pode haver redução na escala de coma de Glasgow, com ou sem preservação dos reflexos do tronco encefálico e com ou sem sinais neurológicos focais.

DIAGNÓSTICO DIFERENCIAL: *Clínico* – Encefalopatias e transtorno psicogênico. Cuidado com a síndrome do encarceramento *(locked-in),* estado vegetativo e abulia (ver seções específicas).

EEG – As ondas trifásicas (OTs) são mais atenuadas e, geralmente, apresentam frequência mais baixa do que as descargas do EMENC. As OTs podem aumentar (ou, raramente, diminuir) com os estímulos, enquanto as descargas epileptiformes do EMENC raramente o fazem. Uma atividade eletroencefalográfica de fundo pode estar presente tanto nas OTs como no EMENC. As OTs regridem com uso de benzodiazepínicos, embora o paciente nem sempre apresente melhora clínica, ao passo que no EMENC geralmente há melhora clínica após o uso intravenoso de benzodiazepínicos.

PROGNÓSTICO: Depende, em grande parte, da causa subjacente. Habitualmente, o prognóstico é excelente quando o *status* é observado em pacientes sem epilepsia prévia, nas crises reacionais e nas epilepsias generalizadas criptogenéticas (ausência da infância, epilepsia mioclônica juvenil) associadas a baixos níveis séricos das DAEs. O prognóstico é menos claro no estado de ausência atípica, em síndromes de Lennox-Gastaut e Landau-Kleffner, no estado de mal epiléptico elétrico (ESES), ou no cromossoma Ring 20, em que a condição subjacente é, muitas vezes, associada a comprometimento ou declínio cognitivo. O prognóstico é ruim no *status* eletroencefalográfico associado ao coma pós-anóxico ou à falência múltipla de órgãos. Dada a distribuição demográfica dos pacientes idosos, o prognóstico global (todas as causas, excluindo os pacientes sob terapia intensiva ou em coma) é bom.

TRATAMENTO: Nos pacientes com quadros leves, considere o uso de benzodiazepínicos orais ou DAE oral de ação rápida. Nos pacientes mais graves, considere a realização de prova terapêutica com o lorazepam (2-4 mg) para verificar se há melhora clínica e eletroencefalográfica. Os medicamenos parenterais devem ser administrados em ambiente seguro. Nos pacientes que estão acordados, o valproato e o levetiracetam intravenosos também têm sido usados. Já nos pacientes torporosos, o tratamento adicional pode exigir a monitoração eletroencefalográfica e o uso de outras DAEs ou de agentes anestésicos, geralmente na UTI.

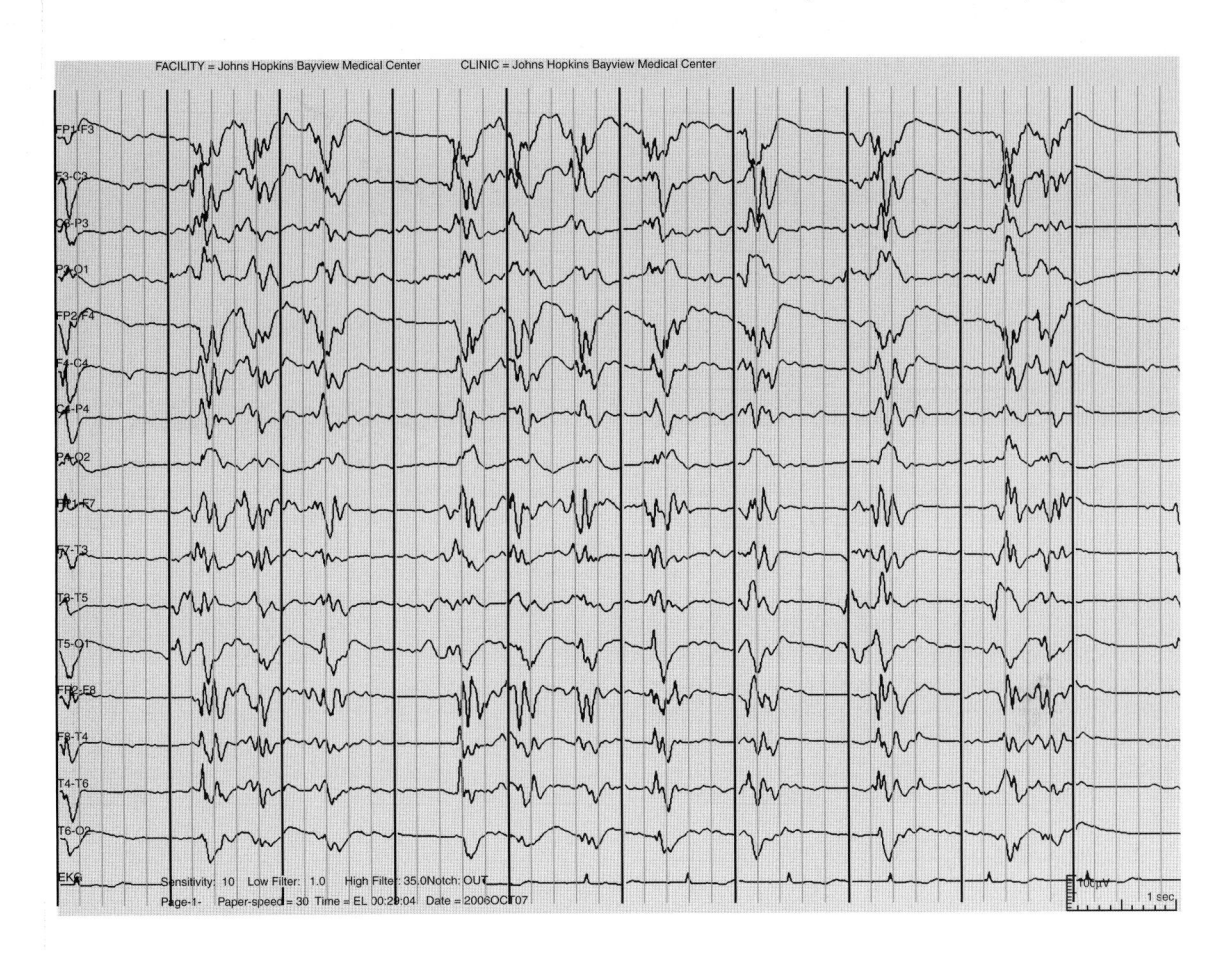

Este traçado mostra paroxismos de poliespículas-ondas lentas com fundo suprimido em um paciente comatoso após parada cardíaca.

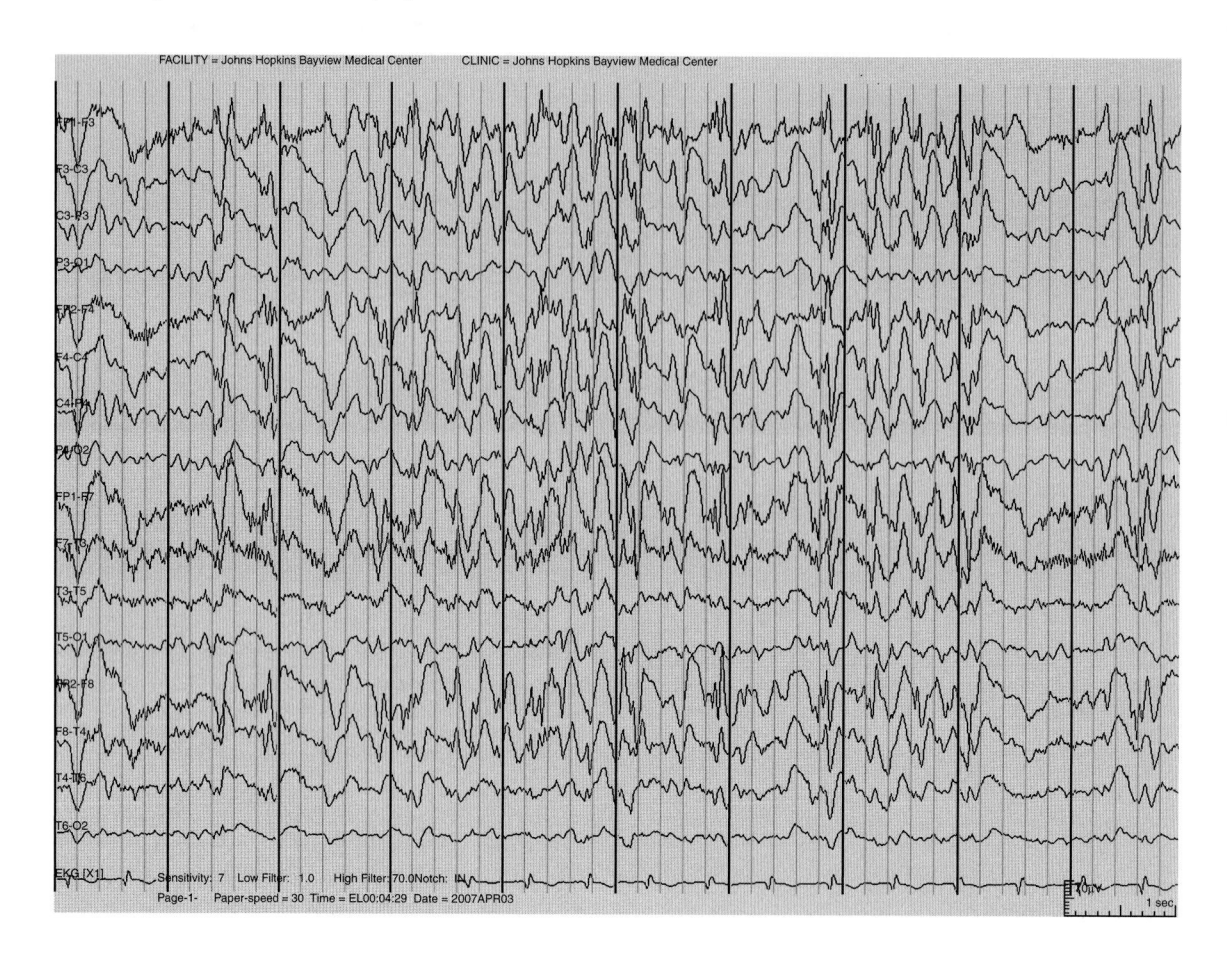

Este EEG demonstra paroxismos generalizados de poliespículas-ondas, intercalados com fundo normal, em um paciente com confusão mental discreta, vários meses após uma breve parada cardíaca.

REFERÊNCIAS

1. Kaplan PW. Behavioral manifestations of non-convulsive status epilepticus. *Epilepsy Behav* 2002;3:122-139.
2. Agathonikou A, Panayiotopoulos CP, Giannakodimos 5, Koutroumanidis M. Typical absence status in adults: Diagnostic and syndromic considerations. *Epilepsia* 1998;39:1265-1276.
3. Baykan B, Gokyigit A, Gurses C, Eraksoy M. Recurrent absence status epilepticus: Clinical and EEG characteristics. *Seizure* 2002;11:310-319.
4. Thomas P, Valton L, Genton P. Absence and myoclonic status epilepticus precipitated by antiepileptic drugs in idiopathic generalized epilepsy. *Brain* 2006;129:1281-1292.
5. Dziewas R, Kellinghaus C, Ludemann P. Nonconvulsion status epilepticus in patients with juvenile myoclonic epilepsy: Types and frequencies. *Seizure* 2002;11:335-339.
6. Drislane FW, Schomer DL. Clinical implications of generalized electrographic status epilepticus. *Epilepsy Res* 1994;19:111-121.
7. Treiman DM. Electroclinical features of status epilepticus. *J Clin Neurophysiol* 1995;12:343-362.
8. Thomas P, Beaumanoir A, Genton P, Dolisi C, Chatel M. "De novo" absence status of late onset: Report of 11 cases. *Neurology* 1992;42:104-110.
9. Kaplan PW. Prognosis in nonconvulsive status epilepticus. *Epileptic Disord* 2000;2:185-193.

PARTE 3
Alteração Prolongada da Reatividade

É muito comum a solicitação de interconsulta neurológica para a avaliação de pacientes com alteração prolongada da reatividade nas unidades de tratamento intensivo e em alguns centros de cuidados crônicos. A questão clínica geralmente se refere a pacientes em que há dúvida se estão em coma, estado vegetativo, encarcerados ou em estado minimamente consciente. Raramente, pode tratar-se de catatonia, estado psiquiátrico em que o paciente não esboça qualquer reação. Como o tratamento e o prognóstico podem ser muito diferentes de acordo com a condição clínica, é essencial que o diagnóstico exato seja estabelecido. Um estudo enfatizou esse problema ao revelar que em muitos pacientes com diagnóstico de estado vegetativo (EV) tratava-se, de fato da síndrome do encarceramento. Inicialmente, é fundamental definir se o paciente está acordado, ouvindo e ciente da sua condição (encarcerado) ou inconsciente (coma ou estado vegetativo persistente). Ressalte-se que existem algumas leis regionais, nacionais ou estaduais que dispõem sobre o tratamento e a permissão ou não de sua interrupção em uma ou outra dessas condições, como ocorre com o estado minimamente consciente (EMC).

Além do coma, o exame clínico determinará e diagnosticará todos os estados de ausência prolongada de resposta. Em alguns pacientes, o estudo eletrofisiológico pode ajudar no diagnóstico diferencial, ou mesmo excluir outros diagnósticos (coma psicogênico, estado de mal epiléptico não convulsivo), embora os resultados do eletroencefalograma (EEG), especialmente no estado vegetativo persistente (EVP), possam ser muito variáveis (ver exemplo clínico de EVP). O uso de tabelas com as características desses estados permite a comparação entre as várias possibilidades diagnósticas. A seguir, são apresentados alguns elementos e considerações sobre os vários estados de redução prolongada do nível de consciência.

Anotações

Seção A: Síndrome do encarceramento, estado minimamente consciente, estado vegetativo e coma – transtornos da consciência e da resposta aos estímulos

Frequentemente, essas condições representam grandes desafios para o médico responsável pela interconsulta neurológica, até mesmo porque o diagnóstico geralmente tem implicações clínicas e prognósticas muito distintas. Um paciente encarcerado está consciente e alerta, podendo ouvir e lembrar tudo o que é falado. Assim, pode sentir e sofrer, tanto mental como fisicamente. É sabido que os pacientes comatosos não sofrem nem recordam os eventos ocorridos durante o período de inconsciência. Por outro lado, os pacientes com estado de consciência mínima estão a meio caminho entre as duas condições anteriores, sendo pouco conhecidos os aspectos relativos à sua memória e ao seu prognóstico.

A grande questão clínica consiste em identificar e interpretar os sinais clínicos à beira do leito, obtendo-se mais informações do o habitual em uma avaliação rápida. As dificuldades residem no fato de que a avaliação das funções encefálicas remanescentes em pacientes com lesões encefálicas graves frequentemente varia no tempo, o que faz com que possa basear-se em reações bastante limitadas. O diagnóstico clínico depende de conclusões estabelecidas a partir das reações às condições externas presentes durante o exame. Em grande parte, o diagnóstico da síndrome do encarceramento, do estado minimamente consciente e do estado vegetativo é exclusivamente clínico, podendo ser restabelecido sem a necessidade de qualquer exame são eletrofisiológico. De qualquer forma, encontram-se disponível quantidade cada vez maior de dados sobre como esses exames podem ajudar a estabelecer a distinção entre o estado de vigília e o coma. Já no que diz respeito à diferenciação entre a consciência e a inconsciência nos pacientes acordados, as informações são mais escassas. Como muitos observadores já notaram, a consciência não é uma condição do tipo "tudo ou nada".

A Tabela 29-1 resume as diferenças entre essas condições.

Tabela 29.1 Escala de coma de Glasgow[a]

Melhor resposta motora	
Obedece aos comandos	6
Localiza a dor	5
Retirada da dor	4
Flexão anormal (decorticação)	3
Resposta extensora (descerebração)	2
Nenhuma	1
Melhor resposta verbal[b]	
Orientado	5
Conversa confusa	4
Palavras inapropriadas	3
Sons incompreensíveis	2
Nenhuma	1
Abertura ocular	
Espontânea	4
Ao chamado	3
À dor	2
Nenhuma	1

Adaptada de Teasdale e Jennett [2].
[a]A pontuação na escala é resumida em três componentes e varia de 3 a 15. Uma pontuação mais baixa indica déficits neurológicos mais graves.
[b]Nos pacientes entubados, a resposta verbal não pode ser avaliada, motivo pelo qual sua pontuação total varia de 2 a 10.

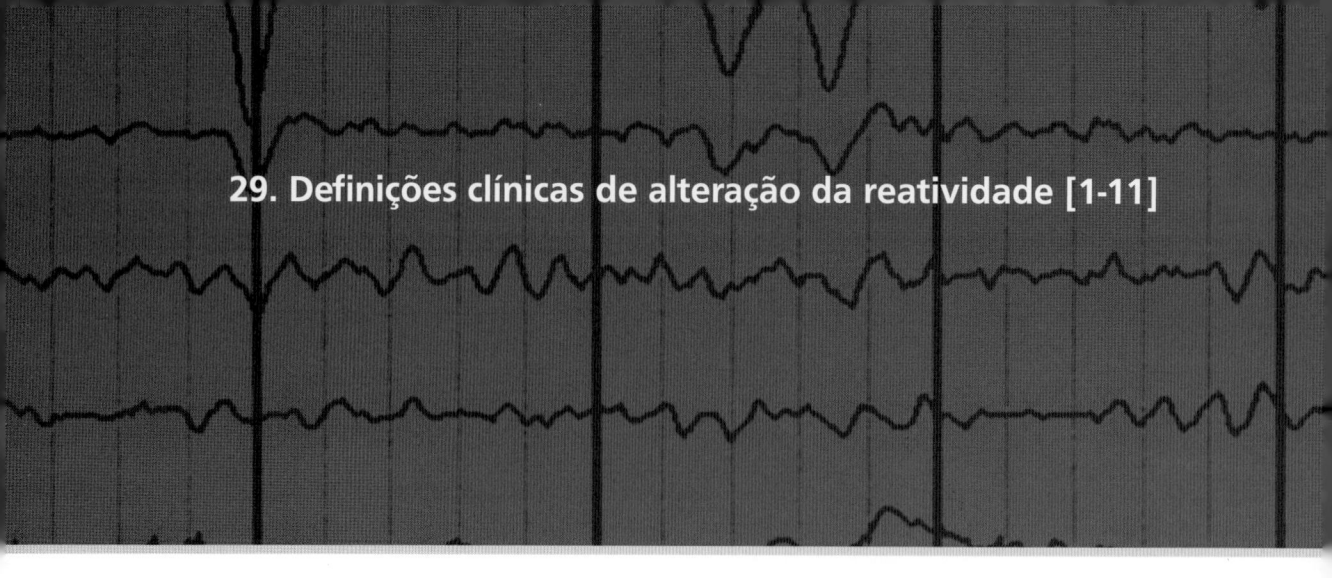

29. Definições clínicas de alteração da reatividade [1-11]

Consciência

A consciência, que consiste na percepção de si e do ambiente, até recentemente era avaliada de acordo com a capacidade do paciente em obedecer aos comandos verbais. Como não pode ser mensurada diretamente através de testes eletrofisiológicos, a sua avaliação depende da interpretação dos dados clínicos. Os componentes primários da consciência são a vigília e a atenção. A vigília é mantida por conexões ascendentes do tronco encefálico, que se projetam ao tálamo e daí para o córtex. Normalmente, a presença ou a ausência dos reflexos do tronco encefálico ajuda a localizar o nível da lesão responsável pela alteração da consciência (se no tronco encefálico ou mais acima, no córtex). No entanto, os reflexos do tronco encefálico podem ser seletivamente abolidos por AVE ou trauma focal, deixando os pacientes em estado de desaferentação. Nessa condição, o paciente permanece acordado, mas não é capaz de realizar qualquer movimento nem manifestar algumas das funções do tronco encefálico. O segundo componente da consciência – a atenção – depende da extensão do córtex cerebral íntegro, juntamente com as conexões subcorticais entre as regiões corticais. A interrupção extensa das conexões do córtex resulta em vários graus de disfunção, ao ponto de produzir o estado minimamente consciente, estado vegetativo persistente ou coma. É possível que esses estados representem um contínuo de disfunção, que acabou por ser sistematizado a partir de critérios reproduzíveis.

Inconsciente e sem despertar: coma

O coma é caracterizado pela ausência de vigília, em que o paciente normalmente permanece com os olhos fechados e sem ciência de si e do ambiente. Trata-se de um estado variável em que o paciente tem as suas respostas afetadas e permanece de olhos fechados aos estímulos dolorosos, verbais, auditivos, visuais, táteis e outros. Os reflexos integrados no tronco encefálico podem estar preservados (especialmente após paradas cardiorrespiratórias mais breves e transtornos tóxicos/metabólicos graves) ou, por outro lado, estar abolidos (em especial nas lesões tronco encefálico). O coma é sempre transitório, progredindo para o despertar ou para o óbito, normalmente dentro de alguns dias.

Ao contrário do estado vegetativo, no coma os estímulos não produzem a abertura ocular nem o despertar do paciente, que não mantém o ciclo sono-vigília normal. Para o com os pacientes sobreviventes despertando ou evoluindo para estado vegetativo persistente em 2 a 4 semanas. A Tabela 29.1 apresenta a escala de coma de Glasgow.

Os exames neurorradiológicos podem revelar causas estruturais, envolvendo o tronco encefálico ou os dois hemisférios cerebrais, ou revelar uma lesão expansiva bi-hemisférica associada à herniação do tronco encefálico. Na maioria dos casos, o prognóstico do coma é determinado por sua etiologia. As lesões estruturais (infarto, hemorragia) e tóxicas irreversíveis estão associadas a pior prognóstico; já no do traumatismo craniencefálico o prognóstico pode ser intermediário, enquanto os transtornos metabólicos reversíveis e as convulsões geralmente permitem a recuperação completa.

Minimamente consciente e acordado: estados minimamente conscientes

O estado minimamente consciente, descrito pela primeira vez em 2002, representa uma alteração grave do nível de consciência. Há manifestações comportamentais mínimas, mas definidas, demonstrando que há interação e consciência do meio externo. Os pacientes nessa situação podem apresentar graus variáveis de atenção, acompanhar voluntariamente com os olhos e se comunicar. O seu diagnóstico exige a presença de, pelo menos, um dos seguintes critérios: obedecer aos comandos verbais simples; emitir sons ou gestos indicativos de resposta (afirmativa ou negativa); reação aos estímulos externos; ou produção de palavras inteligíveis. Às vezes, a distinção pode ser difícil, já que os pacientes em estado minimamente consciente podem ter um exame flutuante e, por isso, apresentar períodos de maior ou menor reação. Mais recentemente, a ressonância magnética funcional (RMf) tem demonstrado atividades em algumas regiões cerebrais com padrões semelhantes aos observados em indivíduos saudáveis. Esses resultados têm sido atribuídos ao processamento cognitivo consciente. Embora esses pacientes demonstrem poucas evidências clínicas de interação consciente, eles revelam nítida autoconsciência ou consciência do meio externo, demonstrada pela execução correta de ordens simples, respostas afirmativas ou negativas através da fala ou de gestos, fala inteligível e comportamento deliberado que não pode ser enquadrado como resposta reflexa. O mutismo acinético, observado em algumas lesões bi-hemisféricas, lembra o estado minimamente consciente, mas muitos autores evitam o emprego desse termo.

Inconsciente e acordado: estados vegetativos

No estado vegetativo, o paciente encontra-se acordado, mas não demonstra autoconsciência ou consciência do meio externo. O ciclo sono-vigília está preservado, mas durante o despertar não há qualquer indício de processamento cognitivo dos estímulos externos; ou seja, o paciente está acordado, mas não consciente. O estado vegetativo é considerado *persistente* quando dura por, pelo menos, 1 mês, o que, no entanto, não indica irreversibilidade. Por outro lado, o estado vegetativo *permanente* é irreversível e geralmente se estabelece aproximadamente 3 meses depois da lesão encefálica não traumática, ou 12 meses após os traumatismos craniencefálicos. Esses prognósticos são mais exatos após a lesão anóxica, um pouco menos nos casos de traumatismo craniencefálico e ainda menos precisos nas outras causas não traumáticas de inconsciência.

Consciente e acordado: síndrome do encarceramento

Introduzido por *Plum* e *Posner*, esse conceito é empregado nos casos de tetraparesia associada à incapacidade de falar, sendo causado pela interrupção das vias corticoespinais e corticobulbares. Os pacientes mantêm os olhos abertos quando acordados, mas estão afônicos e tetraparéticos. A consciência de si e do meio externo está preservada, e os pacientes conseguem comunicar-se fechando e abrindo a pálpebra superior, e também executando movimentos verticais ou laterais dos olhos para indicar respostas positivas e negativas.

Investigação eletrofisiológica dos níveis mais profundos de alteração da reatividade – diagnóstico e prognóstico

Nos pacientes com redução da reatividade, podem ser encontradas diferentes alterações eletrofisiológicas.

Coma

EEG – O EEG muitas vezes tem correlação com a profundidade do coma. À medida que o nível de consciência diminui, as frequências dominantes no EEG desaceleram para os intervalos teta e delta. No coma causado por medicamentos, pode haver padrões eletrofisiológicos especiais, atividade mais rápida no intervalo beta (como ocorre, por exemplo, com os barbitúricos e os benzodiazepínicos), ou, por outro lado, paroxismos de desaceleração.

Alguns transtornos metabólicos e intoxicações medicamentosas podem produzir uma supressão significativa da voltagem. À exceção das drogas e dos medicamentos, a presença de supressão significativa ou de um traçado isoelétrico indica prognóstico ruim para a recuperação da consciência. Os resultados eletroencefalográficos muitas vezes refletem a etiologia do coma e, portanto, o prognóstico. Na anoxia causada pela parada cardíaca, uma atividade cerebral mínima ou inexistente no EEG indica que não haverá retorno à consciência. Já o padrão de frequência alfa ou teta está associado a menos de 15% de possibilidade de retorno à consciência. Por outro lado, os padrões de fuso indicam, de modo geral, maior probabilidade de recuperação da consciência, sendo o mais favorável dos padrões eletroencefalográficos identificados após a PCR/anoxia. No coma de origem traumática, os diferentes padrões eletroencefalográficos também podem ser sistematizados. Os potenciais evocados (PEs) também têm papel no prognóstico do coma. Assim como o EEG, sua relevância precisa ser considerada à luz da etiologia do coma. Os potenciais evocados somatossensitivos (PESSs) são úteis para prever o prognóstico após traumatismo craniano e PCR/anoxia. Quando não há respostas corticais após a PCR/anoxia (nos exames realizados pelo menos 12 horas após o início do coma e sem hipotermia), pode-se antecipar com 100% de certeza que o paciente não recuperará a consciência. O prognóstico é um pouco melhor no coma de etiologia traumática; ocasionalmente, alguns pacientes com potenciais ausentes recobram a consciência. Os melhores resultados são observados nos casos reversíveis de coma. Não é surpresa que os PESSs estejam frequentemente presentes (assim como estão durante a anestesia). Os potenciais evocados auditivos de latência curta também têm valor no prognóstico nos casos de coma traumático e PCR, mas são menos sensíveis que os PESSs, motivo pelo qual são pouco utilizados atualmente. Nos casos de quase afogamento, os respostas auditivas de latência longa (N70) têm sido empregadas para diferenciar os pacientes que acordam e estão conscientes daqueles que permanecerão em estado vegetativo, mas esses resultados ainda não foram replicados em larga escala. Embora os testes de negatividade incompatível que alguns pesquisadores têm utilizado possam ser úteis para a determinação do prognóstico relativo ao retorno da consciência, os estudos mais recentes não têm demonstrado resultados favoráveis.

Com as respostas P300 do córtex, a vulnerabilidade ao ambiente ou outros artefatos de teste têm sido de pouca utilidade na atualidade, embora dados mais antigos sugiram que a sua presença indica maior possibilidade de recuperação da consciência.

Investigações mais recentes com RM funcional e outras modalidades de imagens indicam que esses testes têm maior potencial diagnóstico e prognóstico. Atualmente, esses testes não estão disponíveis para uso em pacientes acamados e, ainda, têm custo muito alto.

O coma geralmente evolui ao longo de horas a dias. Os padrões de progressão mais comuns são: do coma à consciência; do coma ao óbito; ou, na minoria dos pacientes, do coma ao estado vegetativo. Em alguns relatos, a progressão do coma para o estado vegetativo não é acompanhada por alterações eletroencefalográficas. Por outro lado, em alguns casos a mudança no EEG não terá reflexos no quadro clínico.

Tabela 29.2 Diferentes características comportamentais nos pacientes com alteração prolongada da consciência

	Encarceramento (acordado)	EMC[1] (acordado, minimamente consciente)	EV[2] (acordado, inconsciente)	Coma (inconsciente, não acordado)
Reação visual	Piscamento	Reconhecimento de objetos Presente visual	Espanto	Nenhuma
Abertura ocular	Voluntária	Espontânea	Espontânea	Variável, de acordo com a profundidade
Movimentação espontânea	Nenhuma	Automática Manipulação de objetos	Reflexa ou sequências simples	Postural
Reação à dor	Dilatação das pupilas	Localização	Postural Retirada	Postural
Execução de comandos	Com movimentação ocular e piscamento	Inconsistente, mas reproduzível		
Reação emocional	Sim	Eventual e incerta	Aleatória	Nenhuma
Fala	Nenhuma	Palavras inteligíveis	Aleatória Vocalização	Nenhuma
Comunicação	Sim/Não Sem pausas Com movimentos oculares	Incerta Respostas Sim/Não gestuais ou verbais	Nenhuma	Nenhuma

[1]Estado minimamente consciente.
[2]Estado vegetativo.
Adaptada de Fins et al. [4].

Estado vegetativo

EEG – No estado vegetativo, o EEG pode variar de normal (na minoria dos pacientes) a um padrão de desaceleração delta contínua, generalizada e polimórfica (na maioria dos pacientes); padrões não reativos alfa, teta ou fusiforme; fundo teta reativo; supressão difusa ao ponto de ser isoelétrico; ou "silêncio eletroencefalográfico". Nesse sentido, entendemos que o papel do EEG no estado vegetativo é muito limitado.

PEs – Em alguns pacientes que se encontram em estado vegetativo, os PEs auditivos permanecem normais, enquanto em muitos pacientes não é possível obter respostas corticais através dos PESS. Em outros pacientes, ume identificado um prolongamento do tempo de condução central, com amplitudes N20 normais. Tais achados são atribuídos a um atraso sináptico seletivo nos núcleos talâmicos.

Encarceramento

O EEG pode revelar atividade de vigília ou sono e, ocasionalmente, os PESS demonstram interrupção dos estímulos sensoriais que ascendem através do tronco encefálico. No entanto, esses exames não avaliam a consciência e, em alguns pacientes, ambas as técnicas eletrofisiológicas podem não distinguir de forma confiável o estado vegetativo da síndrome do encarceramento. Por outro lado, a tomografia por emissão de pósitrons (PET) pode revelar alto metabolismo encefálico nos pacientes encarcerados. As diferentes características comportamentais podem ser encontradas na Tabela 29.2.

Eletrofisiologia "funcional" e avaliação por imagem funcional da resposta deficiente

Potenciais evocados "cognitivos" de latência mais longa, obtidos por estímulos auditivos "excêntricos", e os potenciais N70 e P300 têm sido utilizados com maior ou menor sucesso na diferenciação entre a consciência e a inconsciência. No entanto, problemas técnicos podem comprometer a capacidade de identificar esses potenciais de processamento cognitivo até mesmo em pessoas normais. Por outro lado, a ausência desses potenciais também pode ser observada nos pacientes com lesões encefálicas mais difusas, porém conscientes. De qualquer maneira, essa área de processamento cognitivo relacionado a eventos permanece pouco explorada no encarceramento, no estado vegetativo, no estado minimamente consciente e no coma.

Assim como observado no estado minimamente consciente e no estado vegetativo, os exames neurorradiológicos funcionais possuem maior potencial para a determinação do prognóstico. O seu emprego estende-se desde a confirmação da morte encefálica (através da tomografia computadorizada por emissão de fóton único [SPECT] em que os marcadores da perfusão ou do metabolismo encefálicos revelam o "fenômeno do crânio vazio", em que se observa queda de 50 a 70% do metabolismo da substância cinzenta nos casos de coma traumático ou anóxico, indicativo de prognóstico ruim), ao uso da PET no estado vegetativo, no sentido de prever (embora raramente) a recuperação funcional. Já a RM funcional tem sido utilizada para estudar as respostas aos

Tabela 29-3 Prognóstico após coma anóxico, utilizando-se cinco graus de EEG (de 408 casos da literatura)

Categoria de EEG	Recuperação (%)	Sobrevivência com lesão neurológica permanente (%)	Óbito (%)
Grau 1	79	10	11
Grau 2	51	13	36
Grau 3	26	7	67
Grau 4	0	2	98
Grau 5	0	0	100

Adaptada de Scollo-Lavizzari e Bassetti [10]. Permissão a ser obtida.

estímulos de linguagem, com ativação seletiva observada em alguns pacientes.

No entanto, mesmo com os estudos neurorradiológicos funcionais os resultados podem não ser confiáveis, pois os pacientes apresentam períodos de baixo despertar e sono e, portanto, produzem resultados negativos que não refletem o seu quadro global. Por isso, no caso dos exames provocativos a monitoração eletroencefalográfica é essencial para identificar esses períodos fisiológicos de redução funcional.

Tabela 29.4 Determinação do índice de função cortical global, avaliada entre 1 e 3 dias após a instalação do coma anóxico

	PEVs	PESSs	Bom prognóstico (%)
Grau 0	Normal	Normal	
Grau 1	Latência de pico II aumentada	N20, P24 e P27 Normais	
	Pico VII presente	N30 presente	60
Grau 2	Latência de pico III aumentada	N20 e P24 normais	
	Pico VII ausente	N30 ausente	40
Grau 3	Latência de pico III aumentada	Sem atividades subsequentes	
	Sem atividades subsequentes	Sem atividades corticais	15
Grau 4	PEVs não reprodutíveis	Sem atividades corticais	
	ERG presente	P14 presente	0

Adaptada de Guérit et al. [9]. Permissão a ser obtida. PESS, potencial evocado somatossensitivo; PEV, potencial evocado visual.

Terminação do prognóstico a partir dos estudos eletrofisiológicos

Os estudos eletrofisiológicos possuem papel mais significativo na orientação do diagnóstico precoce e na exclusão de outras causas, incluindo encefalopatias graves, estado de mal epiléptico não convulsivo e transtornos psicogênicos.

Para a determinação do prognóstico, o EEG pode ser utilizado logo após uma lesão irreversível (p. ex., isquemia/ anoxia por PCR), a fim de auxiliar na previsão do resultado funcional (Tabela 29-3). No coma anóxico, os potenciais evocados também oferecem prognósticos confiáveis quanto ao resultado funcional (se ruim ou ausente). Avaliado em conjunto com os PEs, o índice da função cortical global (ver Tabela 29-4) também pode ser usado para detalhar o prognóstico, embora frequentemente os potenciais evocados não estejam disponíveis em muitos hospitais, exceto por alguns centros acadêmicos. As técnicas de imagem ainda são, em grande parte, experimentais, embora possam ser úteis em casos individuais.

Atingidos estágios crônicos do encarceramento, do estado vegetativo ou do estado minimamente consciente, os estudos eletrofisiológicos perdem o seu valor prognóstico.

REFERÊNCIAS

1. Kaplan PW. Electrophysiological prognostication and brain injury from cardiac arrest. *Semin Neurol* 2006;26:403-412.
2. Teasdale G, Jennett B. Assessment of coma and impaired consciousness: A practical scale. *Lancet* 1974;2:81-84.
3. Booth CM, Boone RH, Tomlinson G, Detsky AS. Is this patient dead, vegetative, or severely neurologically impaired. *JAMA* 2004;291(7):870-879.
4. Fins ii, Master MG, Gerber LM, Giacino JT. The minimally conscious state. *Arch Neurol* 2007;64(10):1400-1405.
5. Kampf A, Schmutzhard E, Franz G, Pfausler B, Haring H-P, Ulmer H, Felber S, Golaszewski S, Aichner F. Prediction of recovery from post-traumatic vegetative state with cerebral magnetic-resonance imaging. *Lancet* 1998;351:1763-1767.
6. Multi-Society Task Force on PVS. Medical aspects of the persistent vegetative state (first of two parts). *N Engl J Med* 1994;330:1499-1508.
7. Laureys S, Owen AM, Schiff ND. Brain function in coma, vegetative state, and related disorders. *Lancet Neurol* 2004;3:537-546.
8. Hansotia PL. Persistent vegetative state. *Arch Neurol* 1985;42:1048-1052.
9. Guérit JM, De Tourtchaninoff M, Soveges L, Mahieu P. The prognostic value of three-modality evoked potentials in evoked potentials (TMEPs) in anoxic and traumatic coma. *Neurophysiol Clin* 1993;23:209-226.
10. Scollo-Lavizzari G, Bassetti C. Prognostic value of EEG in post-anoxic coma after cardiac arrest. *Eur Neurol* 1987;26:161-170.
11. Zandbergen EGJ, Hijdra A, Koelman JHTM, Hart AA, Vos PE, Verbeek MM, de Haan RJ; PROPAC Study Group. Prediction of poor outcome within the first three days of post anoxic coma. *Neurology* 2006;66:62-68.

Anotações

Seção B: Estados de coma prolongado

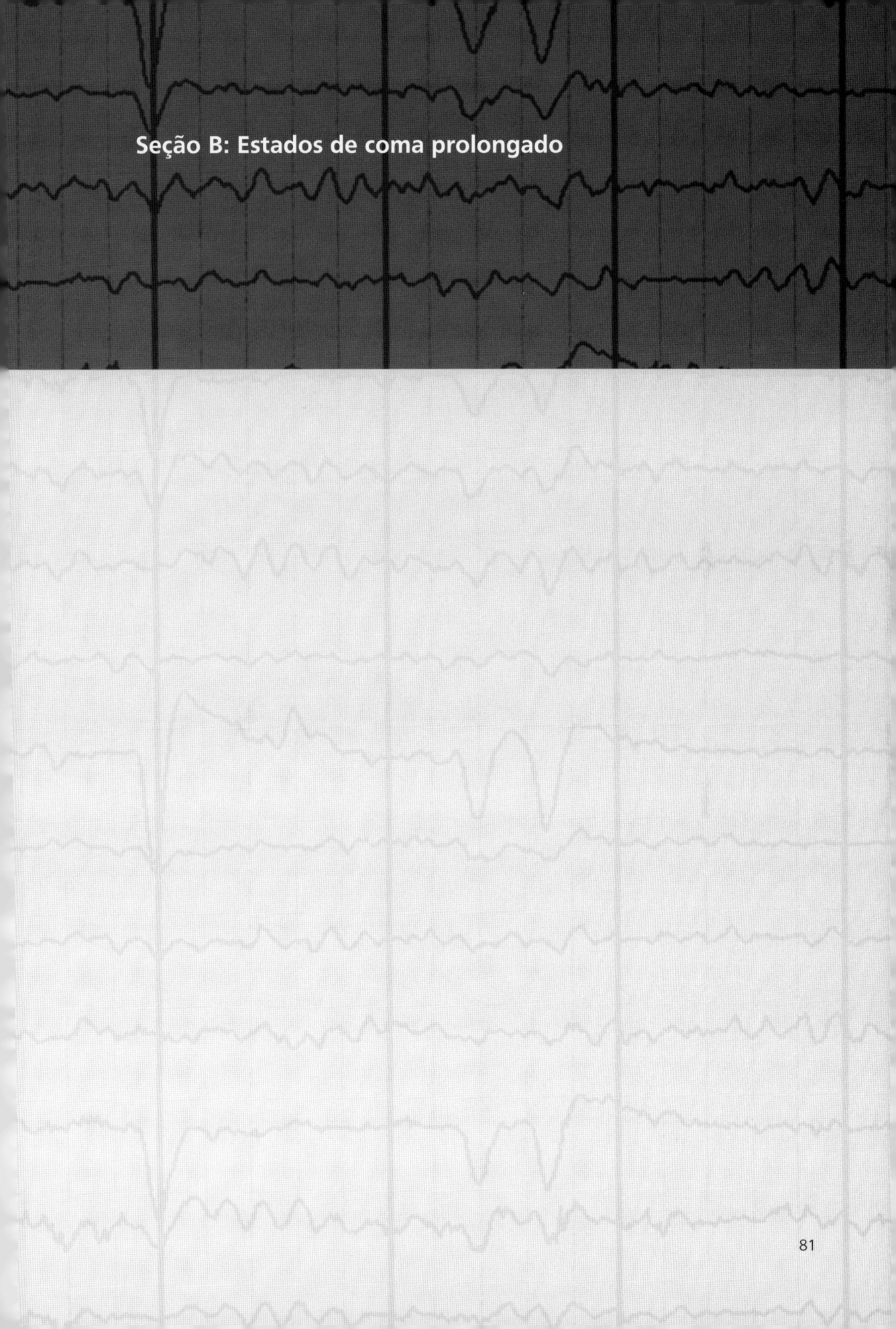

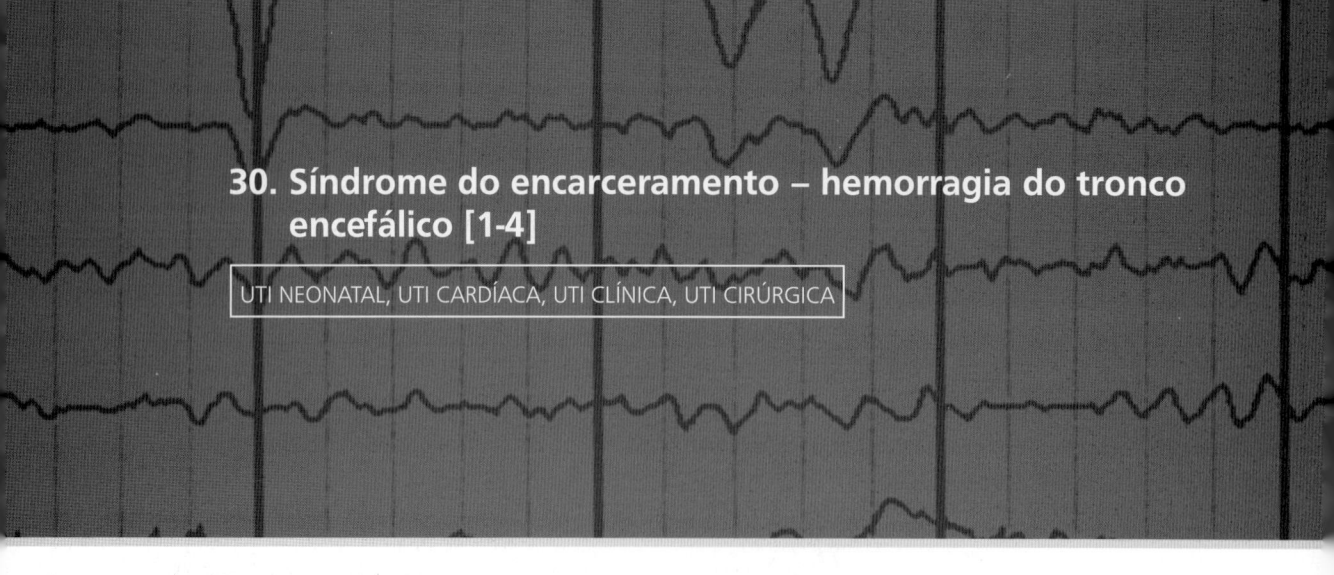

30. Síndrome do encarceramento – hemorragia do tronco encefálico [1-4]

UTI NEONATAL, UTI CARDÍACA, UTI CLÍNICA, UTI CIRÚRGICA

CORRELAÇÕES CLÍNICAS: Ausência de reação intencional dos membros ou do tronco, fala ou movimentos da boca e da mandíbula. O paciente pode estar consciente, torporoso, minimamente consciente, ou comatoso. Os olhos podem estar abertos ou fechados e podem abrir, de forma variável, ao comando ou espontaneamente. A movimentação abaixo do pescoço é apenas reflexa.

AVALIAÇÃO CLÍNICA: Examine os reflexos do tronco encefálico e a reatividade aos estímulos (procure por movimentos oculares mínimos em resposta aos comandos verbais). A avaliação clínica é, em grande parte, dirigida para a identificação de respostas consistentes do tipo *sim/não* aos estímulos externos, já que a sua presença indica consciência. Frequentemente é necessária observação mais prolongada, já que as famílias muitas vezes relatam respostas "significativas" não testemunhadas por enfermeiras ou médicos. Avalie a pontuação do paciente na escala de coma de Glasgow (Tabelas 29-1 e 29-2).

PROPEDÊUTICA COMPLEMENTAR: Nos quadros caracterizados por alteração prolongada da reatividade, os encaminhamentos e as solicitações de avaliação geralmente visam determinar se o paciente está consciente, em estado vegetativo persistente (EVP) ou encarcerado, além do estabelecimento do prognóstico. Considere a dosagem sérica dos eletrólitos, testes toxicológicos, potenciais evocados somatossensitivos (PESS) e TC ou RM, dependendo do diagnóstico diferencial (ver Tabelas 29-3 e 29-4).

DIAGNÓSTICO DIFERENCIAL: A ausência de reação pode ser confundida com ausência de percepção consciente (Tabela 29-2). No entanto, os pacientes encarcerados podem ser despertados do sono para a vigília. A ressonância magnética funcional (RMf) pode identificar os pacientes conscientes, mas o exame clínico ainda constitui a base para o diagnóstico desses estados "semelhantes" [1,3,4]. Clinicamente, outras causas de desaferentação são: doenças graves do sistema nervoso periférico, como a esclerose amiotrófica lateral (ELA), e outras paralisias periféricas em fase terminal.

Coma – Estado clínico caracterizado pela ausência de reatividade, em que os olhos permanecem fechados, do qual o paciente não pode ser despertado (ao contrário do sono fisiológico) e em que não se observam respostas intencionais aos estímulos externos. Se a causa ainda não for conhecida, obtenha uma TC/RM. Se esses exames não elucidarem a questão, procure por causas tóxicas ou metabólicas.

Estado vegetativo – O paciente está acordado (olhos abertos), mas inconsciente. O diagnóstico dessa condição é clínico; para a determinação da causa, a avaliação deve seguir as orientações acima indicadas. As etiologias mais comuns são: parada cardiorrespiratória (PCR) e traumatismo craniencefálico; menos comumente, pode ocorrer após hipoglicemia.

Síndrome do encarceramento – Estado desaferentado – o paciente encontra-se acordado e consciente, porém com reatividade mínima (movimentos verticais/horizontais dos olhos em resposta às perguntas). Os exames neurorradiológicos usualmente revelam AVE ou sinais de trauma no mesencéfalo e/ou na ponte. Raramente, ocorre no estágio terminal de uma paralisia periférica generalizada grave (p. ex., ELA, miastenia grave e botulismo). Ocasionalmente, pode ser observada na unidade de tratamento intensivo (UTI) ou na sala operatória em pacientes sob bloqueio neuromuscular (vecurônio, pancurônio) que estão inadequadamente sedados ou anestesiados.

Catatonia – Estado de apatia psíquica e motora. Caracteriza-se por mutismo, acinesia e negativismo, podendo ser vista na esquizofrenia, no transtorno de estresse pós-traumático, na doença bipolar, na depressão, no abuso de drogas e na *overdose*. Pode, ainda, ocorrer em pacientes com AVE, transtornos metabólicos, doenças autoimunes, encefalite, reações medicamentosas adversas e retirada súbita de benzodiazepínicos. Além disso, pode ser encontrada nos casos de redução da atividade dopaminérgica central de origem psiquiátrica, tóxica, clínica ou desconhecida.

DISCUSSÃO: A ressonância magnética funcional pode identificar quais pacientes estão conscientes e quais se encontram em estado vegetativo, mas o exame clínico ainda constitui a base para o diagnóstico desses estados "semelhantes" [1,3,4]. Clinicamente, outras causas de desaferentação são: doenças graves do sistema nervoso periférico, como a esclerose amiotrófica lateral (ELA), e outras paralisias periféricas em fase terminal.

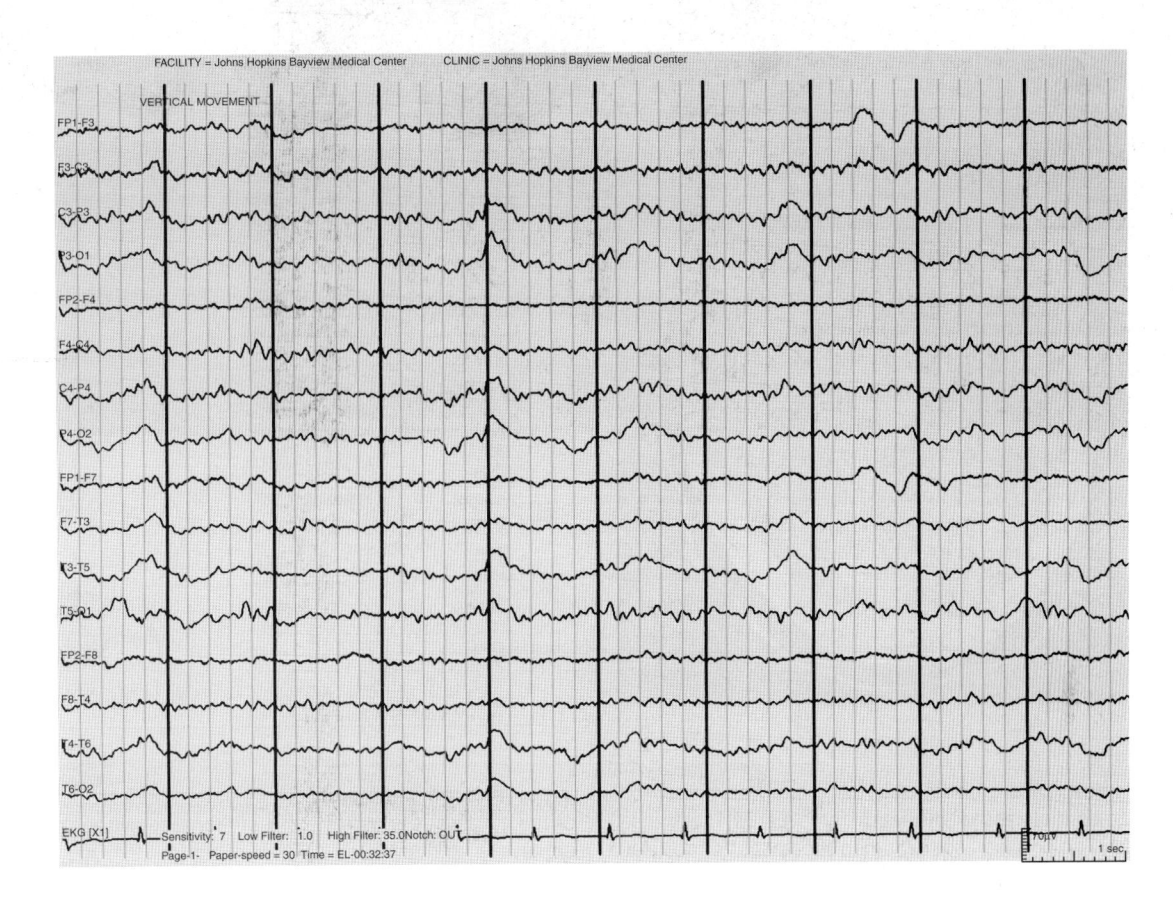

PROGNÓSTICO: Os pacientes que ultrapassam a fase aguda podem sobreviver com o tratamento de suporte, mas frequentemente morrem decorrente de infecções ou falência dos órgãos. As causas tratáveis incluem: bloqueadores neuromusculares, que são reversíveis, e miastenia grave, em que é possível a reversão da paralisia dos membros e da afonia. Tanto as lesões estruturais do mesencéfalo e da ponte como a ELA em estágio terminal constituem causas irreversíveis da síndrome do encarceramento. Essas condições são altamente aflitivas para a família do paciente, para os médicos e para a equipe de enfermagem, sendo essencial que sejam levadas a efeito discussões específicas acerca do tema. Considere solicitar o parecer do conselho de ética institucional.

TRATAMENTO: Cuidados clínicos, com suporte ventilatório crônico. Todos os cuidadores devem ser informados de que o paciente está consciente, pode ouvir e experimentar angústia e sofrimento mental e físico.

Este eletroencefalograma (EEG) mostra uma atividade de 10 a 12 Hz sobreposta a frequências delta de 0,5 a 1,2 Hz quando é solicitado ao paciente para mover os olhos. Em outros casos, o EEG pode revelar atividades de vigília ou sono e, ocasionalmente, o PESS pode demonstrar interrupção dos estímulos sensoriais que ascendem através das estruturas do tronco encefálico. Esse exame não avalia a consciência e, em alguns pacientes, nem o EEG nem o PESS podem distinguir de maneira confiável o estado vegetativo da síndrome do encarceramento (ver Tabelas 29-3 e 29-4). A PET pode revelar alto metabolismo encefálico nos pacientes encarcerados.

REFERÊNCIAS

1. Cartlidge N. States related to or confused with coma. *J Neurol Neurosurg Psychiatry* 2001;71(Supplement 1): i18-i19.
2. Gutling E, Isenmann S, Wichman W. Electrophysiology in the locked-in-syndrome. *Neurology* 1196;46:1092-1101.
3. Laureys S, Owen AM, Schiff ND. Brain function in coma, vegetative state, and related disorders. *Lancet Neurol* 2004;3:557-546.
4. Young GB. Major syndromes of impaired consciousness. In: Young GB, Ropper AH, Bolton CF (eds.), *Coma and Impaired Consciousness: A Clinical Perspective*. New York: McGraw-Hill 1998:39-78.

31. Estado vegetativo – pós-anoxia [1-12]

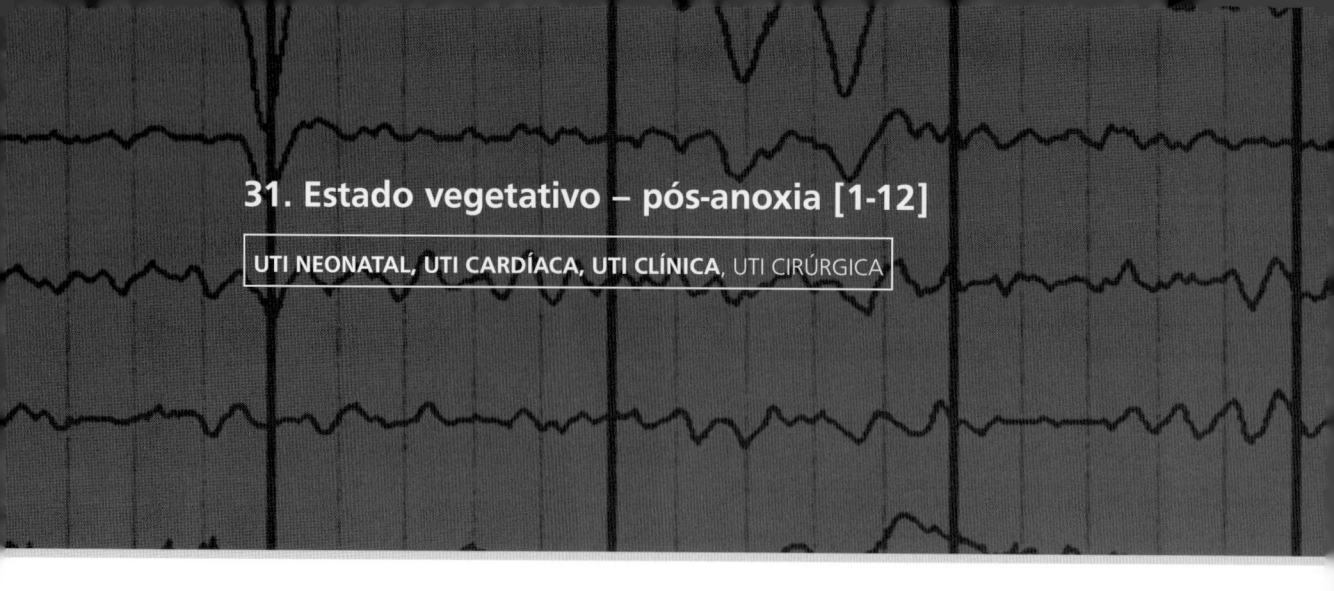

UTI NEONATAL, UTI CARDÍACA, UTI CLÍNICA, UTI CIRÚRGICA

CORRELAÇÕES CLÍNICAS: Não há reação intencional dos membros ou do tronco aos comandos verbais. Também não há fala ou linguagem. Os olhos podem estar abertos ou fechados, ou podem abrir de maneira variável aos estímulos sonoros ou espontaneamente. Os movimentos abaixo do pescoço são sempre reflexos.

ETIOLOGIA: Mais comumente observado após uma parada cardíaca, com a apresentação inicial sendo o coma. Também pode ser observado após traumatismo craniencefálico grave, edema cerebral difuso, isquemia extensa e, mais raramente, no quase afogamento, no envenenamento por monóxido de carbono, na hipotensão e/ou anoxia durante a anestesia. Também ocorre na encefalite difusa grave e no infarto frontal bilateral.

AVALIAÇÃO CLÍNICA: Examine os reflexos do tronco encefálico e verifique se há alguma reação aos estímulos externo (movimentos oculares verticais mínimos em resposta aos comandos verbais, que indicam tratar-se da síndrome do encarceramento e não estado vegetativo). A avaliação clínica é, em grande parte, dirigida para a pesquisa de respostas do tipo *sim/não* aos estímulos externos, a qual se presente indica consciência. Frequentemente é necessária observação mais prolongada, já que as famílias muitas vezes relatam respostas "significativas" não testemunhadas pelas equipes médica e de enfermagem. Avalie a pontuação do paciente na escala de coma de Glasgow.

PROPEDÊUTICA COMPLEMENTAR: Nos quadros caracterizados por alteração prolongada da reatividade, os encaminhamentos e solicitações de avaliação geralmente visam determinar se o paciente está consciente, encarcerado ou com transtorno psicogênico, além do estabelecimento do prognóstico. Considere a dosagem sérica dos eletrólitos, testes toxicológicos, potenciais evocados somatossensitivos (PESS) e TC ou RM, dependendo do diagnóstico diferencial (ver Tabelas 29-3 e 29-4).

EEG – O EEG pode revelar diferentes padrões: normal (minoria dos pacientes); alentecimento delta contínuo, generalizado e polimórfico (maioria dos pacientes); padrões não reativos alfa, teta ou fusiforme; fundo teta reativo; ou supressão difusa ao ponto de se tornar isoelétrico ("silêncio eletroencefalográfico").

PEs – Em alguns pacientes que se encontram em estado vegetativo (EV), os potenciais evocados (PEs) auditivos são normais, enquanto em muitos pacientes os PESSs não revelam respostas corticais. Em outros pacientes, observa-se prolongamento do tempo de condução central, com amplitudes N20 normais, o que foi inicialmente atribuído a um atraso sináptico seletivo nos núcleos talâmicos.

DIAGNÓSTICO DIFERENCIAL

Coma – Estado clínico caracterizado pela ausência de reatividade, em que os olhos permanecem fechados, do qual o paciente não pode ser despertado (ao contrário do sono fisiológico) e em que não se observam respostas intencionais aos estímulos externos. Se a causa ainda não for conhecida, obtenha uma TC/RM. Se esses exames não elucidarem a questão, procure por causas tóxicas ou metabólicas.

Síndrome do encarceramento – Estado desaferentado – o paciente encontra-se acordado e consciente, porém com reatividade mínima (movimentos verticais/horizontais dos olhos em resposta às perguntas). Os exames neurorradiológicos usualmente revelam AVE ou sinais de trauma no mesencéfalo e/ou na ponte. Raramente, ocorre no estágio terminal de uma paralisia periférica generalizada grave (p. ex., ELA, miastenia grave e botulismo). Ocasionalmente, pode ser observada na unidade de tratamento intensivo (UTI) ou na sala operatória em pacientes sob bloqueio neuromuscular (vecurônio, pancurônio) que estão inadequadamente sedados ou anestesiados.

Catatonia – Estado de apatia psíquica e motora. Caracteriza-se por mutismo, acinesia e negativismo, podendo ser vista na esquizofrenia, no transtorno de estresse pós-traumático, na doença bipolar, na depressão, no abuso de drogas e na *overdose*. Pode, ainda, ocorrer em pacientes com AVE, transtornos metabólicos, doenças autoimunes, encefalite, reações medicamentosas adversas e retirada súbita de benzodiazepínicos. Além disso, pode ser encontrada nos casos de redução da atividade dopaminérgica central de origem psiquiátrica, tóxica, clínica ou desconhecida.

PROGNÓSTICO: Os pacientes que ultrapassam a fase aguda podem sobreviver com o tratamento de suporte, mas frequentemente morrem decorrente de infecções ou falência de órgãos. As causas estruturais subjacentes do EV são irreversíveis. A despeito dessas considerações gerais, o resultado funcional pode variar e, nas fases iniciais, os pacientes podem readquirir a consciência ou evoluir para o estado minimamente consciente. Quando o estado vegetativo se prolonga por mais de 1 mês ele é denominado EV *persistente*, ao passo que se presente por mais de 3 meses após a anoxia ou 1 ano após o traumatismo cranioencefálico, é considerado permanente. Essas condições estão entre os transtornos neurológicos mais aflitivos, motivo pelo qual é essencial que discussões detalhadas e um diálogo permanente sejam estabelecidos entre a família, os médicos e a equipe de enfermagem. O parecer do conselho de ética institucional pode ser buscado.

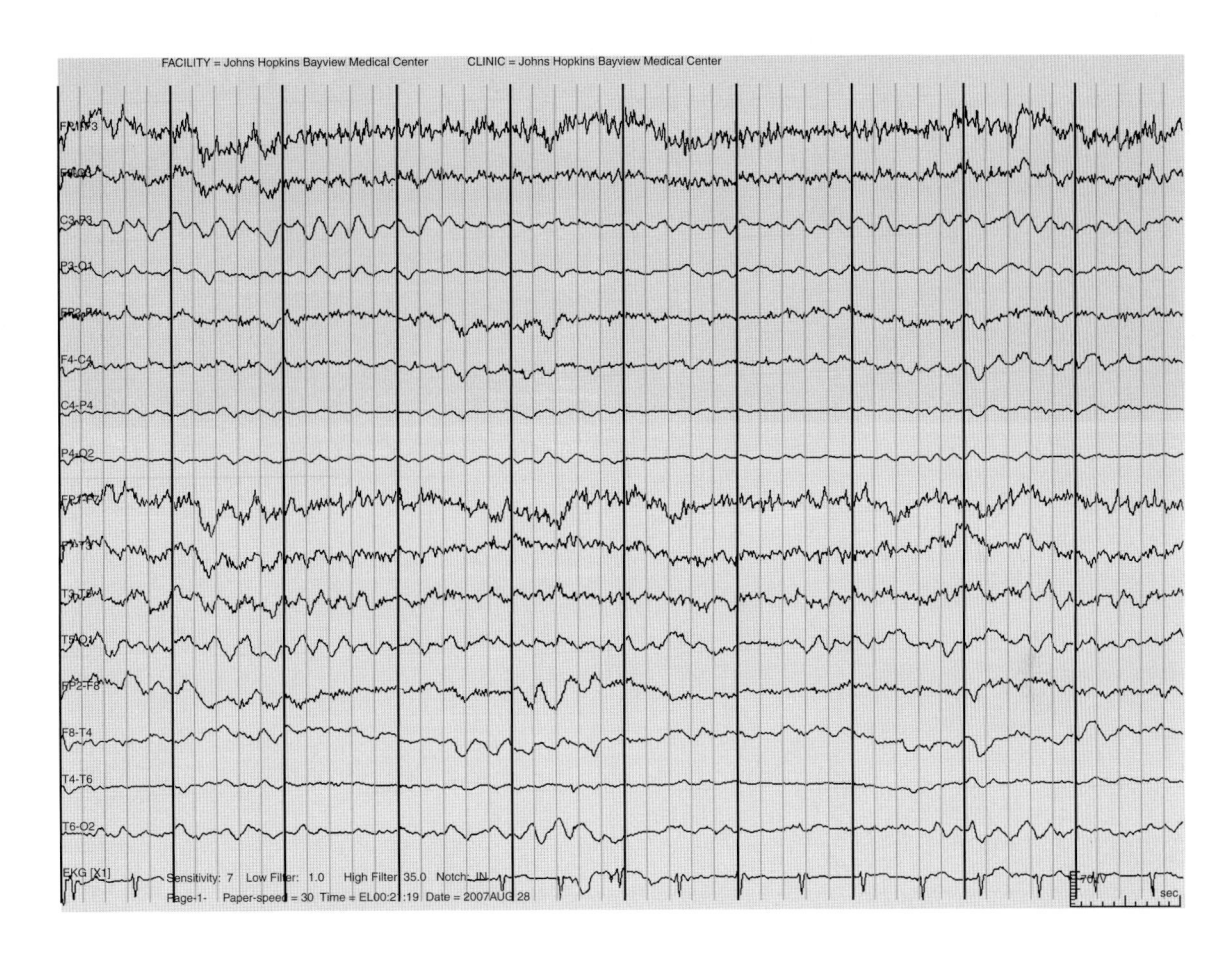

TRATAMENTO: O tratamento de suporte normalmente é iniciado na UTI. No estado vegetativo prolongado, em que os pacientes tendem a não precisar mais de suporte ventilatório, eles podem ser transferidos para a unidade de tratamento intermediário ou para unidades de tratamento crônico especializadas.

Neste paciente com EVP pós-traumático, o EEG mostra uma supressão da voltagem no hemisfério cerebral direito e uma atividade monomórfica difusa de 4 a 6 Hz, bilateralmente.

REFERÊNCIAS

1. Cartlidge N. States related to or confused with coma. *J Neurol Neurosurg Psychiatry* 2001;71(Supplement 1): i18-i19.
2. Laureys S, Owen AM, Schiff ND. Brain function in coma, vegetative state, and related disorders. *Lancet Neurol* 2004;3:557-546.
3. Young GB. Major syndromes of impaired consciousness. In: Young GB, Ropper AH, Bolton CF (eds.), *Coma and Impaired Consciousness: A Clinical Perspective*. New York: McGraw-Hill 1998:39-78.
4. Kaplan PW. Electrophysiological prognostication and brain injury from cardiac arrest. *Semin Neurol* 2006;26:403-412.
5. Teasdale G, Jennett B. Assessment of coma and impaired consciousness: A practical scale. *Lancet* 1974;2:81-84.
6. Booth CM, Boone RH, Tomlinson G, Detsky AS. Is this patient dead, vegetative, or severely neurologically impaired. *JAMA* 2004;291(7):870-879.

7. Fins 11, Master MG, Gerber LM, Giacino 1T. The minimally conscious state. *Arch Neruol* 2007;64(10):1400-1405.
8. Kampf A, Schmutzhard E, Franz G, Pfausler B, Haring H-P, Ulmer H, Felber S, Golaszewski S, Aichner F. Prediction of recovery from post-traumatic vegetative state with cerebral magnetic-resonance imaging. *Lancet* 1998;351:1763-1767.
9. Multi-Society Task Force on PVS. Medical aspects of the persistent vegetative state (first of two parts). *N Engl J Med* 1994;330:1499-1508.
10. Hansotia PL. Persistent vegetative state. *Arch Neurol* 1985;42:1048-1052.
11. Guérit JM, De Tourtchaninoff M, Soveges L, Mahieu P. The prognostic value of three-modality evoked potentials in evoked potentials (TMEPs) in anoxic and traumatic coma. *Neurophysiol Clin* 1993;23:209-226.
12. Scollo-Lavizzari G, Bassetti C. Prognostic value of EEG in post-anoxic coma after cardiac arrest. *Eur Neurol* 1987;26:161-170.

Anotações

32. Estado minimamente consciente – isquemia extensa multifocal [1-10]

UTI NEONATAL, UTI CARDÍACA, UTI CLÍNICA, UTI CIRÚRGICA

CORRELAÇÕES CLÍNICAS: Não há reação intencional dos membros ou do tronco aos comandos verbais. Também não há fala ou linguagem. Os olhos podem estar abertos ou fechados, ou podem abrir de maneira variável aos estímulos sonoros ou espontaneamente. Os movimentos abaixo do pescoço são sempre reflexos.

ETIOLOGIA: Mais comumente observado após PCR, mas pode ocorrer nos infartos ou no traumatismo craniencefálico. Usualmente, o quadro é iniciado por coma. O estado minimamente consciente (EMC) pode ser visto no edema cerebral difuso associado à isquemia difusa e, mais raramente, no quase afogamento, no envenenamento por monóxido de carbono e na hipotensão e/ou anoxia durante a anestesia. Também pode ocorrer na encefalite difusa grave e nos infartos frontais bilaterais.

AVALIAÇÃO CLÍNICA: Examine os reflexos do tronco encefálico e verifique se há alguma reação aos estímulos externo (movimentos oculares verticais mínimos em resposta aos comandos verbais, que indicam tratar-se da síndrome do encarceramento e não estado vegetativo). A avaliação clínica é, em grande parte, dirigida para a pesquisa de respostas do tipo *sim/não* aos estímulos externos, a qual se presente indica consciência. Frequentemente é necessária observação mais prolongada, já que as famílias muitas vezes relatam respostas "significativas" não testemunhadas pelas equipes médica e de enfermagem. Avalie a pontuação do paciente na escala de coma de Glasgow (Tabela 29-1).

PROPEDÊUTICA COMPLEMENTAR: Nos quadros caracterizados por alteração prolongada da reatividade, os encaminhamentos e as solicitações de avaliação geralmente visam determinar se o paciente está consciente, encarcerado ou com transtorno psicogênico, além do estabelecimento do prognóstico. Considere, além da dosagem dos níveis séricos dos eletrólitos e do *screening* toxicológico, o estudo dos potenciais evocados somatossensitivos. A TC ou a RM do encéfalo podem ajudar a determinar a etiologia.

EEG: Este paciente teve extensa encefalomalacia após infarto nos lobos frontal e parietal e nos núcleos da base à direita, além de infarto no lobo frontal esquerdo.

DIAGNÓSTICO DIFERENCIAL

Coma – Estado clínico caracterizado pela ausência de reatividade, em que os olhos permanecem fechados, do qual o paciente não pode ser despertado (ao contrário do sono fisiológico) e em que não se observam respostas intencionais aos estímulos externos. Se a causa ainda não for conhecida, obtenha uma TC/RM. Se esses exames não elucidarem a questão, procure por causas tóxicas ou metabólicas.

Síndrome do encarceramento – Estado desaferentado – o paciente encontra-se acordado e consciente, porém com reatividade mínima (movimentos verticais/horizontais dos olhos em resposta às perguntas). Os exames neurorradiológicos usualmente revelam AVE ou sinais de trauma no mesencéfalo e/ou na ponte. Raramente, ocorre no estágio terminal de uma paralisia periférica generalizada grave (p. ex., ELA, miastenia grave e botulismo). Ocasionalmente, pode ser observada na unidade de tratamento intensivo (UTI) ou na sala operatória em pacientes sob bloqueio neuromuscular (vecurônio, pancurônio) que estão inadequadamente sedados ou anestesiados.

Catatonia – Estado de apatia psíquica e motora. Caracteriza-se por mutismo, acinesia e negativismo, podendo ser vista na esquizofrenia, no transtorno de estresse pós-traumático, na doença bipolar, na depressão, no abuso de drogas e na *overdose*. Pode, ainda, ocorrer em pacientes com AVE, transtornos metabólicos, doenças autoimunes, encefalite, reações medicamentosas adversas e retirada súbita de benzodiazepínicos. Além disso, pode ser encontrada nos casos de redução da atividade dopaminérgica central de origem psiquiátrica, tóxica, clínica ou desconhecida.

PROGNÓSTICO: Os pacientes que ultrapassam a fase aguda podem sobreviver com o tratamento de suporte, mas frequentemente morrem decorrente de infecções ou falência de órgãos. As causas estruturais subjacentes do EV são irreversíveis. A despeito dessas considerações gerais, o resultado funcional pode variar Pode, por exemplo, haver involução para o estado vegetativo. É essencial que discussões detalhadas e um diálogo permanente sejam estabelecidos entre a família, os médicos e a equipe de enfermagem. O parecer do conselho de ética institucional pode ser buscado.

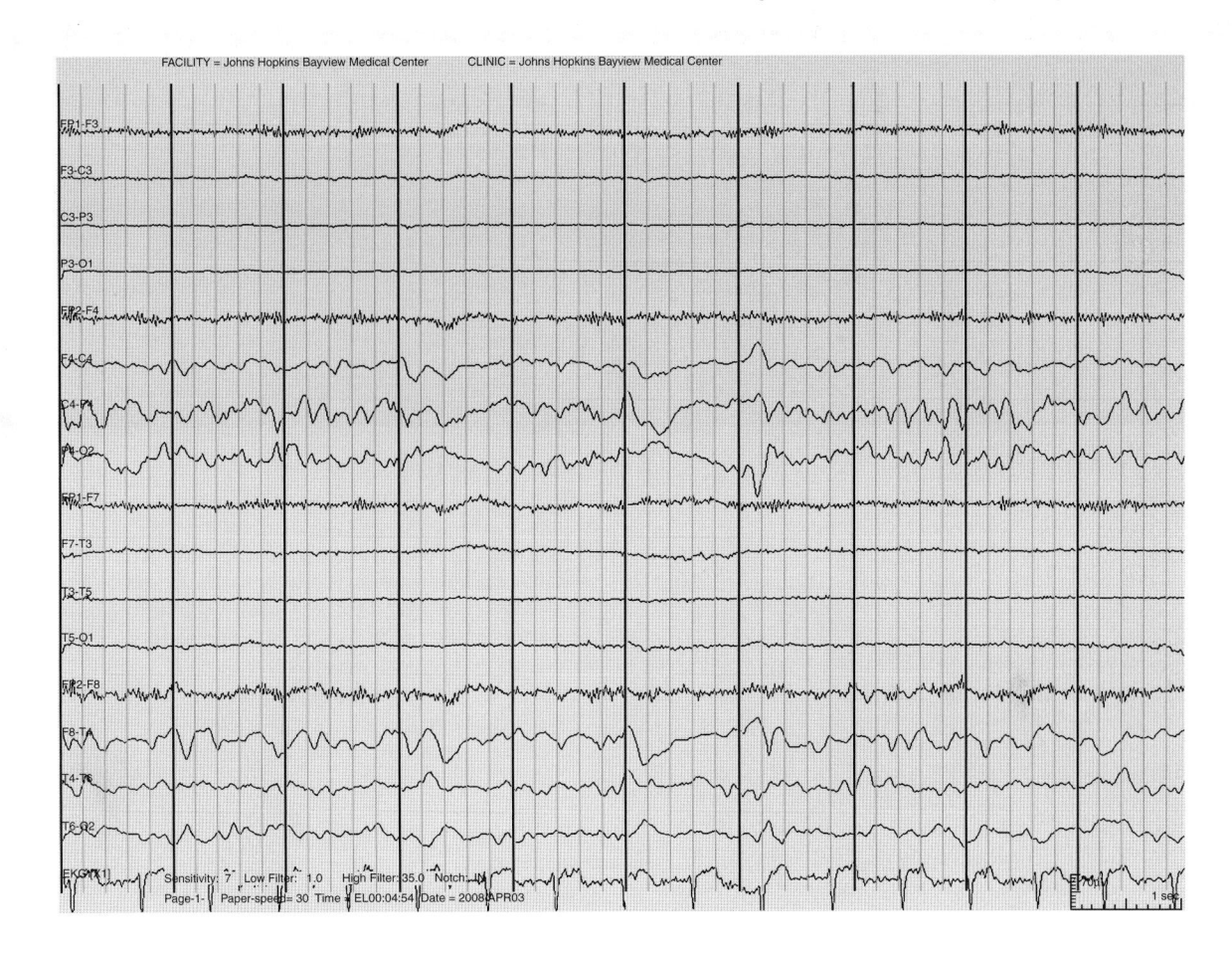

TRATAMENTO: O tratamento de suporte normalmente é iniciado na UTI. No estado vegetativo prolongado, em que os pacientes tendem a não precisar mais de suporte ventilatório, eles podem ser transferidos para a unidade de tratamento intermediário ou para unidades de tratamento crônico de especializadas.

EEG mostrando supressão significativa da atividade elétrica no hemisfério cerebral esquerdo, além de atividade mista de média a alta voltagem, com alentecimento no hemisfério cerebral direito. Como já observado, os em estado minimamente consciente podem apresentar diferentes padrões eletroencefalográficos.

REFERÊNCIAS

1. Kaplan PW. Electrophysiological prognostication and brain injury from cardiac arrest. *Semin Neurol* 2006;26:403-412.
2. Teasdale G, Jennett B. Assessment of coma and impaired consciousness: A practical scale. *Lancet* 1974;2:81-84.
3. Booth CM, Boone RH, Tomlinson G, Detsky AS. Is this patient dead, vegetative, or severely neurologically impaired. *JAMA* 2004;291(7):870-879.
4. Fins JJ, Master MG, Gerber LM, Giacino 1T. The minimally conscious state. *Arch Neurol* 2007;64(10):1400-1405.
5. Kampf A, Schmutzhard E, Franz G, Pfausler B, Haring H-P, Ulmer H, Felber S, Golaszewski S, Aichner F. Prediction of recovery from post-traumatic vegetative state with cerebral magnetic-resonance imaging. *Lancet* 1998;351:1763-1767.
6. Guérit JM, De Tourtchaninoff M, Soveges L, Mahieu P. The prognostic value of three-modality evoked potentials in evoked potentials (TMEPs) in anoxic and traumatic coma. *Neurophysiol Clin* 1993;23:209-226.
7. Scollo-Lavizzari G, Bassetti C. Prognostic value of EEG in post-anoxic coma after cardiac arrest. *Eur Neurol* 1987;26:161-170.
8. Cartlidge N. States related to or confused with coma. *J Neurol Neurosurg Psychiatry* 2001;71(Supplement 1):i18-i19.
9. Laureys S, Owen AM, Schiff ND. Brain function in coma, vegetative state, and related disorders. *Lancet Neurol* 2004;3:557-546.
10. Young GB. Major syndromes of impaired consciousness. In: Young GB, Ropper AH, Bolton CF (eds.), *Coma and Impaired Consciousness: A Clinical Perspective*. New York: McGraw-Hill 1998:39-78.

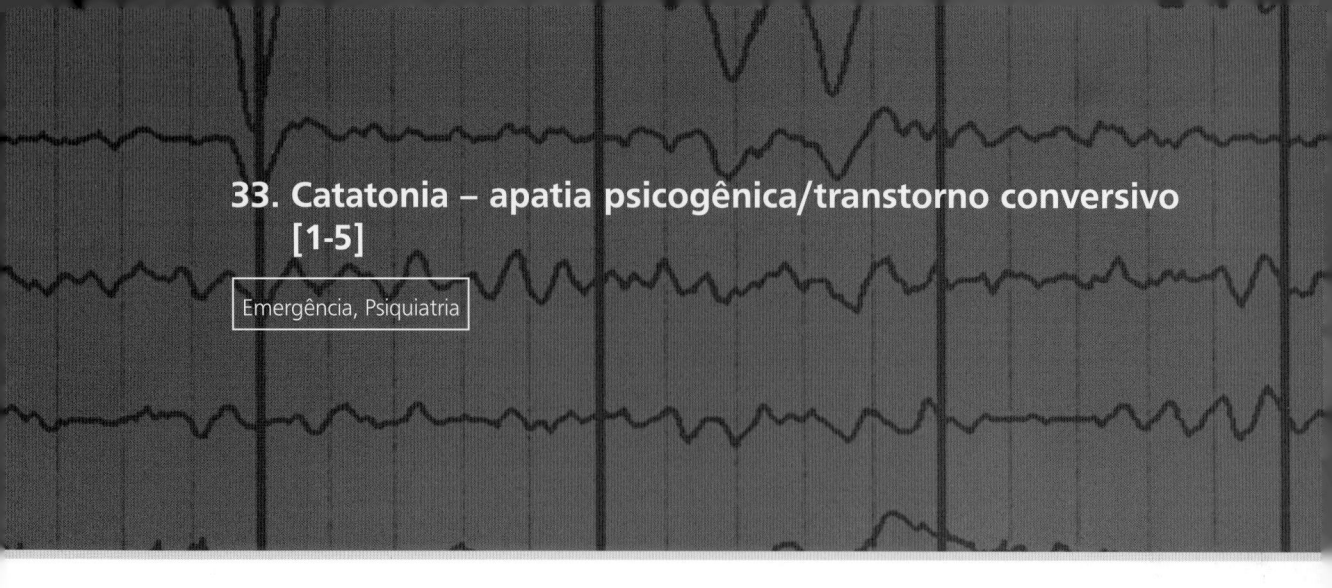

33. Catatonia – apatia psicogênica/transtorno conversivo [1-5]

Emergência, Psiquiatria

CORRELAÇÕES CLÍNICAS: Normalmente os olhos do paciente estão fechados e resistem à abertura. O tônus dos membros pode ser normal ou estar aumentado, porém sem espasticidade. A movimentação dos membros tende a estar muito reduzida ou ausente, especialmente quando o paciente está sob observação direta. Os reflexos estão normais e não há sinal de Babinski. Pode não haver qualquer resposta aos estímulos nociceptivos. Os reflexos do tronco encefálico estão intactos.

ETIOLOGIA: Inclui a apatia psicogênica, no contexto do transtorno conversivo. Ocasionalmente é observada nos pacientes que simulam uma doença *(malingerers)*, ou portadores da síndrome de Munchhausen. As causas orgânicas incluem a encefalite, a esquizofrenia e outros transtornos psiquiátricos. Estados clínicos semelhantes são observados na síndrome serotoninérgica, na síndrome neuroléptica maligna e no estado de mal epiléptico não convulsivo (EMENC).

AVALIAÇÃO CLÍNICA: Verifique se há abertura dos olhos e mudança inadvertida no olhar conjugado com relação ao meio externo. Pode haver movimentos estereotipados, rigidez ou perda da função motora. Com a catalepsia (flexibilidade cérea), os pacientes podem manter posições rígidas e inabituais durante horas ("o braço fica suspenso no ar depois que o examinador o levanta e solta"). Pode haver resistência à movimentação passiva *(gegenhalten)*, além de fala sem sentido ou ecolalia. Os estímulos dolorosos excessivos devem ser evitados, sendo suficientes os estímulos rotineiros, como a instilação de gotas de solução salina (para verificar se há reflexo corneano) na córnea (para verificar se há reflexo corneano), a estimulação intranasal com cotonete (para desencadear contrações faciais) e as respostas plantares. A pressão profunda sobre o leito ungueal também é injustificada. Nos casos mais duvidosos, o teste calórico tem sido usado.

PROPEDÊUTICA COMPLEMENTAR: Normalmente, o diagnóstico clínico é relativamente fácil. Nos casos mais duvidosos, exclua outros estados clínicos e suas respectivas etiologias. Nos casos atípicos de toxicidade por drogas ou encefalite, testes específicos devem ser considerados. Os exames neurorradiológicos raramente oferecem informações significativas. "Entrevistas" sob efeito do amital sódico foram utilizadas no passado. Para o diagnóstico diferencial da síndrome serotoninérgica e da síndrome neuroléptica maligna, considere obter o *screening* toxicológico e a dosagem sérica de CPK e das enzimas hepáticas. Pode ser necessária avaliação psiquiátrica.

DIAGNÓSTICO DIFERENCIAL

Algumas definições operacionais de outros estados de redução prolongada da reatividade são:

Coma – Estado clínico caracterizado pela ausência de reatividade, em que os olhos permanecem fechados, do qual o paciente não pode ser despertado (ao contrário do sono fisiológico) e em que não se observam respostas intencionais aos estímulos externos.

Estado vegetativo – Paciente acordado (com os olhos abertos), porém inconsciente.

Síndrome do encarceramento – *Estado desaferentado.* O paciente encontra-se acordado e consciente, porém com reatividade mínima (movimentos verticais/horizontais dos olhos em resposta às perguntas).

Clínico – Considere as seguintes condições: síndrome neuroléptica maligna, síndrome serotoninérgica, uso de lítio, intoxicação pelo baclofeno, EMENC. Também devem ser considerados: a síndrome do encarceramento, o estado vegetativo persistente e o estado minimamente consciente.

EEG – Nos transtornos psicogênicos, o EEG revela o padrão alfarreativo típico dos indivíduos acordados. No EMENC, o EEG identifica a atividade convulsiva. Descargas periódicas epileptiformes lateralizadas e outras descargas periódicas podem ser vistas na encefalite, na doença cerebral multifocal, após convulsões recentes e nos estados confusionais secundários a eventos vasculares e a lesões estruturais do encéfalo que produzam convulsões. Os pacientes com encefalite podem mostrar uma atividade lenta difusa ao EEG. A toxicidade por medicamentos e a síndrome neuroléptica maligna podem estar associadas a ondas trifásicas. Alguns casos de transtorno conversivo e de apatia psicogênica respondem aos banzodiazepínicos, ao amobarbital e ao Zolpidem.

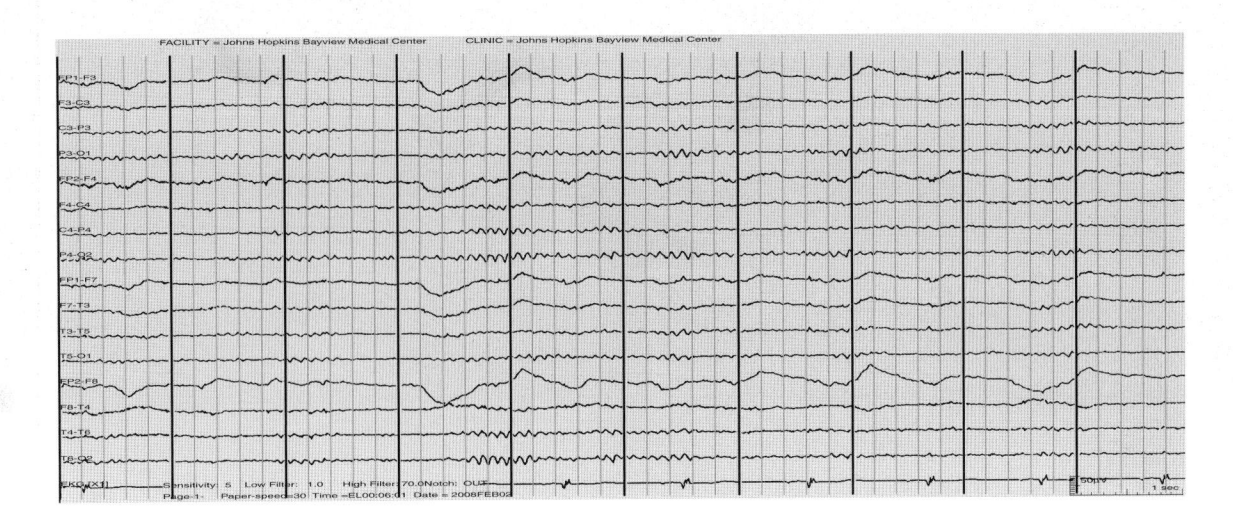

DISCUSSÃO: Usualmente, os pacientes com apatia psicogênica demandam avaliação neurológica. Como já descrito, mesmo havendo níveis variados de cooperação e de resposta aos sinais externos, o paciente pode apresentar flexibilidade cérea e ser notoriamente resistente aos estímulos, porém ocasionalmente apresenta movimentos oculares conjugados direcionados a um foco.

EEG revelando atividade alfafisiológica nas regiões posteriores durante a vigília, que se modifica com a abertura e o fechamento dos olhos.

REFERÊNCIAS
1. Valenstein M, Maltbie A, Kaplan PW. Catatonia in the ED. *Ann Emerg Med* 1985;14:359-361.
2. Bush G, Fink M, Petrides G, Dowling F, Francis A. Catatonia II. Treatment with lorazepam and electroconvulsive therapy. *Acta Psychiatr Scand* 1996;93:137-43.
3. Swartz CM, Bottum KM, Salazar LS. Suppression of catatonia-like signs by lorazepam in nonconvulsive status epilepticus without seizure termination. *Am J Geriatr Psychiatry* 2002;10:348-350.
4. Ono Y, Manabe Y, Hamakawa Y, Omori N, Abe K. Steroid-responsive encephalitis lethargic with malignant catatonia. *Intern Med* 2007;46:307-310.
5. Suzuki K, Miura N, Awata S, Ebina Y, Takano T, Honda T, Shindo T, Matsuoka H. Epileptic seizures superimposed on catatonic stupor. *Epilepsia* 2006;47:793-798.

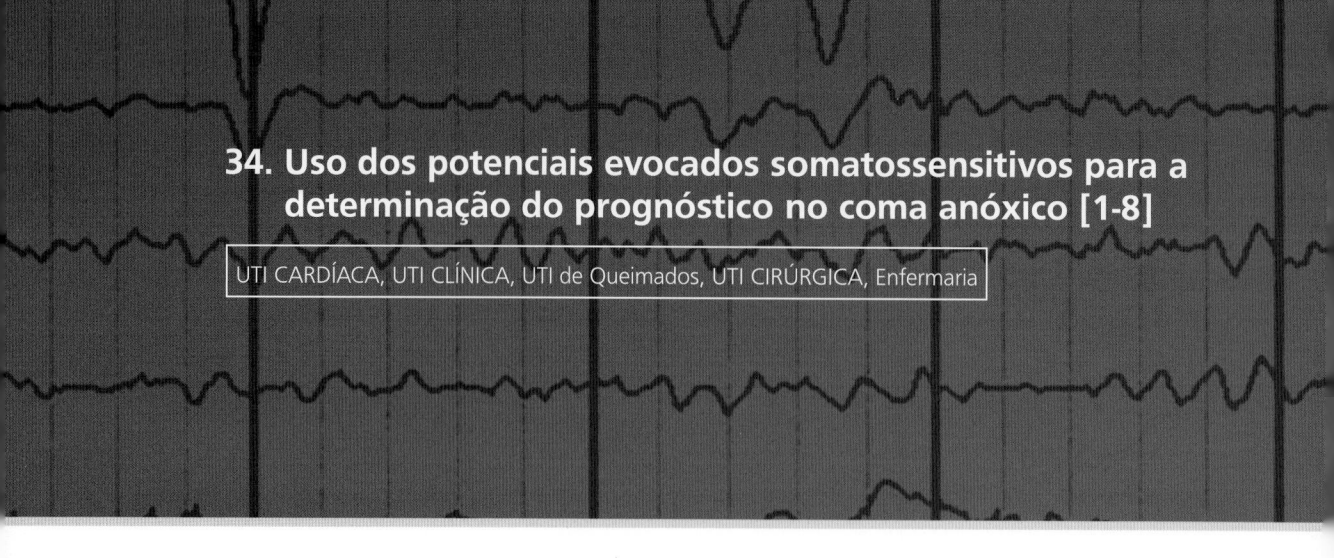

34. Uso dos potenciais evocados somatossensitivos para a determinação do prognóstico no coma anóxico [1-8]

UTI CARDÍACA, UTI CLÍNICA, UTI de Queimados, UTI CIRÚRGICA, Enfermaria

CORRELAÇÕES CLÍNICAS: Quando os potenciais evocados somatossensitivos (PESSs) são utilizados para a determinação do prognóstico, o paciente encontra-se em coma e sem qualquer movimento ou postura intencionais. Os reflexos do tronco encefálicos podem estar presentes ou abolidos.

ETIOLOGIA: As duas situações em que o emprego dos PESSs para a determinação do prognóstico é mais confiável são a anoxia pós-PCR e o traumatismo craniencefálico.

AVALIAÇÃO CLÍNICA: Examine os reflexos do tronco encefálico e determine a pontuação na escala de coma de Glasgow. Obtenha a causa do coma.

PORPEDÊUTICA COMPLEMENTAR: EEG, TC ou RM; proteína S-100B (S-100B); enolase neurônio-específica. Considere o exame toxicológico, apesar de os benzodiazepínicos raramente suprimirem completamente as respostas corticais.

DIAGNÓSTICO DIFERENCIAL: O contexto clínico é de suma importância. O prognóstico tem valor apenas na PCR e na anoxia. No traumatismo craniencefálico, o seu valor é mais relativo – ver adiante. Certifique-se de que o paciente está em coma e determine a causa antes de estabelecer correlações clínicas e determinar o prognóstico. Várias causas não estruturais de coma podem prejudicar as respostas corticais obtidas através dos PESSs. Além disso, nos pacientes acordados e naqueles com neuropatias periféricas graves (p. ex., diabetes), pode ocorrer, na medula espinal, interrupção mecânica dos impulsos ascendentes que são avaliados pelo PESS.

PROGNÓSTICO: Os PESSs usualmente são utilizados após o EEG, tendo como objetivo fornecer informações sobre o grau de comprometimento do trajeto anatômico das fibras nervosas e para ajudar na determinação do prognóstico. Os seus resultados devem sempre ser considerados com relação ao exame clínico.
a) No coma pós-PCR/anoxia, metanálise confirmou valor preditivo negativo de 100% (estado vegetativo persistente ou morte) nos casos de ausência dos N20. Veja as ressalvas anteriormente apresentadas.
b) No traumatismo craniencefálico, o prognóstico não é tão exato. Alguns pacientes podem recuperar-se [2], mas a ausência do N20 indica resultado ruim – 100% se ausente bilateralmente. Por outro lado, quando o PESS e os potenciais evocados auditivos do tronco encefálico são normais bilateralmente, o resultado na escala de resultados de Glasgow foi de 4 ou 5 (bom resultado), com valor preditivo positivo de 98% em 100 pacientes [3]. A prolongação do N20 cortical ocorre paralelamente à herniação do tronco encefálico, pelo aumento da pressão intracraniana (PIC) [5]; no entanto, alguns autores discordam dessa conclusão.
c) Nas intoxicações por drogas depressoras do sistema nervoso central (*overdose* de amitriptilina, meprobamato, barbitúricos e nitrazepam), o N20 pode ficar mais lento e disperso, embora não seja abolido, o que ajuda a distinguir o coma tóxico do "terapêutico" [4].
d) Na anestesia geral (propofol, isoflurano e óxido nítrico), as amplitudes do N20 podem ser reduzidas, embora não sejam abolidas [6].
e) No coma não anóxico e não estrutural, o prognóstico é altamente variável, embora tenda a ser melhor do que no trauma ou na anoxia; de qualquer forma, ainda existem poucos dados. Em um caso de coma hepático com edema cerebral e hipertensão intracraniana, o N20 cortical foi abolido, tendo o paciente evoluído para óbito [7].
f) Nos pacientes com hemorragia subaracnóidea grave que foram submetidos à clipagem cirúrgica do aneurisma, o N20 estava abolido bilateralmente em todos os casos que evoluíram para óbito [8].

PESS mostrando resposta periférica ao estímulo; resposta no ponto de Erb (quando o impulso aferente passa pelo eletrodo de registro – N9); potencial de campo próximo N13 quando o impulso alcança a zona de entrada da raiz dorsal cervical e segue em direção cefálica; e potenciais subcorticais (campo distante) P13/N18, com origem provável nas estruturas talâmicas ou talamocorticais. Não há potencial cortical N20 após a estimulação em ambos os lados, o que indica ausência de atividade somatossensitiva cortical.

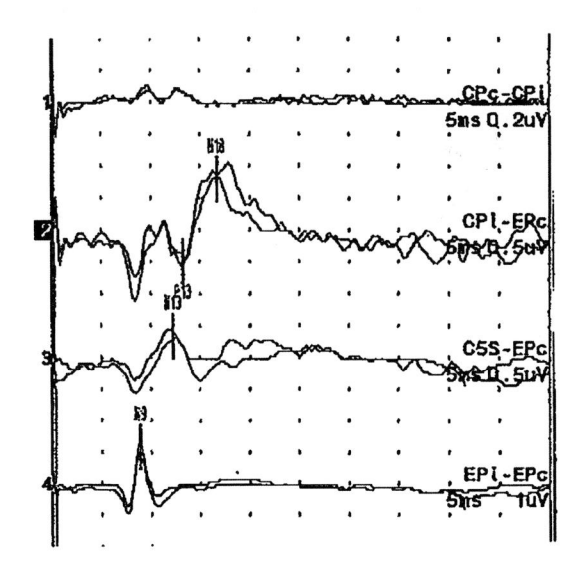

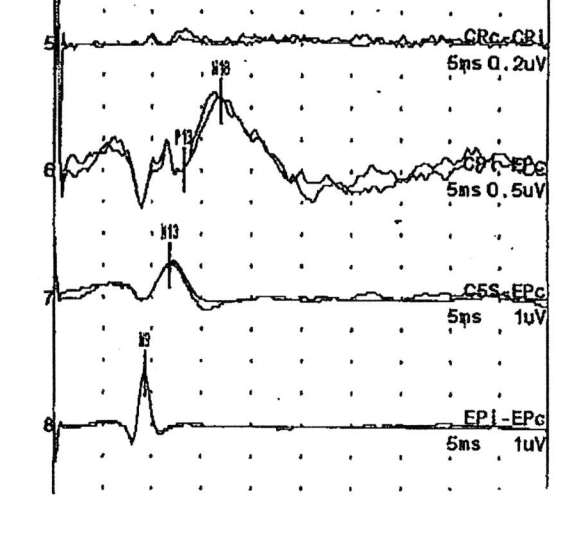

A validade dos PESSs no *status* mioclônico pós-anóxico ainda não está definida. Nessa situação, o uso da escala de resultados de Glasgow (3 a 5) é mais apropriado.

REFERÊNCIAS

1. Wijdicks EFM, Hijdra A, Young GB, Bassetti CL, Wiebe S. Practice parameter: prediction of outcome in comatose survivors after cardiopulmonary resuscitation (an evidence-based review): Report of the quality standards subcommittee of the American Academy of Neurology. *Neurology* 2006;67:203-210.
2. Sleigh JW, Havill JH, Frith R, Kersel D, Marsh N, Ulyatt D. SSEPs in severe traumatic brain injury: A blinded study. *J Neurosurg* 1999;91:577-580.
3. Morgalla MH, Bauer J, Ritz R, Tatagiba M. Coma. The prognostic value of evoked potentials in patients with traumatic brain injury (in German). *Anaesthesist* 2006;55:760-768.
4. Rumpl E, Prugger M, Battista Hi, Badry F, Gerstenbrand F, Dienstl F. Short latency SSEPs and BAEPs in coma due to CNS depressant drug poisoning. *Electroencephalogr Clin Neurophysiol* 1988;70:482-489.
5. Reisecker F, Witzmann A, Loffler W, Lebhuber F, Deisenhammer E, Valencak E. SSEPs in comatose patients: Comparison with clinical findings, EEG and prognosis. *EEG EMG Z Elektroenzephalogr Elektromyogr Verwandte Geb* 1985;16(2):87-92.
6. Clapcich A, Emerson RG, Roye D, Xie H, Gallo EJ, Dowling KC, Ramnath B, Heyer EJ. The effects of propofol, small-dose isoflurane and nitrous oxide on ortical somatosensory evoked potential and bispectral index monitoring in adolescents undergoing spinal fusion. *Anesth Analg* 2004;99:1334-1340.
7. Yang SS, Chu NS, Wu CH. Disappearance of N20 and P25 components of SSEP and ominous sign in severe acute hepatitis. *J Formos Med Assoc* 1993;92:46-49.
8. Ritz R, Schwerdtfeger K, Strowitzki M, Donauer E, Koenig J, Steudel WI. Prognostic value of SSEP in early aneurysm surgery after SAH in poor grade patients. *Neurol Res* 2002;24:756-764.

35. Uso dos potenciais evocados somatossensitivos para a determinação do prognóstico no traumatismo craniencefálico

UTI NEONATAL, UTI CLÍNICA, UTI CIRÚRGICA

CORRELAÇÕES CLÍNICAS: Para a determinação do prognóstico do coma, o paciente deve estar inconsciente, com os olhos fechados e sem qualquer movimento intencional. Pode haver descerebração ou decorticação, e os reflexos do tronco encefálico podem estar preservados ou abolidos.

ETIOLOGIA: Traumatismo craniencefálico.

AVALIAÇÃO CLÍNICA: Examine os reflexos do tronco encefálico e determine a pontuação na escala de coma de Glasgow. Obtenha a causa do coma.

PROPEDÊUTICA COMPLEMENTAR: EEG, TC ou RM para determinação da extensão das lesões do sistema nervoso central, hérnia e edema. Considere a realização de exame toxicológico.

CONSIDERAÇÕES CLÍNICAS: Após o traumatismo craniencefálico fechado podem ser encontradas diferentes combinações de anormalidades no potencial evocado somatossensitivo (PESS), produzidas por lesões diretas e por contragolpe dos hemisférios cerebrais e do tronco encefálico; edema cerebral; hemorragia intraparenquimatosa; hemorragia subaracnóidea; hematoma subdural; lesão axonal difusa (LAD); efeitos da anestesia; traumatismo raquimedular (com perda dos impulsos do PESS aplicado aos nervos periféricos) e do plexo braquial; e avulsão das raízes aferentes. É necessária correlação clínica exata, a fim de evitar que os déficits identificados pelo PESS sejam superestimados.

DIAGNÓSTICO DIFERENCIAL: O contexto clínico é de suma importância. Certifique-se de que fatores técnicos e periféricos não sejam responsáveis pelas respostas ausentes, a exemplo da avulsão de raízes nervosas e das lesões da medula cervical (tetraplegia). Determine se o acidente teve testemunhas e se houve hipóxia e/ou hipotensão arterial (veja o capítulo referente ao coma pós-anóxico). Os anestésicos e sedativos prolongam as latências N20, mas não as abolem.

PROGNÓSTICO [1-5]: Respostas corticais podem ser obtidas até a temperatura corporal de 28°C. No traumatismo craniencefálico sem anoxia ou hipotensão arterial, o valor prognóstico absoluto dos PESSs só é absoluto quando os potenciais N20 mostram-se abolidos de forma sustentada (o que indica mal prognóstico), ou, então, quando os potenciais N20 estão preservados, porém lentos. Alguns relatos demonstram que a abolição bilateral e sustentada dos potenciais N20 está associada a prognóstico ruim em 100% dos casos [3]. Pontuação alta escala de resultados de Glasgow é vista quando os PESSs e os potenciais evocados auditivos do tronco encefálico são normais bilateralmente (valor preditivo positivo de 98% em 100 pacientes) [1]. A ausência bilateral e reversível dos potenciais corticais pode ocorrer nas contusões cerebrais circunscritas [2], embora tal achado seja raro. Os resultados precoces dos PESSs possuem correlação com o prognóstico a longo prazo nas lesões axonais difusas – a ausência bilateral dos potenciais N20 previu o óbito em 100% dos casos [4]. Tanto os estudos cegos como os não cegos confirmam esse valor prognóstico [3,4]. O prolongamento dos potenciais N20 ocorre paralelamente à herniação do tronco encefálico produzido pela hipertensão intracraniana [5]; alguns autores afirmam que a deterioração do PESS não seria causada pela hipertensão intracraniana, mas sim pela piora da função encefálica.

Este PESS revela as seguintes alterações: resposta periférica ao estímulo aplicado no punho; resposta no ponto de Erb (quando o impulso aferente passa pelo eletrodo de registro – N9); potencial de campo próximo N13 quando o impulso alcança a zona de entrada da raiz dorsal cervical e segue em direção cefálica; e potenciais subcorticais (campo distante) P14/N18, com origem provável nas estruturas talâmicas ou talamocorticais.

REFERÊNCIAS

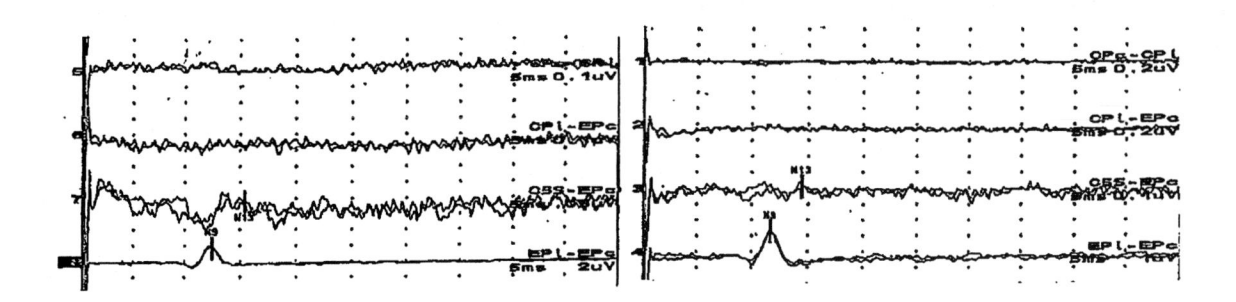

1. Morgalla MH, Bauer J, Ritz R et al. Coma. The prognostic value of evoked potentials in patients with traumatic brain injury (in German). *Anaesthesist* 2006;55:760-68.
2. Pohlmann-Eden B, Dingenthal K, Bender Hi et al. How reliable is the predictive value of SEP patterns in severe brain damage with special regard to the bilateral loss of cortical responses? *Int Care Med* 1997;23:301-18.
3. Sleigh JW, Havill JH, Frith R et al. SSEPs in severe traumatic brain injury: a blinded study. *J Neurosurg* 1999;91:577-80.
4. Claassen J, Hansen HC. Early recovery after closed traumatic head injury: SSEPs and clinical findings. *Crit Care Med* 2001;29:494-502.
5. Konasiewicz SJ, Moulton RJ, Shedden PM. SSEPs and ICP in severe head injury. *Can J Neurol Sci* 1994;21:219-26.

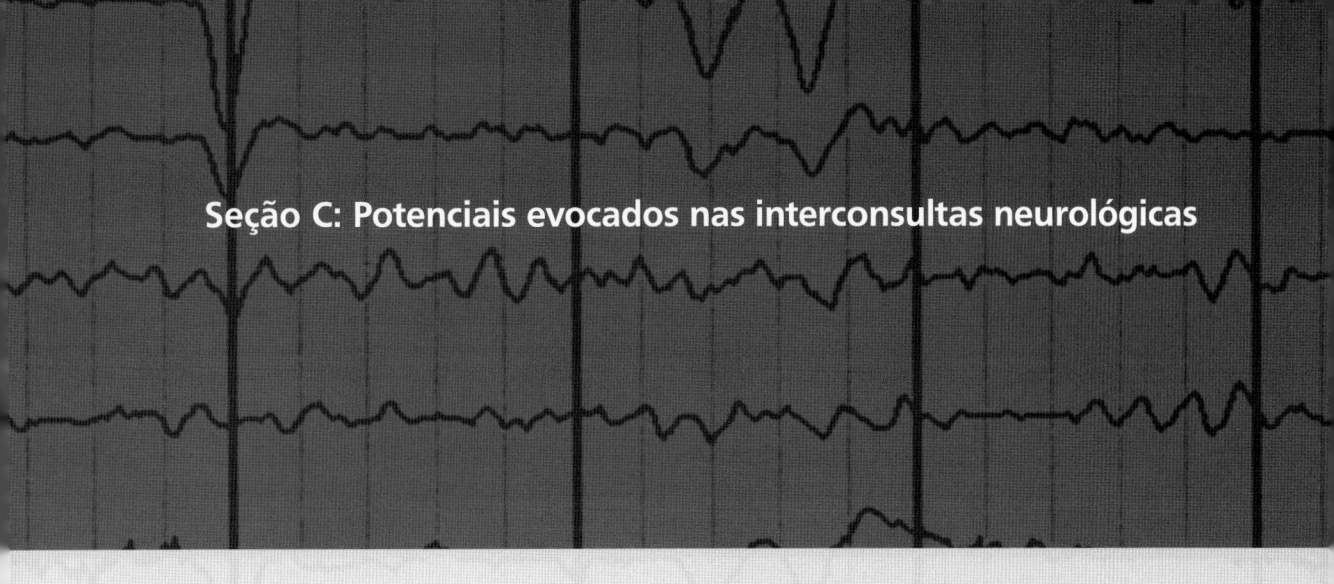

Seção C: Potenciais evocados nas interconsultas neurológicas

Os potenciais evocados avaliam as funções do sistema nervoso central a partir da estimulação dos órgãos terminais da visão, da audição e da sensibilidade, com o registro da soma das médias das respostas encefálicas. Podem ser realizados laboratorialmente e à beira do leito.

Potenciais evocados visuais

Os potenciais evocados visuais (PEVs) são os mais fáceis de serem avaliados, além de serem obtidos em menos de 20 minutos nos pacientes cooperativos; podem ser utilizados para detectar desmielinização das vias ópticas. Na cegueira histérica, as PEVs podem revelar (mesmo em um paciente não cooperativo e que mantenha as pálpebras fechadas) que as vias visuais estão íntegras, desde os olhos até o córtex visual; nessa situação, o teste dura pouco menos de 1 hora. Os potenciais cognitivos de latência mais longa são de configuração mais difícil, sendo pouco utilizados na prática clínica.

Potenciais evocados auditivos do tronco encefálico

Os potenciais evocados auditivos do tronco encefálico (PEATE) transmitem cliques ou tons por meio de sondas inseridas nos ouvidos ou por meio de fones de ouvido, até o tímpano. Essa técnica também permite a avaliação da desmielinização do tronco encefálico, e tem sido utilizada para avaliar a sobrevida potencial após lesões irreversíveis ou parcialmente reversíveis do tronco encefálico por anoxia, parada cardíaca ou trauma. No entanto, para essa função os PEATE são menos utilizados do que os potenciais evocados somatossensitivos (PESSs). Quando todas as respostas além da onda I estão ausentes em um paciente que se encontra em coma depois de uma parada cardíaca e que não apresentava surdez ou perda auditiva periférica prévia, pode ser concluído, com confiabilidade, que o paciente irá evoluir para óbito ou estado vegetativo persistente (EVP).

PEATEs que usam respostas de latência mais longa (por volta de 70 ou 100 ms após o estímulo auditivo), estímulos "excêntricos" ou negatividade divergente estão sendo cada vez mais estudados.

Nesses paradigmas, a janela de tempo para as aquisições somadas e médias é estendida para incluir essas respostas retardadas. Uma vez que esses potenciais provavelmente representam planos mais altos de processamento cognitivo (e de atenção), eles estão sendo explorados como substitutos da consciência e da atenção. As pesquisas têm demonstrado que esses potenciais são úteis para identificar os pacientes que estão acordados após anoxia subaquática, e que podem evoluir com recuperação da consciência ou, por outro lado, permanecer em EVP.

Potenciais evocados somatossensitivos

Os PESSs (tipicamente respostas obtidas pela estimulação do nervo mediano no braço) podem ser utilizados para identificar a localização do foco de interrupção periférica do impulso no plexo braquial, nos casos de avulsão traumática do plexo; para investigar o comprometimento da via piramidal na medula cervical e no tronco encefálico; e para avaliar se há desmielinização ao longo da via somatossensitiva ascendente. Nos pacientes internados, os PESSs são utilizados com maior frequência para determinar o prognóstico após o coma anóxico.

No coma, os PESSs têm papel especial no estabelecimento preciso de um resultado ruim, incluindo o óbito. A ausência de respostas corticais após a parada cardíaca indica com segurança que não haverá retorno da consciência, com 100% de exatidão. Nessa hipótese, os pacientes inconscientes pioram, morrem ou assumem o estado vegetativo. Após os traumatismos craniencefálicos, o prognóstico também pode ser determinado com precisão pelos PESSs. Por outro lado, como era de se prever, nas causas reversíveis de coma não é possível estabelecer o prognóstico utilizando-se essa modalidade de exame neurofisiológico, pois as respostas corticais persistem nos pacientes comatosos, anestesiados e em muitos pacientes com coma tóxico ou metabólico.

Este manual apresenta uma discussão de alguns exemplos clínicos e das dúvidas que com maior frequência levam às solicitações de avaliação neurológica, além de correlacioná-los às alterações eletrofisiológicas, o que permite a determinação o mais preciso possível do diagnóstico e do prognóstico.

36. Potenciais evocados somatossensitivos nas lesões do mesencéfalo – respostas corticais ausentes

CASO CLÍNICO: Mulher de 44 anos de idade com hipertensão arterial, cefaleia intensa e convulsões parou de responder a estímulos. O exame clínico revelou uma paciente comatosa, com olhos fechados e pupilas fixas, com 5 mm de diâmetro. Os reflexos oculocefálico corneano e da tosse estavam abolidos, assim como a resposta ao estímulo nasal, e não havia respiração espontânea. A tomografia revelou hematoma na ponte e no mesencéfalo.

COMENTÁRIO: Com a ausência da maioria dos reflexos integrados no tronco encefálico, a presença de uma causa irreversível de coma e os PESSs mostrando ausência completa de condução além do mesencéfalo, a equipe da unidade de tratamento intensivo se reuniu com os familiares do paciente e, em comum acordo, decidiram suspender o tratamento.

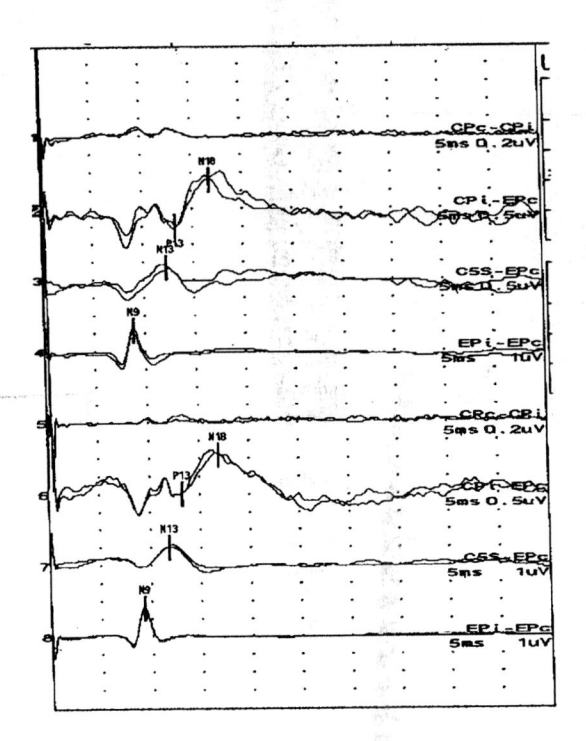

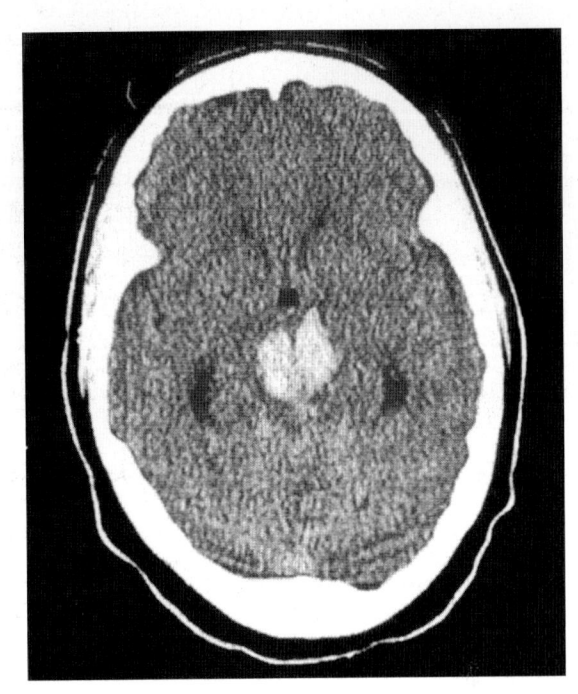

Este PESS do nervo mediano revela um sinal somatossensitivo ascendente bilateralmente através do ponto de Erb (N9) do plexo braquial, progredindo através da zona de entrada da raiz cervical dorsal (N13) e com de projeções de campos distantes a partir dos lemniscos mediais (P13/N18), que são regiões somatossensitivas subcorticais. Não havia sinais alcançando o córtex somatossensitivo (N20 ausente). Essas alterações eram compatíveis com as alterações demonstradas pela TC do encéfalo, que revelou hemorragia no mesencéfalo e na ponte.

37. Potenciais evocados somatossensitivos na lesão cortical difusa anóxica – respostas corticais e subcorticais ausentes [1]

CASO CLÍNICO: Mulher de 26 anos de idade foi encontrada com parada cardíaca após *overdose* de drogas. Ela não tinha pulso, estava em apneia e com as pupilas dilatadas. Na UTI, o exame clínico não revelou movimentos espontâneos ou evocados, e os reflexos do tronco encefálico estavam ausentes.

COMENTÁRIO: Com a ausência dos reflexos integrados tronco encefálico, a história de etiologia anóxico-isquêmica documentada e o resultado dos potenciais evocados somatossensitivos (PESSs) do nervo mediano, que não mostravam condução para as estruturas corticais situadas acima do mesencéfalo (respostas N20 ausentes), concluiu-se que não havia possibilidade de recuperação da consciência. A equipe da UTI, em conjunto com os familiares do paciente, decidiu suspender o tratamento.

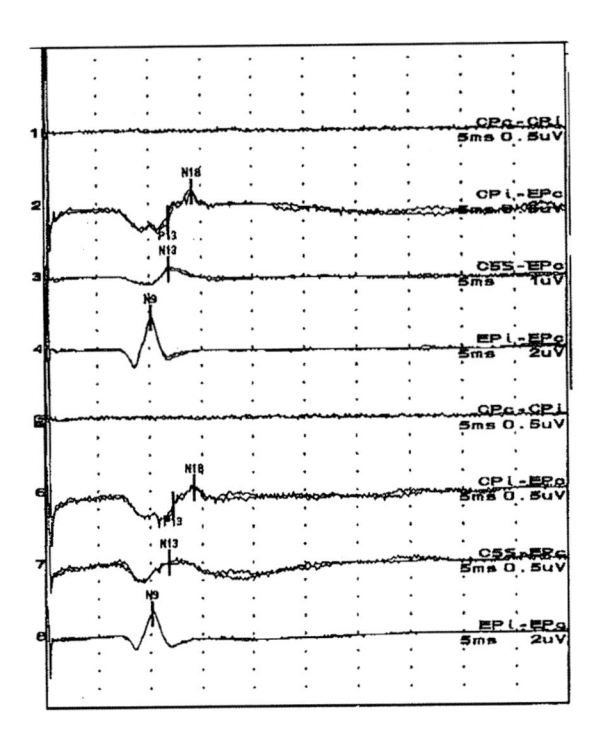

Este PESS do nervo mediano demonstra um sinal somatossensitivo ascendente bilateralmente através do plexo braquial (N9), progredindo através da zona de entrada da raiz cervical dorsal (N13) e com projeções de campos distantes até os lemniscos mediais (P13/N18), que são regiões somatossensitivas subcorticais, porém sem alcançar o córtex somatossensitivo (N20 ausente).

O EEG revelou atividade fusiforme em ambas regiões frontais.

REFERÊNCIA
1. Zandbergen EGJ, Hijdra A, Koelman JHTM et al. Prediction of poor outcome within the first three days of post anoxic coma. *Neurology* 2006;66:62-68.

38. Potenciais evocados somatossensitivos após parada cardíaca prolongada – ausência de todas as ondas acima do plexo braquial [1,2]

CASO CLÍNICO: Homem de 52 anos de idade foi encontrado com parada cardíaca em assistolia, após *overdose* de drogas. Na unidade de tratamento intensivo cardíaco (UTIC), o exame clínico não revelou movimentos espontâneos ou evocados, nem a presença dos reflexos integrados no tronco encefálico.

COMENTÁRIO: Este paciente não demonstrava evidências de função cortical ou do tronco encefálico no exame clínico. A ausência de respostas corticais nos potenciais evocados somatossensitivos (PESSs) do nervo mediano ajudaram a família a tomar a decisão, em conjunto com os médicos da UTIC, de suspender o tratamento. A ausência de respostas corticais no PESS parece ter função – chave no processo de tomada de decisão para a suspensão do tratamento.

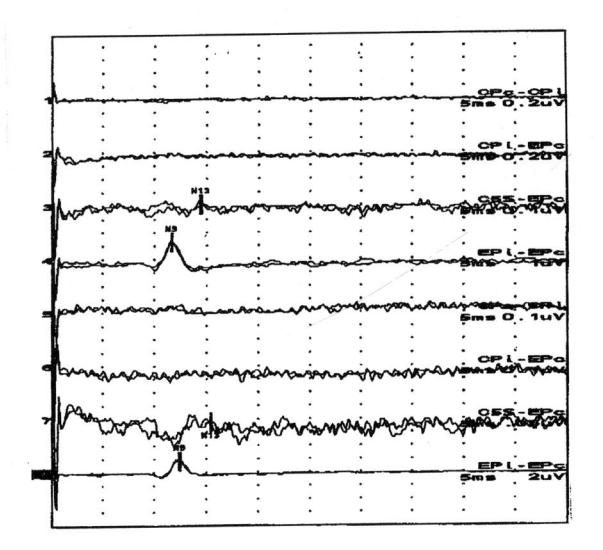

Este PESS do nervo mediano revela que os sinais somatossensitivos ascendem através do ponto de Erb (N9) de ambos os plexos braquiais, mas somente à esquerda eles ultrapassam a zona de entrada da raiz dorsal cervical (N13). Ao contrário do estudo anterior, não há condução através das regiões subcorticais ou corticais (respostas P14/N18 e N20 ausentes). À direita, não há condução acima do plexo braquial a partir do ponto de Erb.

REFERÊNCIAS

1. Zandbergen EGJ, Hijdra A, Koelman JHTM, Hart AAM, Vos PE, Verbeek MM, de Haan RJ. Prediction of poor outcome within the first three days of post-anoxic coma. *Neurology* 2006;66:62-68.
2. Geocadin RG, Buitrago M, Torbey MT, Chandra-Strobos N, Williams A, Kaplan PW. Neurological prognostication and withdrawal of life sustaining therapies in patients resuscitated from cardiac arrest. *Neurology* 2006;67:105-108.

39. Potenciais evocados somatossensitivos após parada cardíaca prolongada – ausência de todas as respostas, exceto N9 cervical [1,2]

CASO CLÍNICO: Homem de 36 anos de idade com doença cardíaca prévia teve uma parada cardíaca sem pulso. Na UTI, observou-se ausência dos reflexos do tronco encefálico, de resposta aos estímulos dolorosos e de movimentos espontâneos. A TC do encéfalo revelou significativo edema cerebral, com apagamento de todos os sulcos cerebrais e cerebelares, do segmento superior do canal medular, do quarto ventrículo e das cisternas tectal e suprasselar. O EEG mostrou padrão Grau V na escala de coma pós-anóxico, com pouca a nenhuma atividade cortical de baixa voltagem, em 2-4 μV.

COMENTÁRIO: Com a ausência dos reflexos integrados no tronco encefálico, a história de etiologia anóxico-isquêmica documentada e o resultado dos potenciais evocados somatossensitivos (PESSs) do nervo mediano, que não mostravam resposta acima do plexo braquial, concluiu-se que não havia possibilidade de recuperação da consciência. Neste estudo, toda a condução acima da zona de entrada da raiz dorsal cervical estava abolida. A equipe da UTI, em conjunto com os familiares do paciente, decidiu suspender o tratamento.

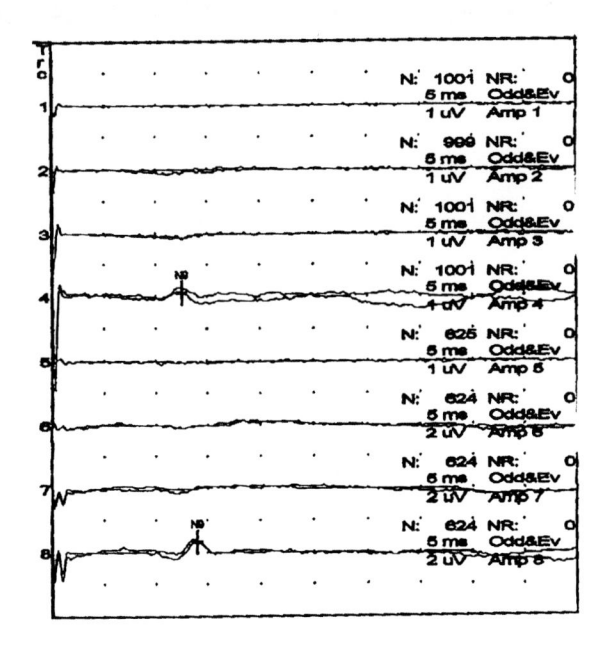

Este PESS do nervo mediano mostra que o sinal somatossensitivo ascende somente através do plexo braquial (N9). Não há progressão do sinal através das estruturas situadas acima do plexo braquial. Assim, não havia resposta na zona de entrada da raiz dorsal cervical, nem nas vias somatossensitivas subcorticais e corticais.

REFERÊNCIAS

1. Zandbergen EGJ, Hijdra A, Koelman JHTM, Hart AAM, Vos PE, Verbeek MM, de Haan RJ. Prediction of poor outcome within the first three days of post anoxic coma. *Neurology* 2006;66:62-68.
2. Scollo-Lavizzari G, Bassetti C. Prognostic value of EEG in post-anoxic coma after cardiac arrest. *Eur Neurol* 1987;26:161-170.

40. Potenciais evocados somatossensitivos (mediano e tibial) após lesão traumática da medula espinal

CASO CLÍNICO: Mulher de 22 anos sofreu ferimento cervical por projétil de arma de fogo. O exame clínico revelou tetraplegia flácida, preservação dos movimentos da musculatura facial e cervical e ausência de sensibilidade abaixo do pescoço. A TC do encéfalo foi normal. A TC da coluna cervical revelou hematoma e fragmentos ósseos dentro do canal raquidiano em C5. A angiotomografia do pescoço revelou que as artérias vertebrais e carótidas estavam prévias e sem evidências de dissecção.

COMENTÁRIO: A propedêutica complementar revelou interrupção somatossensitiva completa no segmento cervical da medula espinal, compatível com a tetraplegia flácida. Não houve indicação cirúrgica.

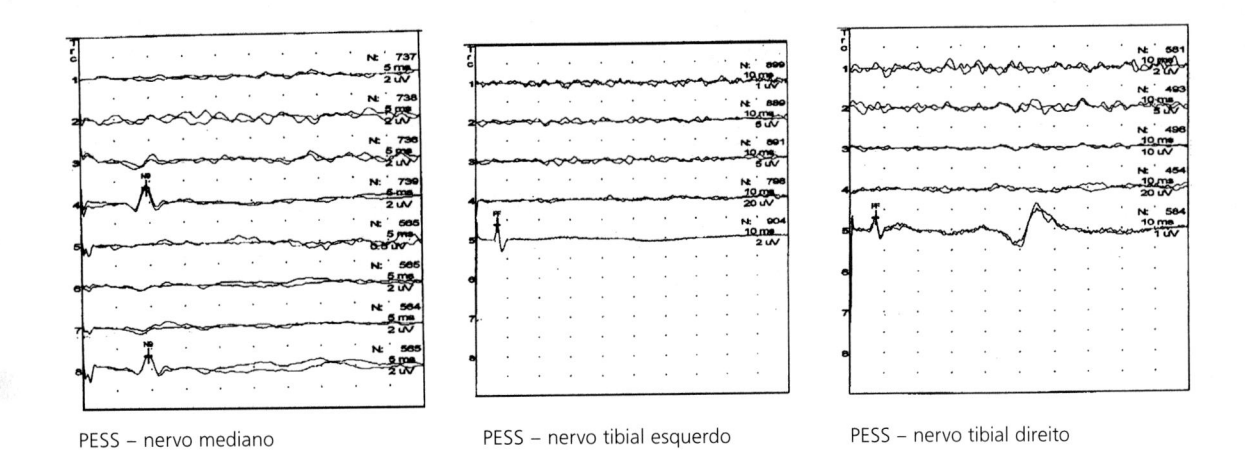

PESS – nervo mediano   PESS – nervo tibial esquerdo   PESS – nervo tibial direito

Este conjunto de potenciais evocados somatossensitivos (PESSs) do nervo mediano revela que não há sinal somatossensitivo ascendendo além do plexo braquial (N9), bilateralmente. O PESS do nervo tibial também não revelou respostas acima da fossa poplítea; os potenciais lombares não puderam ser obtidos. Em conjunto, esses achados refletem a transecção total dos tratos cuneiforme e grácil na medula espinal cervical.

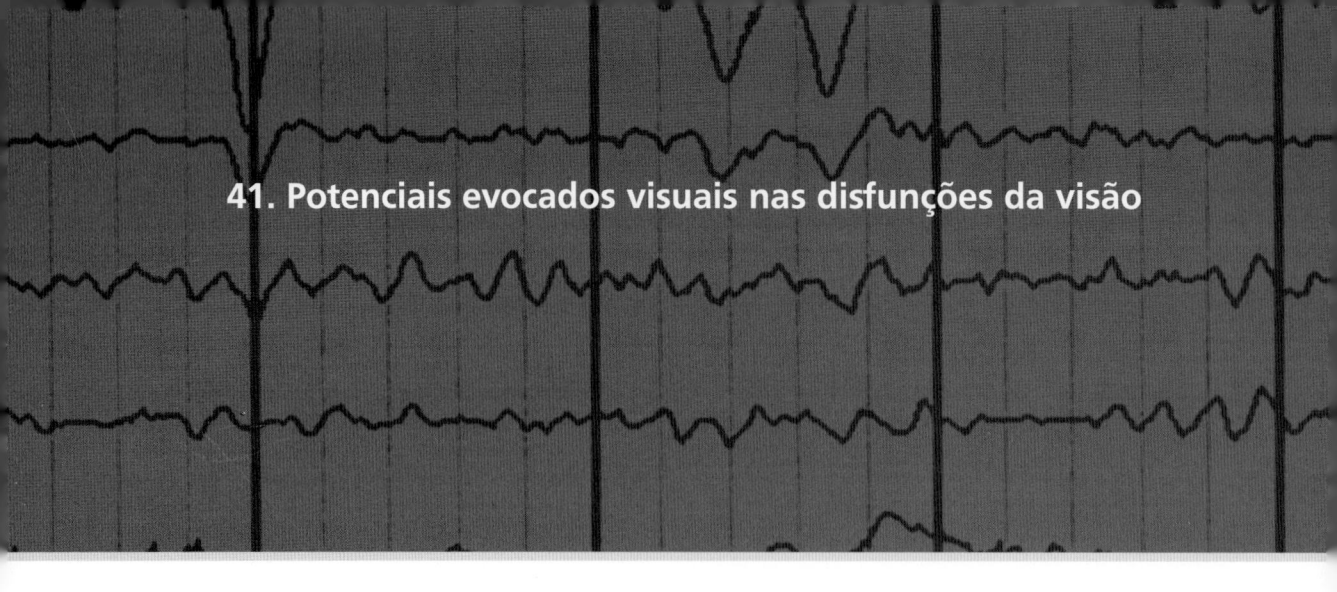

41. Potenciais evocados visuais nas disfunções da visão

CASO CLÍNICO: Paciente com diagnóstico de esclerose múltipla, forma surtos e remissões, notou embaçamento visual à direita, de instalação subaguda. O exame clínico revelou palidez do disco óptico direito e redução da acuidade visual.

COMENTÁRIO: Os potenciais evocados visuais (PEVs) têm papel central na identificação da desmielinização das vias ópticas anteriores associada à esclerose múltipla (EM) [1]. Usualmente, o papiledema não produz alterações na latência e na amplitude, exceto quando há perda visual já instalada ou iminente. A compressão das vias visuais anteriores e os tumores intrínsecos do nervo óptico podem distorcer a morfologia da onda do PEV, mas geralmente produz menor atraso da latência do que a desmielinização [2,3]. Sem dúvida, a melhor modalidade de exame para o estudo dessas lesões é a RM. Diversas outras doenças podem produzir resultados não confiáveis, como o albinismo (amplitude diminuída, mas sem alterações da latência), alcoolismo e síndrome de Wernicke-Korsakoff; já na polirradiculopatia desmielinizante crônica observa-se prolongamento da latência [4]. Nos pacientes diabéticos, pode ser encontrado certo grau de retardo na condução, semelhante ao que ocorre na esclerose múltipla. Os traumatismos craniencefálicos e a hipertensão intracraniana também podem afetar os PEVs [4], embora estes não sejam muito usados nessas duas situações clínicas. Os PEVs também podem ser utilizados para o acompanhamento das leucodistrofias. Na adrenoleucodistrofia [5] e na deficiência de vitamina E associada à fibrose cística [6], os PEVs têm sido empregados para monitorar a piora ou, por outro lado, a melhora resultante do tratamento. A pesquisa de resposta cortical após estimulação com óculos de diodos emissores de luz pode ser útil no diagnóstico da cegueira histérica.

Este PEV, realizado com ângulos de visão pequenos e grandes, demonstra atraso nas latências P100 a 120-122 ms à direita, comparado com 99-100 ms à esquerda (valor de referência 108 ms ± 3 DP). No lado direito, o retardo é evidente, refletindo a desmielinização da via óptica anterior deste lado (compatível com neurite óptica direita e surto da esclerose múltipla).

REFERÊNCIAS

1. Brooks EB, Chiappa KH. A comparison of clinical neuroophthalmological findings, and pattern-shift visual evoked potentials in multiple sclerosis In: Courjon J, Maugiere F, Revol M (eds.), *Clinical Applications of Evoked Potentials in Neurology*. New York: Raven Press 1982.
2. Kupersmith MJ, Siegel IM, Carr RE, Ransohoff J, Flamm E, Shakin E. Visual evoked potentials in chiasmal gliomas in four adults. *Arch Neurol* 1981;38:362-365.
3. Haliday AM, McDonald WI, Mushin J. Visual evoked responses in the diagnosis of multiple sclerosis. *Br Med J* 1973;4:661-664.
4. Chiappa KH (ed.), *Evoked Potentials in Clinical Medicine*, 2nd edn. New York: Raven Press 1990;645.
5. Kaplan PW, Tusa RJ, Shankroff 1, Heller J, Moser HW. Visual evoked potentials in adrenoleukodystrophy: A trial with glycerol trioleate and lorenzo oil. *Ann Neurol* 1993;34:169-174.
6. Kaplan PW, Rawal K, Erwin CW, D'Souza BJ, Spock A. Visual and somatosensory evoked potentials in vitamin E deficiency with cystic fibrosis. *Electroencephalogr Clin Neurophysiol* 1988;71:266-272.

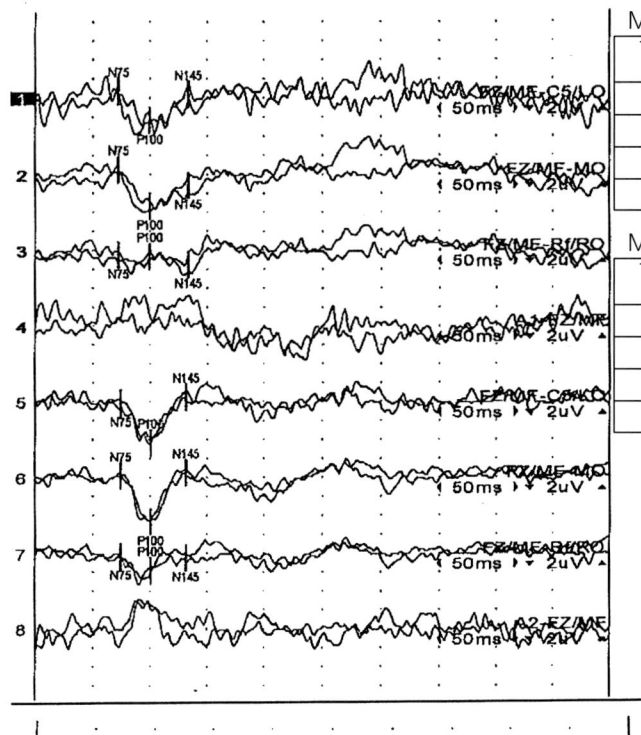

Seção C: Potenciais evocados nas interconsultas neurológicas

Medidas de PEV esquerdo

Text	Lat N75 ms	Lat P100 ms	Lat N145 ms	PP Amp 75-100 µV
LO	1.1N75 70.5	1.1P100 99.0	1.1N145 133	1.1N75 P100 3.15
MO	1.2N75 70.5	1.2P100 99.0	1.2N145 133	1.2N75 P100 3.92
RO	1.3N75 70.5	1.3P100 99.0	1.3N145 133	1.3N75 P100 0.06
MF		1.4N100		

Medidas de PEV esquerdo

Text	Lat N75 ms	Lat P100 ms	Lat N145 ms	PP Amp 75-100 µV
RO	2.1N75 72.5	2.1P100 100	2.1N145 131	2.1N75 P100 4.06
MO	2.2N75 72.5	2.2P100 100	21.2N145 131	2.2N75 P100 4.96
LO	2.3N75 72.5	2.3P100 100	2.3N145 131	2.3N75 P100 1.51
MF		2.4N100		

Medidas de PEV direito

Text	Lat N75 ms	Lat P100 ms	Lat N145 ms	PP Amp 75-100 µV
LO	1.1N75 81.5	1.1P100 120	1.1N145 160	1.1N75 P100 4.56
MO	1.2N75 81.5	1.2P100 120	1.2N145 160	1.2N75 P100 5.73
RO	1.3N75 81.5	1.3P100 120	1.3N145 160	1.3N75 P100 2.05
MF		1.4N100		

Medidas de PEV direito

Text	Lat N75 ms	Lat P100 ms	Lat N145 ms	PP Amp 75-100 µV
RO	2.1N75 83.5	2.1P100 122	2.1N145 162	2.1N75 P100 4.37
MO	2.2N75 83.5	2.2P100 122	2.2N145 162	2.2N75 P100 5.09
LO	2.3N75 83.5	2.3P100 122	2.3N145 162	2.3N75 P100 1.63
MF		2.4N100		

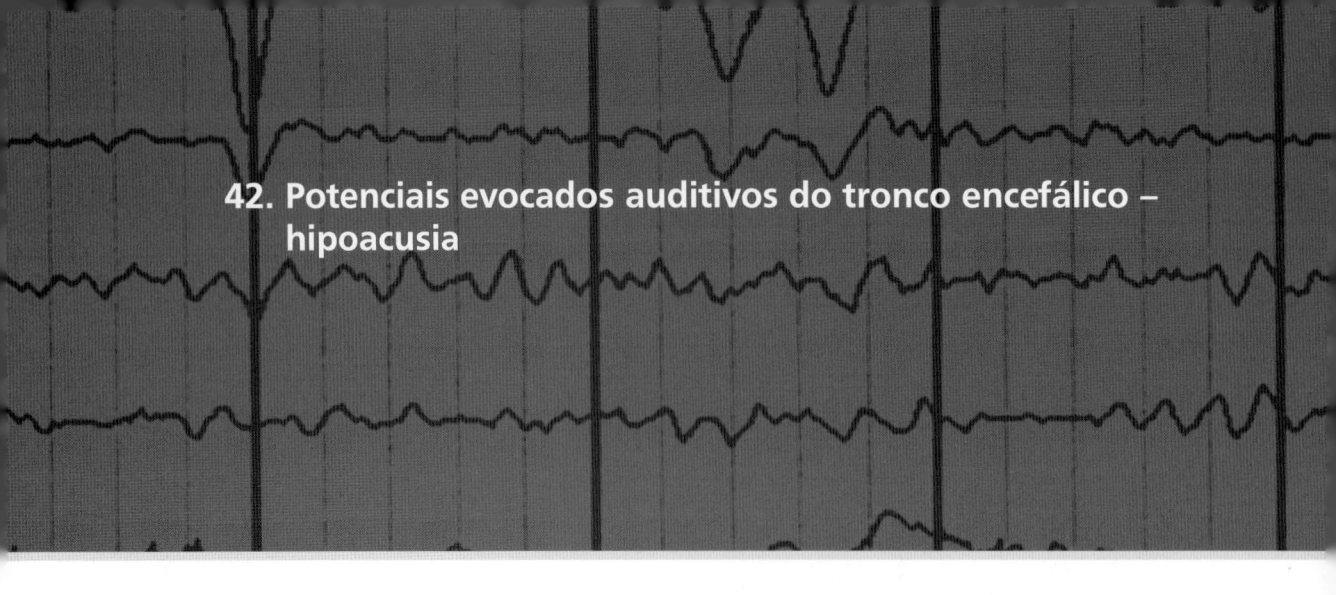

42. Potenciais evocados auditivos do tronco encefálico – hipoacusia

CASO CLÍNICO: Paciente com diagnóstico de esclerose múltipla, forma surtos e remissões, queixou-se de redução súbita da audição do lado esquerdo. O exame clínico revelou diminuição da percepção de ruídos no ouvido esquerdo.

COMENTÁRIO: Os potenciais evocados auditivos do tronco encefálico (PEATEs) já foram amplamente utilizados na avaliação dos tumores do ângulo pontocerebelar, neurinomas do acústico, lesões intrínsecas do tronco encefálico e na esclerose múltipla. No entanto, atualmente, os PEATEs foram superados pela RM do encéfalo. Além de outros exames audiológicos, os PEATEs têm sido úteis na avaliação dos efeitos auditivos dos medicamentos ototóxicos.

No coma e na morte encefálica, os PEATEs são utilizados para complementar o exame clínico e outros estudos eletrofisiológicos, como os potenciais evocados somatossensitivos e o EEG. Com relação à audição, as causas periféricas (lesões cocleares e do nervo vestibulococlear) produzem pouco efeito sobre as latências do PEATE. Na esclerose múltipla, as anormalidades identificadas pelo PEATE geralmente são associadas à audição normal. Em uma série, 45% dos pacientes portadores de esclerose múltipla e com alterações nos PEATEs apresentava anormalidades unilaterais [1], geralmente do mesmo lado da lesão. Com todas as ressalvas acima apontadas, os PEATEs podem ser utilizados para documentar ou investigar *alterações* nos formatos de onda, caso que indica alteração funcional quantitativa das vias auditivas centrais e periféricas do tronco encefálico. O atraso da onda I-III é mais comum nos neurinomas do acústico e, quando normal, geralmente torna desnecessária a realização da RM [2]. Nos pacientes com esclerose múltipla que apresentam manifestações da doença fora do tronco encefálico, os PEATEs, quando alterados, podem ser úteis por indicar a presença de placas no tronco encefálico, o que permite a delimitação exata da doença. Se os dados clínicos, os exames neurorradiológicos e o líquido cefalorraquidiano forem inconclusivos, os PEATEs podem revelar evidências objetivas de envolvimento do tronco encefálico.

Por último, os PEATEs permitem a monitoração dos efeitos do tratamento ou da progressão da doença. Na esclerose múltipla, a maioria das alterações envolve a amplitude da onda V (87% dos casos) e o intervalo II-V (núcleo olivar superior e colículo inferior). Ocasionalmente, os cliques de rarefação podem identificar as alterações [3]. As identificadas pelos PEATEs podem demonstrar a progressão/regressão clínica da mielinólise pontina central [4], da leucodistrofiametacromática, da adrenoleucodistrofia, da doença de Pelizaeus-Merzbacher e de outras doenças degenerativas hereditárias do sistema nervoso central [2], além de permitir (quando normal) a diferenciação entre o coma tóxico/metabólico e as lesões intrínsecas do tronco encefálico.

No traumatismo craniencefálico e na hipertensão intracraniana, os PEATEs têm obtido sucesso variável na determinação do prognóstico em diferentes séries de pacientes. Na suspeita de disfunção cerebral grave, os PEATEs podem ser utilizados para acompanhar os pacientes comatosos em que o uso de agentes anestésicos ou a hipertensão intracraniana comprometam a interpretação dos dados clínicos [4].

Nas crianças, os PEATEs são utilizados para a triagem de defeitos auditivos nos grupos de risco (meningite bacteriana, exposição a medicamentos ototóxicos, *kernicterus* e prematuridade). Esse exame tem sido preconizado em todas as crianças que permanecem na UTI neonatal antes da alta, bem como naquelas com atraso no desenvolvimento atribuível à cegueira ou à surdez.

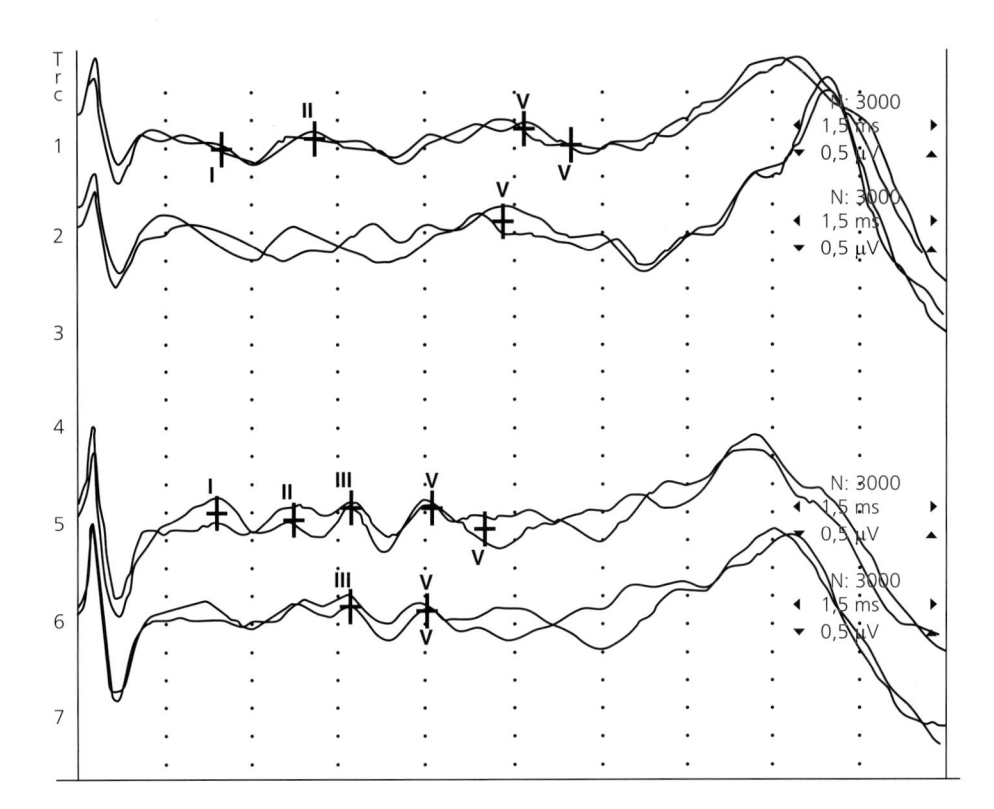

PEATE demonstrando picos I-V normais no mesmo lado da estimulação do ouvido direito (dois traçados inferiores). À esquerda (os dois traçados superiores), os picos são bem menos definidos, o pico III não é visto e há prolongamento do intervalo I-V entre os picos, o que reflete o prolongamento da condução na região pontomesencefálica. Essas alterações indicam que a perda decorre de desmielinização do tronco encefálico, situação compatível com novo surto da esclerose múltipla.

REFERÊNCIAS

1. Chiappa KH, Harrison JL, Brooks EB, Young RR. Brainstem auditory evoked responses in 200 patients with multiple sclerosis. *Ann Neurol* 1980;7:135-143.
2. Chiappa KH. *Evoked Potentials in Clinical Medicine*, 2nd edn. New York: Raven Press 1990.
3. Emerson RG, Brooks EB, Parker SW, Chiappa KH. Effects of click polarity on brainstem auditory evoked potentials in normal subjects and patients: Unexpected sensitivity of wave V. *Ann N Y Acad Sci* 1982;388:710-721.
4. Stockard J1, Sharbrough FW. Unique contributions of short-latency somatosensory evoked potentials in patients with neurological lesions. *Prog Clin Neurophysiol* 1980;7:231-263.

Anotações

PARTE 4
Doenças do Sistema Nervoso Periférico

Seção A: Fraqueza e/ou insuficiência respiratória na UTI e na enfermaria

A fraqueza somática generalizada e a insuficiência respiratória são manifestações comuns dos transtornos neuromusculares observados nos pacientes internados na UTI e na enfermaria. O diagnóstico diferencial da fraqueza é muito amplo, podendo representar grande desafio para o médico. O transtorno neuromuscular mais comum adquirido na UTI consiste na neuromiopatia do paciente crítico (Caso 43), enquanto o bloqueio prolongado da junção neuromuscular e a rabdomiólise são causas muito mais raras. Outros transtornos neuromusculares, como a miastenia grave, as doenças do neurônio motor e as miopatias inflamatórias podem causar fraqueza nos pacientes que estão na UTI, embora esses e outros transtornos semelhantes sejam mais comuns fora da UTI, podendo, inclusive, ser a causa da admissão na UTI. Nos pacientes internados, a fraqueza e a insuficiência respiratória geralmente são causadas por neuropatias, radiculopatias e, menos frequentemente, miopatia, miosite e vasculite, além de poderem representar manifestações paraneoplásicas. Embora a esclerose lateral amiotrófica (ELA) não seja rara, a maioria das avaliações em pacientes internados é motivada pela presença de fraqueza após doença prolongada associada a comprometimento geral, repouso prolongado no leito e perda da mobilidade. Os dados clínicos e o exame detalhado são essenciais para o estabelecimento do diagnóstico dos transtornos neuromusculares e para a interpretação correta da propedêutica complementar, como os estudos eletrofisiológicos. Os objetivos são: determinar se a doença é adquirida ou hereditária; identificar se o processo é focal (mononeuropatias ou radiculopatias) ou generalizado (polineuropatias ou miopatias); e localizar as regiões neurológicas afetadas (i. e., encéfalo/medula espinal, raízes nervosas, plexos, nervos, junção neuromuscular ou músculo). A sistematização do exame neurológico é crucial para que seja possível discernir esses detalhes, sendo discutida abaixo. Os achados do exame físico nos diversos transtornos neurológicos estão resumidos no Caso 44.

O envolvimento de nervos cranianos pode ser útil para reduzir as possibilidades diagnósticas. A disfunção dos nervos cranianos é comum nos transtornos da transmissão neuromuscular (i. e., diplopia, ptose, disartria, disfagia e fraqueza facial bilateral na miastenia grave) e nas doenças do neurônio motor (i. e., disartria, disfagia e fraqueza da língua na ELA). Já nas neuropatias (exceto a fraqueza facial bilateral observada na síndrome de Guillain-Barré) e nas miopatias (à exceção da fraqueza facial bilateral observada na distrofia miotônica e da oftalmoplegia associada às distrofias oculofaríngeas e aos transtornos mitocondriais), o envolvimento dos nervos cranianos tende a ser muito raro.

O exame manual dos músculos sempre deve ser executado e quantificado. O padrão da fraqueza muscular pode ser ajudar a localizar a lesão. A fraqueza é proximal na maioria das miopatias e em algumas doenças do neurônio motor, mas é distal na maioria das polineuropatias. Ptose e fraqueza da musculatura extraocular são vistas na miastenia grave, na distrofia oculofaríngea e nas miopatias mitocondriais. A fraqueza facial é característica da distrofia facioescapuloumeral, embora também possa ser vista na sarcoidose e na amiloidose familiar. A fraqueza da língua acompanhada por atrofia e fasciculações é observada nas doenças do neurônio motor. Já na miastenia grave, a fraqueza da língua pode ocorrer sem fasciculações.

O exame dos músculos deve procurar determinar se a fraqueza é acompanhada por atrofia focal ou generalizada, ou se não há atrofia. Os transtornos da transmissão neuromuscular e as neuropatias desmielinizantes geralmente não produzem atrofia muscular. A fadiga muscular durante movimentos repetitivos sugere transtornos da transmissão neuromuscular, embora também possa estar associada a outras doenças.

A exacerbação dos reflexos osteotendinosos indica disfunção do neurônio motor superior, como se dá nas lesões da medula espinal e nas doenças do neurônio motor. A hiporreflexia, por outro lado, indica neuropatia, embora também possa ser vista na síndrome miastênica de Lambert-Eaton e nas formas inferiores das doenças do neurônio motor. A arreflexia distal é característica das neuropatias axonais, enquanto a arreflexia generalizada aponta para um processo desmielinizante. A melhora da hiporreflexia durante a execução de movimentos repetitivos pode ser observada na síndrome miastênica de Lambert-Eaton. A perda focal dos reflexos associada a déficit sensitivo sugere lesão do nervo, do plexo ou da raiz envolvida em sua produção. Nas miopatias, os reflexos de modo geral estão normais.

O exame da sensibilidade deve incluir a avaliação das grandes fibras mielinizadas (testes da propriocepção, da sensação vibratória e, nos pacientes ambulatoriais, o teste de Romberg) e das fibras pequenas (*i. e.*, sensação de dor e temperatura). As queixas sensitivas são características das doenças que afetam os axônios sensitivos dos nervos periféricos, dos plexos ou das raízes nervosas. A redução isolada da sensibilidade transmitida pelas fibras grandes sugere lesão situada no corno dorsal da medula espinal (p. ex., degeneração subaguda combinada na deficiência de vitamina B12).

A coordenação deve ser avaliada com os olhos do paciente abertos e fechados, a fim de se detectar a presença de ataxia sensitiva ou cerebelar.

Nos pacientes ambulatoriais, os testes da marcha e da postura devem, quando possível, determinar se há lordose (síndrome da pessoa rígida), marcha instável (miopatias) e marcha equina (polineuropatias). A incapacidade de se levantar do chão ou de uma cadeira sugere fraqueza da musculatura extensora do quadril, enquanto a incapacidade para subir ou descer de um banquinho é consistente com fraqueza da musculatura flexora do quadril ou do músculo quadríceps. No entanto, esses testes não são exequíveis na maioria dos pacientes internados na UTI.

Os testes eletrofisiológicos (estudos da condução nervosa, eletromiografia e testes de estimulação repetitiva) são valiosos no diagnóstico das doenças neuromusculares (Caso 45). A eletromiografia (EMG) pode diferenciar entre um transtorno do sistema nervoso periférico, uma lesão do sistema nervoso central (mielopatia) e um transtorno psicogênico. Pode, ainda, ajudar a discernir entre os vários transtornos do sistema nervoso periférico, descritos acima. Além de definir o diagnóstico topográfico (anatômico), a EMG pode fornecer informações que irão reduzir ainda mais o diagnóstico diferencial. Note que o tempo de manifestação das alterações identificadas pela EMG e pelo estudo das velocidades de condução do nervo (VCN) dependerá da distância e do tempo necessários para que a degeneração axonal se estenda a partir da lesão até o músculo em estudo. Tipicamente, são necessários de 10 a 21 dias para que as fibrilações e ondas positivas apareçam no músculo desnervado. A EMG e os estudos de condução nervosa, por exemplo, podem ajudar a classificar um processo neuropático em desmielinizante, axonal, sensitivo ou motor, reduzindo, assim, a necessidade de outros exames complementares. Em algumas ocasiões, os estudos eletrofisiológicos podem estabelecer e acompanhar o curso temporal da progressão ou regressão da doença, além de poderem ser utilizados para acompanhar os efeitos do tratamento.

43. Causas de paralisia e insuficiência respiratória na UTI

1. Mielopatias
2. ELA e outras doenças do neurônio motor
3. Síndrome de Guillain-Barré
4. Neuropatias tóxicas e vasculíticas
5. Polineuropatia desmielinizante inflamatória crônica
6. Porfiria
7. Miastenia grave e, raramente, síndrome miastênica de Lambert-Eaton e outras doenças miastênicas
8. Paralisia por picada de carrapato
9. Botulismo
10. Intoxicação por organofosforados
11. Bloqueio prolongado da junção neuromuscular
12. Paralisia periódica
13. Neuromiopatia do doente crítico
14. Miopatia inflamatória
15. Miopatia tóxica e outras causas de rabdomiólise
16. Miopatia ácido maltase
17. Distrofias musculares, miopatia congênita, miopatia mitocondrial
18. Desequilíbrio endócrino e eletrolítico

44. Avaliação clínica das doenças neuromusculares

Característica	Mielopatia	Doença do neurônio motor	Polineuropatia	Doenças da junção neuromuscular	Miopatia
Função bulbar	Normal	Oftalmoplegia, disartria, disfagia em MG	Geralmente normal, mas pode estar envolvida na síndrome de Guillain-Barré	Disartria, disfagia e fraqueza da língua	Frequentemente normal, mas pode envolver miosite e certas miopatias herdadas
Padrão de fraqueza	Variável, geralmente simétrica	Variável, simétrico na maioria, mas geralmente assimétrico na ELA	Distal > proximal	Proximal > distal, flutua, muitas vezes envolve músculos extraoculares	Proximal > distal
Tônus muscular	Aumentado	Aumentado, mas ocasionalmente diminuído	Diminuído	Normal	Normal
Fasciculação	Normal, mas algumas vezes em mielopatia espondilótica	Sim	Às vezes	Não	Não
Reflexos dos tendões profundos	Aumentado	Variável, diminuído na maioria, aumentado na ELA	Diminuído ou ausente	Normal em doenças pós-sinápticas (miastenia grave), diminuído nas pré-sinápticas (síndrome de Lambert-Eaton e botulismo)	Normal inicialmente, pode diminuir em estágio posterior com fraqueza grave (reflexos do tornozelo geralmente são preservados até muito tarde)
Sinal de Babinski	Dedos levantados	Dedos levantados	Normal	Normal	Normal
Perda sensorial	Sim, geralmente nível sensorial	Não, exceto na doença de Kennedy	Geralmente presente	Não	Não
Dor	Dor nas costas	Não	Frequentemente	Não	Variável, geralmente não
Disfunção do intestino/bexiga	Sim	Não	Não	Não	Não

45. Avaliação laboratorial das doenças neuromusculares

Exame	Doença do neurônio motor	Polineuropatia	Doenças da junção neuromuscular	Miopatia
Nível de creatinoquinase (CK)	Pode estar levemente elevado	Normal	Normal	Aumentado
Estudos de condução dos nervos	Potencial de ação muscular composta normal ou de baixa amplitude (CMAPs), potencial de ação normal do nervo sensorial (SNAPs)	Velocidades lentas de condução dos nervos ou baixa amplitude Potencial de ação muscular composta (CMAPs) e potencial de ação do nervo sensorial (SNAPs)	Normal	Normal
Eletromiografia	Diminuição do número de unidades motoras (recrutamento reduzido), denervação/reinervação aguda ou crônica	Diminuição do número de unidades motoras (recrutamento reduzido), denervação/reinervação aguda ou crônica	Normal, mas pode ter unidades motoras voluntárias com pequena amplitude e curta duração	Unidades motoras voluntárias com pequena amplitude e curta duração
Estimulação repetitiva do nervo	Geralmente normal, mas pequenas respostas decrescentes podem ocorrer	Normal	Diminuição da CMAP em baixas taxas de estimulação, grande aumento em taxas rápidas em distúrbios pré-sinápticos (30-100% em botulismo; > 200% na síndrome miastênica de Lambert-Eaton – LEMS); normal nas taxas rápidas em distúrbios pré-sinápticos (normal ou < 25% em MG)	Normal
Biópsia muscular	Denervação neurogênica, grupamento de tipo de fibra, atrofia em grupo	Denervação neurogênica, grupamento de tipo de fibra	Normal	Mudanças miopáticas

Anotações

Seção B: Fraqueza e/ou perda sensitiva segmentares

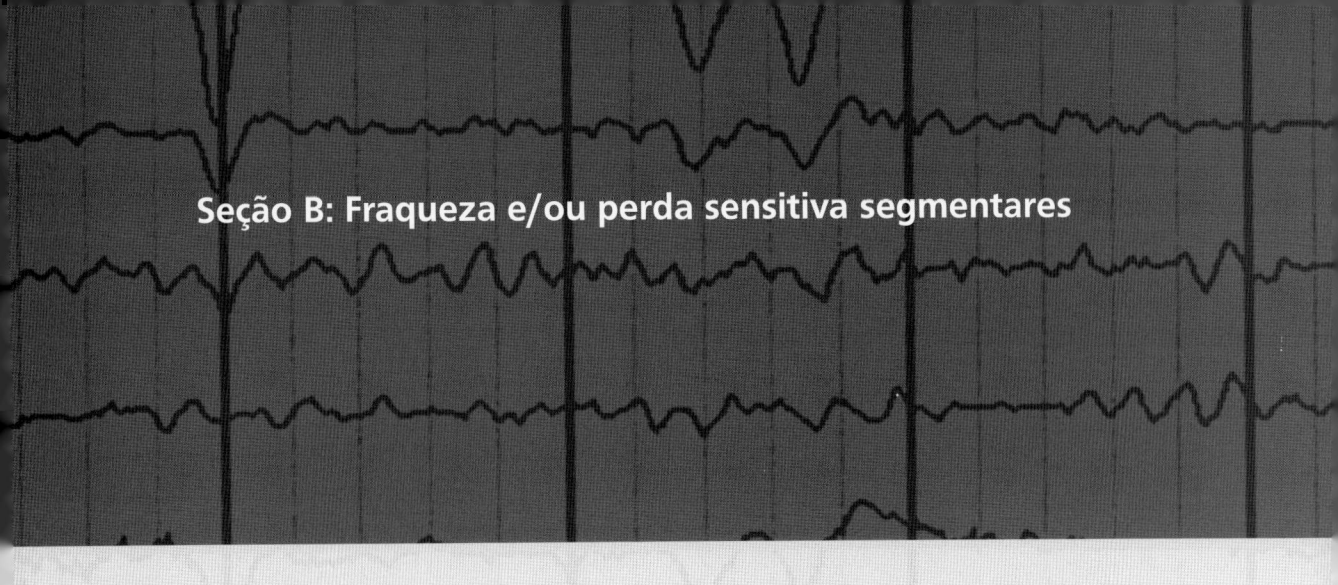

Fraqueza e perda sensitiva segmentares são queixas comuns nas doenças neuromusculares observadas nos pacientes internados na enfermaria. O padrão da fraqueza deve ser bem estabelecido: se generalizada, ou multifocal; se simétrica ou assimétrica; se proximal ou distal; e se acomete as extremidades inferiores ou superiores (Caso 46).

Alguns padrões de fraqueza muscular indicam lesão do nervo periférico, plexo ou raiz. Nas neuropatias periféricas, todos os músculos distais ao nível da lesão são acometidos, embora não o sejam necessariamente na mesma intensidade. Quando múltiplos músculos de um membro estão fracos, a localização depende do reconhecimento do nervo responsável pela inervação do grupo muscular acometido. Nas neuropatias focais (p. ex., paralisia do nervo radial) e nas lesões radiculares ou do nervo espinal a fraqueza limita-se ao dermátomo/miótomo supridos pelo nervo ou raiz envolvida. Por outro lado, na plexopatia completa (p. ex., plexopatia braquial traumática), pode causar fraqueza em todo o membro. No entanto, uma lesão parcial pode causar fraqueza apenas no território suprido pelos componentes afetados do plexo. Em algumas neuropatias, os reflexos encontram-se tipicamente reduzidos, muitas vezes com perda sensitiva na área afetada. As doenças das células do corno anterior da medula espinal geralmente começam com fraqueza focal semelhante à da mononeuropatia, mas se estendem à medida que a doença progride, culminando na fraqueza generalizada. À exceção do envolvimento da musculatura extraocular na miastenia grave, é raro que as doenças da junção neuromuscular ou as miopatias causem fraqueza focal.

Os exames eletrofisiológicos (estudos da condução nervosa, eletromiografia e exames de estimulação repetitiva) são especialmente valiosos na localização das doenças focais e segmentares, como é o caso das radiculopatias e das neuropatias compressivas, devendo ser utilizados para complementar a anamnese e o exame físico.

46. Avaliação das neuropatias periféricas segmentares

Característica	Mononeuropatia	Plexopatia	Radiculopatia
Padrão de fraqueza	Fraqueza em músculos enervados por um único nervo	Fraqueza em músculos enervados por várias raízes e nervos	Fraqueza em músculos enervados pela mesma raiz, mas por nervos diferentes
Reflexo	Reflexos diminuídos em músculos enervados por um único nervo	Diminuído em músculos enervados por raízes do plexo afetado, mas por nervos diferentes	Diminuído em músculos enervados pela mesma raiz, mas por nervos diferentes
Sensorial	Segue o território de um único nervo	Segue distribuição irregular de múltiplas raízes e nervos	Segue o território das raízes envolvidas
Eletromiografia	Denervação em músculos enervados por um único nervo; músculos paraespinais normais	Denervação em músculos enervados por múltiplas raízes e nervos; músculos paraespinais normais	Denervação em músculos enervados pela mesma raiz, mas por nervos diferentes; denervação dos músculos paraespinais afetados
Respostas sensoriais evocadas	Baixa amplitude e/ou latência SNAP prolongada	SNAP de baixa amplitude em nervos do plexo afetado	SNAPs Normais
Estudos dos nervos motores	Lento no nervo afetado; CMAP de baixa amplitude ou bloqueio de condução podem ser vistos	CMAP de amplitude normal ou baixa em nervos do plexo afetado	CMAP de amplitude normal ou baixa em nervos do plexo afetado
Respostas proximais (ondas F, reflexos H)	Lento ou ausente nos nervos afetados	Lento ou ausente em nervos do plexo afetado	Lento ou ausente em nervos das raízes afetadas

Seção C: Insuficiência respiratória/fraqueza difusa

47. Esclerose lateral amiotrófica/neuropatia motora

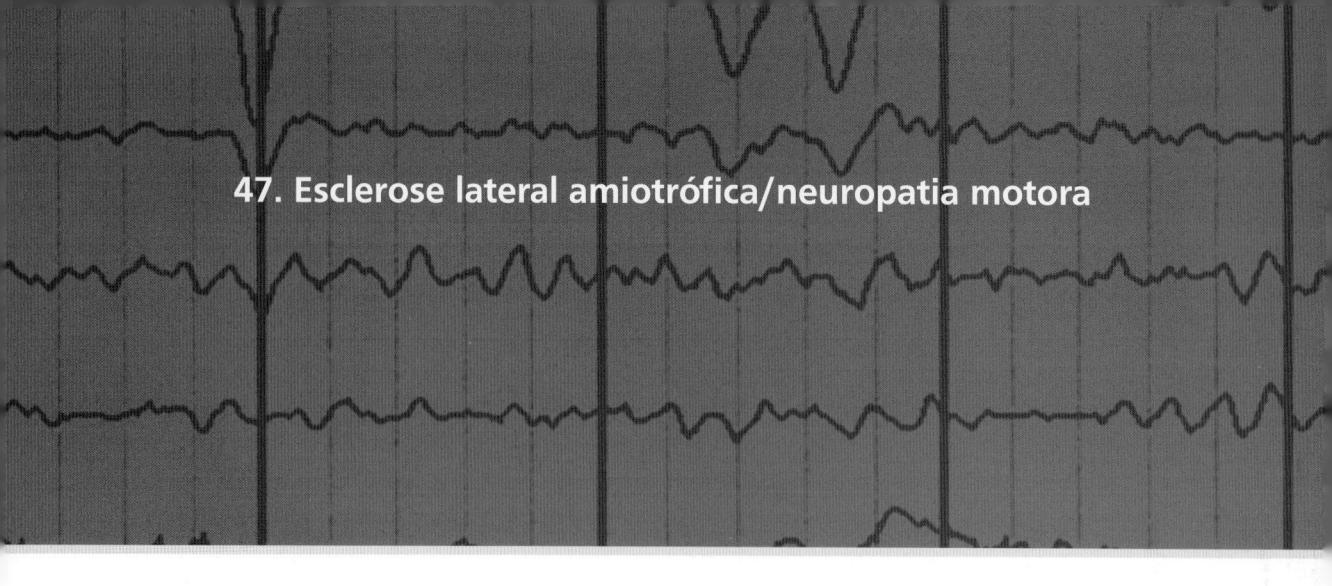

CORRELAÇÕES CLÍNICAS: Fraqueza apendicular lentamente progressiva ao longo de semanas a meses, hiper-reflexia, disfagia, fasciculações e sintomas respiratórios, com preservação da sensibilidade.

ETIOLOGIA: Neuronopatia motora.

AVALIAÇÃO CLÍNICA: Pesquisa de fraqueza lentamente progressiva dos membros, que pode ser assimétrica; disfagia, fasciculações, atrofia e hiper-reflexia não fisiológica. A sensibilidade do tronco e dos membros permanece normal.

PROPEDÊUTICA COMPLEMENTAR: Hemograma, eletrólitos (incluindo cálcio e fosfato), provas das funções hepática e tireoidiana, creatinoquinase, velocidade de hemossedimentação, anticorpo antinuclear, fator reumatoide, vitamina B12, anticorpo anti-GM1, eletroforese de proteínas séricas (com imunofixação) e eletroforese de proteínas em urina de 24 horas (também com imunofixação). RM do encéfalo sempre que houver sinal bulbar. RM da coluna cervical e lombossacra para avaliar doenças do neurônio motor inferior (NMI) nos membros superiores e inferiores. Líquido cefalorraquidiano (LCR) normal. Pesquisa de metais pesados no sangue e na urina se houver história de exposição ocupacional. Punção lombar e análise do liquor quando houver suspeita clínica de doença de Lyme, HIV, polineuropatia desmielinizante inflamatória crônica ou neoplasia. Os estudos da condução nervosa sensitiva e motora e a eletromiografia (EMG) são rotineiramente realizados durante a avaliação das doenças do neurônio motor [1].

DIAGNÓSTICO DIFERENCIAL: A fraqueza muscular, quando assimétrica, sugere miopatia inflamatória, transtornos da junção neuromuscular (p. ex., miastenia grave), tireotoxicose, polineuropatias agudas, espondilose cervical com compressão radicular, neuropatia motora multifocal (NMM) e doenças do neurônio motor. Nas miopatias não são observadas as alterações eletromiográficas descritas, fraqueza assimétrica ou hiper-reflexia. A miastenia grave (MG) pode manifestar-se clinicamente por disartria, disfagia e fraqueza facial e dos membros, sem ptose ou alteração da motricidade ocular e, portanto, mimetizar a forma bulbar da esclerose lateral amiotrófica. No entanto, a presença de sinais de lesão do neurônio motor superior (NMS) ou do NMI bulbar, a ausência de alterações oculares e a não ocorrência de variações diurnas dos sintomas falam contra a MG. A tireotoxicose pode incluir sinais de lesão do NMS relacionados à disfunção do trato piramidal, além de sinais de lesão do NMI relacionados à neuropatia periférica, podendo, portanto, assemelhar-se clinicamente à ELA. A NMM, também conhecida como NMM com bloqueio de condução caracteriza-se caracterizada por sinais de envolvimento do NMI, com um padrão bibraquial. Os estudos da condução motora dos nervos, na NMM, frequentemente revelam bloqueio da condução (desmielinização focal), enquanto a condução sensitiva é normal. O aumento dos títulos séricos dos anticorpos anti-GM1 ocorre em 30 a 80% dos pacientes com NMM. Sinais relacionados ao NMS, desnervações difusas agudas ou crônicas e a ausência de bloqueio da condução afastam o diagnóstico da NMM. A ausência de história de poliomielite também constitui indício contrário à NMM. A presença de déficit exclusivamente motor, a combinação de sinais relacionados ao NMS e ao NMI, a fraqueza assimétrica, o envolvimento bulbar e o EMG revelando desnervação/reinervação aguda ou crônica em três ou mais segmentos são muito sugestivos de ELA [2,3].

PROGNÓSTICO: A ELA é uma doença degenerativa progressiva que causa fraqueza muscular, incapacidade e, eventualmente, morte, estando associada a sobrevida média de 3 a 5 anos [4]. Embora a taxa de progressão entre os indivíduos seja muito variável, a história clínica é marcada pela piora gradual e progressiva ao longo do tempo, sem remissões ou exacerbações intervenientes. O curso progressivo da ELA leva à insuficiência respiratória de origem neuromuscular e à disfagia, que representam as duas principais causas de morte nesses pacientes.

TRATAMENTO: Não existe tratamento específico para a ELA. As diretrizes elaboradas pela American Academy of Neurology [5] incluem os critérios diagnósticos, o suporte nutricional, os cuidados respiratórios, os cuidados paliativos e o uso do riluzol. Os cuidados respiratórios e nutricionais representam importantes aspectos clínicos enfrenta-

Condução nervosa sensorial

Nervo e local	Pico de latência	Amplitude	Segmento	Diferença de latência	Distância	Velocidade de condução
Sural D						
Ponto B	3,2 ms	14 µV	Lateral maléolo – Ponto B	2,2 ms	105 mm	48 m/s
Mediano D						
Punho	4,1 ms	11 µV	Dígito II (dedo indicador) – Punho	2,5 ms	130 mm	52 m/s
Ulnar D						
Punho	3,1 ms	17 µV	Dígito V (dedo mínimo) – Punho	2,1 ms	110 mm	50 m/s

Condução nervosa motora

Nervo e local	Latência	Amplitude	Distância	Velocidade de condução
Fibular D				
Tornozelo	5,4 ms	1,2 mV	mm	m/s
Fíbula (cabeça)	0,7 ms	1,0 mV	240 mm	45 m/s
Fossa poplítea	12,5 ms	1,0 mV	90 mm	50 m/s
Tibial D				
Tornozelo	6,1 ms	1,0 mV	mm	m/s
Tibial E				
Tornozelo	5,4 ms	1,2 mV	mm	m/s
Fibular E				
Fíbula (cabeça)	3,0 ms	2,1 mV	mm	m/s
Fossa poplítea	4,6 ms	2,6 mV	90 mm	56 m/s
Mediano D				
Punho	NR ms	mV	mm	m/s
Ulnar D				
Punho	NR ms	mV	mm	m/s

NR, não registrado.

dos pelos pacientes com ELA. A terapia sintomática constitui a base do tratamento da ELA, que deve ser oferecido por equipe multidisciplinar constituída por fisioterapeutas, terapeutas ocupacionais e fonoaudiólogos, o que permite a abordagem adequada da disartria, da disfagia, das atividades da vida diária e da piora funcional. Os pacientes tratados em centros específicos e multidisciplinares apresentam maior sobrevida quando comparados àqueles acompanhados por clínicas de neurologia geral. Apenas o riluzol foi aprovado pela Food and Drug Administration para aumentar a sobrevida dos pacientes com ELA. Os grupos mais suscetíveis de se beneficiarem com o seu uso são: (1) ELA diagnosticada a partir dos critérios El-Escoriais; (2) sintomas presentes há menos de 5 anos; (3) capacidade vital maior que 60% do previsto e (4) sem traqueostomia.

VCN: Os potenciais de ação dos nervos sensitivos estão normais; as respostas motoras dos nervos mediano e ulnar à direita estão ausentes. As amplitudes do PAMC tibial e fibular estão reduzidas à direita. A EMG com agulha concêntrica revela desnervação aguda difusa (fibrilações e ondas agudas positivas). Há recrutamento reduzido ou neurogênico e unidades motoras voluntárias de longa duração e grande amplitude. Muitas unidades motoras são polifásicas.

Em geral, as anormalidades são mais acentuadas nos membros paréticos, embora também possam ocorrer nos membros assintomáticos. Potenciais de fasciculação podem ser vistos nos membros assintomáticos.

Em resumo, os exames revelam, nesse caso, desnervação/reinervação aguda ou crônica envolvendo as raízes nervosas ventrais ou segmentos da medula espinal. Esses achados são consistentes com polirradiculopatia ativa (como ocorre na carcinomatose leptomeníngea), mielopatia difusa ou doença progressiva do neurônio motor. A ausência de dor radicular e de déficit sensitivo sugere o diagnóstico de ELA.

REFERÊNCIAS

1. Daube JR. Electrodiagnostic studies in amyotrophic lateral sclerosis and other motor neuron disorders. *Muscle Nerve* 2000;23:1488.
2. Brooks BR. El Escorial world federation of neurology criteria for the diagnosis of amyotrophic lateral sclerosis. Subcommittee on motor neuron diseases/amyotrophic lateral sclerosis of the World Federation of Neurology Research Group on neuromuscular diseases and the El Escorial clinical limits of amyotrophic lateral sclerosis workshop contributors. *J Neurol Sci* 1994;124(Suppl):96.
3. Brooks BR, Miller RG, Swash M, Munsat TL; World Federation of Neurology Research Group on Motr Neuron Diseases. El Escorial revisited: Revised criteria for the diagnosis of amyotrophic lateral sclerosis. *Amyotroph Lateral Scler Other Motor Neuron Disord* 2000;1:293.
4. Mitsumoto H, Chad DA, Pioro EP. Amyotrophic lateral sclerosis. *Contemporary Neurology Series,* volume 49, Philadelphia, PA: FA Davis 1998;480.
5. Miller RG, Rosenberg JA, Gelinas DF, Mitsumoto H, Newman D, Sufit R, Borasio GD, Bradley WG, Bromberg MB, Brooks BR, Kassrkis EJ, Munsat TL, Oppenheimer EA. Practice parameter: the care of the patient with amyotrophic lateral sclerosis (an evidence-based review): Report of the quality standards subcommittee of the American Academy of Neurology: ALS Practice Parameters Task Force. *Neurology* 1999;52:1311.

48. Neuromiopatia do doente crítico

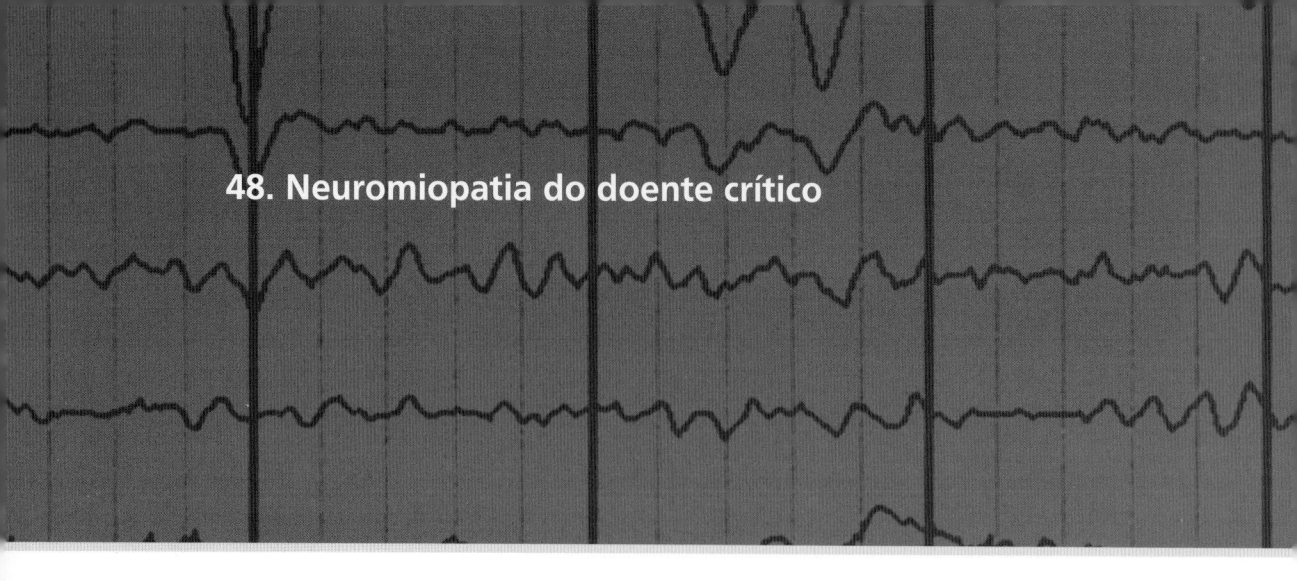

CORRELAÇÕES CLÍNICAS: Fraqueza muscular difusa, redução da sensibilidade e hiporreflexia. Impossibilidade de interrupção do suporte ventilatório mecânico.

ETIOLOGIA: Neuropatia.

AVALIAÇÃO CLÍNICA: Na polineuropatia/miopatia do doente crítico, procure por [1] contexto de doença grave, como sepse, falência múltipla de órgãos e síndrome da resposta inflamatória sistêmica; [2] dificuldade de desmame da ventilação mecânica não relacionada a causas cardiopulmonares; [3] exposição a bloqueadores neuromusculares e/ou esteroides; e [4] fraqueza nos membros (geralmente os inferiores). Os pacientes demonstram mímica facial ao estímulo doloroso, mesmo quando os membros não apresentam postura de retirada. Há relativa preservação dos nervos cranianos, hipo ou arreflexia e alterações eletrofisiológicas compatíveis com polineuropatia axonal motora e sensitiva ou com miopatia irritativa.

PROPEDÊUTICA COMPLEMENTAR: Hemograma, eletrólitos (incluindo cálcio e fosfato), provas das funções hepática e tireoidiana, creatinoquinase, velocidade de hemossedimentação, anticorpo antinuclear, fator reumatoide, vitamina B12, anticorpo anti-GM1, eletroforese de proteínas séricas (com imunofixação) e eletroforese de proteínas em urina de 24 horas (também com imunofixação). RM do encéfalo sempre que houver sinal bulbar. RM da coluna cervical e lombossacra para avaliar doenças do neurônio motor inferior (NMI) nos membros superiores e inferiores. Anticorpos anti-AChR e anti-MuSK. Exclua outros processos neuropáticos, incluindo a síndrome de Guillain-Barré, a porfiria e a intoxicação por metais pesados. Os estudos da condução nervosa sensitiva e motora e a eletromiografia (EMG) são realizados rotineiramente na avaliação da polineuropatia do doente crítico.

DIAGNÓSTICO DIFERENCIAL: Ver Tabela 48.1. Os transtornos da transmissão neuromuscular manifestam-se por ptose, pupilas não reativas e/ou oftalmoplegia. A revisão dos medicamentos que o paciente eventualmente faça uso ajuda a excluir a possibilidade de miopatia tóxica ou mesmo de intoxicação exógena (organofosforados).

Tabela 48.1 Causas de paralisia e insuficiência respiratória na UTI

1. Mielopatias
2. ELA e outras doenças do neurônio motor
3. Miastenia grave e, raramente, síndrome miastênica de Lambert-Eaton e outras síndromes miastênicas
4. Paralisia por picada de carrapato
5. Botulismo
6. Intoxicação por organofosforados
7. Bloqueio prolongado da junção neuromuscular
8. Síndrome de Guillain-Barré
9. Neuropatias tóxicas e vasculíticas
10. Polineuropatia desmielinizante inflamatória crônica
11. Porfiria
12. Neuromiopatia do doente crítico
13. Miopatia inflamatória
14. Miopatia tóxica e outras causas de rabdomiólise
15. Miopatia ácido maltase
16. Distrofias musculares, miopatia congênita, miopatia mitocondrial
17. Desequilíbrio endócrino e eletrolítico

Quando a biópsia muscular revela perda de miosina reforça o diagnóstico da neuromiopatia do paciente crítico.

PROGNÓSTICO: A mortalidade é de aproximadamente 26 a 71%, dependendo da gravidade da doença primária subjacente [3]. A recuperação pode levar meses, com até 50% dos pacientes apresentando recuperação completa; muitos persistem com incapacidade funcional e consequente comprometimento da qualidade de vida. Os estudos eletrofisiológicos podem demonstrar disfunção neural residual vários anos após a apresentação inicial [4].

TRATAMENTO: Não há tratamento específico. É recomendado suspender o uso de esteroides. Tratamento de suporte e reabilitação são necessários – higiene pulmonar intensiva e prevenção de lesões cutâneas, contraturas e trombose venosa profunda, além das neuropatias com-

Seção C: Insuficiência respiratória/fraqueza difusa

Condução nervosa sensitiva

Nervo e local	Pico de latência	Amplitude	Segmento	Diferença de latência	Distância	Velocidade de condução
Sural E						
Ponto B	3,5 ms	4 µV	Maléolo lateral–Ponto B	2,5 ms	100 mm	40 m/s
Sural D						
Ponto B	NR ms	µV	Maléolo lateral–Ponto B	ms	mm	m/s
Mediano E						
Dedo indicador	NR ms	µV	Punho–Dedo indicador	ms	mm	m/s
Ulnar E						
Dedo mínimo	NR ms	µV	Punho–Dedo mínimo	ms	mm	m/s
Radial E						
Antebraço	NR ms	µV	Dorso da mão–Antebraço	ms	mm	m/s

Condução nervosa motora

Nervo e local	Latência	Amplitude	Distância	Velocidade de condução
Fibular E				
Tornozelo	3,6 ms	1,4 mV	mm	m/s
Cabeça da fíbula	14,2 ms	0,5 mV	250 mm	40 m/s
Fossa poplítea	16,5 ms	0,4 mV	100 mm	43 m/s
Tibial E				
Tornozelo	4,7 ms	1,4 mV	mm	m/s
Tibial D				
Tornozelo	4,4 ms	1,3 mV	mm	m/s
Fibular D				
Tornozelo	4,3 ms	1,9 mV	mm	m/s
Cabeça da fíbula	13,2 ms	1,4 mV	290 mm	39 m/s
Fossa poplítea	15,2 ms	1,3 mV	80 mm	40 m/s
Mediano E				
Punho	3,2 ms	6,8 mV	mm	m/s
Fossa antecubital	8,4 ms	4,9 mV	230 mm	49 m/s
Ulnar E				
Punho	3,1 ms	1,9 mV	mm	49 m/s

EMG com agulha

		Inserção				Ativação				
		Atividade insercional	Fibrilações	Onda positiva	Fasciculações	Amplitude	Duração	Configuração	Taxa	Ativação
Deltoide médio	D	Normal	1+	1+	Nenhuma	Discretamente reduzida	Discretamente reduzida	Normal	Nenhuma	PRECOCE
Bíceps braquial	D	Normal	Nenhuma	1+	Nenhuma	Moderadamente reduzida	Moderadamente reduzida	Normal	Nenhuma	PRECOCE
Cabeça média do tríceps	D	Normal	Nenhuma	Nenhuma	Nenhuma	Moderadamente reduzida	Moderadamente reduzida	Normal	Nenhuma	PRECOCE
Cabeça média do gastrocnêmio	D	Normal	Nenhuma	Nenhuma	Nenhuma	Normal	Normal	Normal	Nenhuma	Normal
Tibial anterior	D	Normal	Nenhuma	Nenhuma	Nenhuma	Moderadamente reduzida	Moderadamente reduzida	Normal	Nenhuma	Normal
Tibial anterior	E	Normal	Nenhuma	Nenhuma	Nenhuma	Normal	Normal	Normal	Nenhuma	Normal
Glúteo médio	E	Normal	Nenhuma	Nenhuma	Nenhuma	Discretamente aumentada	Discretamente aumentada	Normal	Nenhuma	Normal

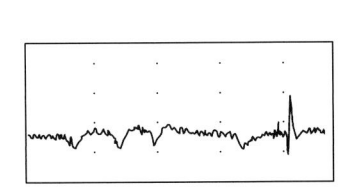

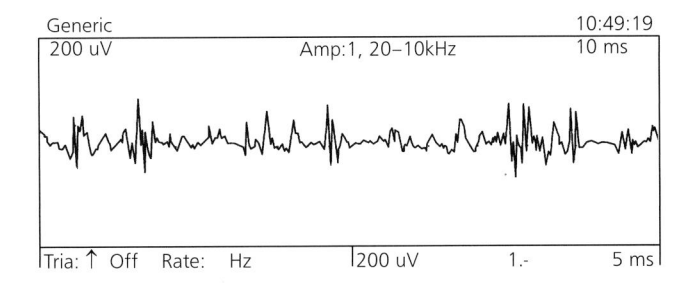

pressivas sobrepostas. O tratamento a longo prazo inclui reabilitação física, dispositivos de apoio e medicamentos para a dor.

VCNs: Mostram acentuada redução das amplitudes do potencial de ação muscular composto, com relativa preservação das velocidades de condução e latências, e redução da amplitude do potencial de ação dos nervos sensitivos. Como o déficit é assimétrico, essas alterações sugerem uma polineuropatia axonal adquirida. Trata-se de uma neuropatia mista (motora e sensitiva). A EMG com agulha pode mostrar potenciais de fibrilação e ondas agudas positivas (desnervação), com unidades motoras normais. Pode, ainda, mostrar o recrutamento inicial, de curta duração, de unidades motoras voluntárias de pequena amplitude (alterações miopáticas). Muitas vezes é difícil distinguir clinicamente entre a polineuropatia do doente crítico e a miopatia do doente crítico – as duas, inclusive, podem ocorrer juntas, situação denominada "neuromiopatia do doente crítico" [1,2].

REFERÊNCIAS

1. Op de Coul AA, Verheul GA, Leyten AC, Schellens RL, Teepen JL. Critical illness polyneuromyopathy after artificial respiration. *Clin Neurol Neurosurg* 1991;93:27.
2. Bednarik J, Lukas Z, Vondracek P. Critical illness polyneuromyopathy: The electrophysiological components of a complex entity. *Intensive Care Med* 2003;29:1505.
3. Kane SL, Dasta JF. Clinical outcomes of critical illness polyneuropathy. *Pharmacotherapy* 2002;22(3):373-379.
4. Fletcher SN, Kennedy DD, Ghosh IR, Misra VP, Kiff K, Coakley JH, Hinds CJ. Persistent neuromuscular and neurophysiologic abnormalities in long-term survivors of prolonged critical illness. *Crit Care Med* 2003;31:1012.

Anotações

49. Plexopatia braquial

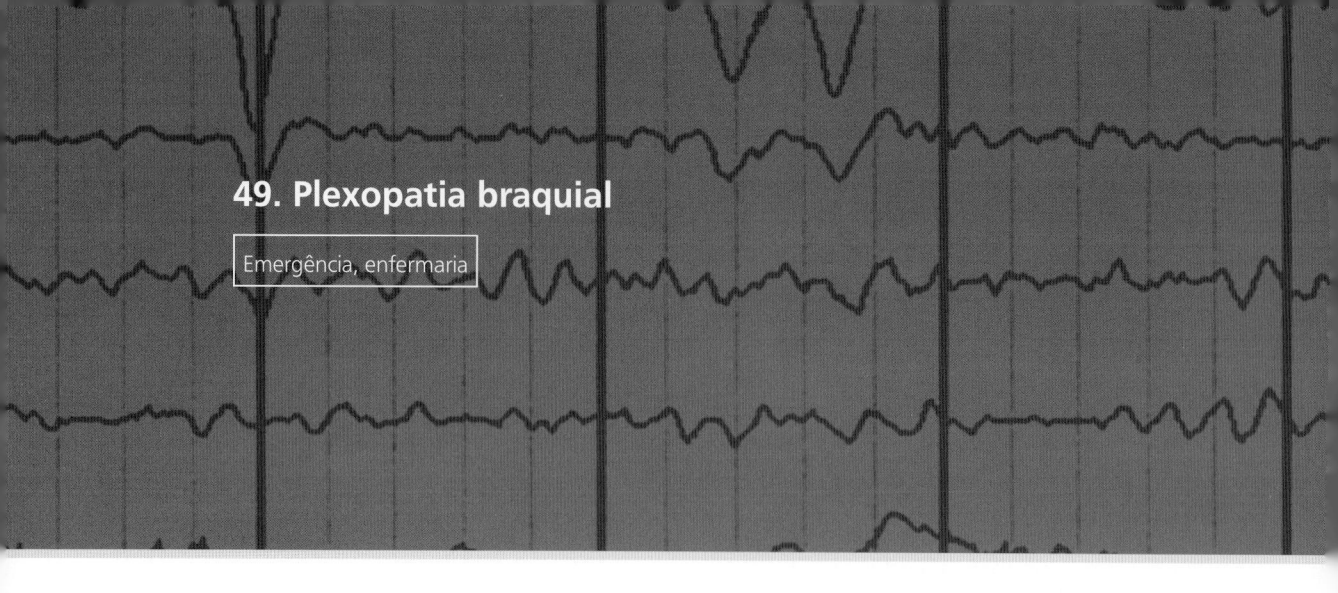

Emergência, enfermaria

CORRELAÇÕES CLÍNICAS: Dor aguda no braço, seguida por fraqueza progressiva, predominantemente da cintura escapular. Dormência sem limites bem definidos na mão e no antebraço, mais intensa no polegar.

ETIOLOGIA: Plexopatia braquial.

AVALIAÇÃO CLÍNICA: Determine a distribuição topográfica da fraqueza, o início dos sintomas (dor e perda sensitiva) e verifique se há hipo ou arreflexia relacionada ao plexo braquial.

PROPEDÊUTICA COMPLEMENTAR: Hemograma completo (infecção), creatinoquinase, velocidade de hemossedimentação, anticorpo antinuclear, fator reumatoide, anticorpo anti-GM1 (neuropatia motora multifocal), eletroforese de proteínas séricas com imunofixação (linfoma) e eletroforese de proteínas em urina de 24 horas, também com imunofixação (mieloma). Tomografia computadorizada ou ressonância magnética da medula cervical e do plexo braquial para a pesquisa de lesões estruturais. Os estudos da condução dos nervos e a eletromiografia com agulha determinam a localização dos segmentos terminais dos nervos e a distribuição das anormalidades.

DIAGNÓSTICO DIFERENCIAL: As causas mais frequentes são: trauma, amiotrofia neurálgica, plexopatia braquial hereditária, plexopatia braquial neoplásica ou induzida pela radiação, síndrome do desfiladeiro torácico, plexopatia braquial relacionada ao diabetes e plexopatias iatrogênicas. A presença de perda sensitiva, hiporreflexia e dor irradiada indica tratar-se de transtornos do sistema nervoso periférico, como radiculopatia, plexopatia ou neuropatia. O padrão de perda sensitiva e de fraqueza relacionadas a uma raiz nervosa ou a um nervo específico sugere que se trata de plexopatia. Na ausência de trauma, o início agudo indica transtorno metabólico ou inflamatório. A ausência de progressão crônica dos sintomas, a presença de dor e a ausência de história de neoplasia maligna e radioterapia afastam a possibilidade de plexopatia actínica, sendo mais provável tratar-se de plexite braquial idiopática (amiotrofia neurálgica).

PROGNÓSTICO: O prognóstico a longo prazo é bom. A dor regride após algumas semanas. A melhora da força muscular é verificada posteriormente; a maioria dos pacientes recupera-se completamente em poucos meses [1]. Quando o envolvimento axonal e da musculatura distal é significativo, a recuperação pode ser mais prolongada. A recorrência da amiotrofia nevrálgica idiopática foi relatada em 26% dos pacientes; o tempo médio de recorrência é de cerca de 2 anos [2].

TRATAMENTO: Não há tratamento específico. Glicocorticoides podem ajudar com a dor [2], embora possam não alterar o prognóstico. A fisioterapia e a terapia ocupacional ajudam a prevenir o desenvolvimento de contraturas.

NCVs: As respostas sensitivas do nervo mediano e do nervo cutâneo lateral do antebraço à direita estão ausentes; as amplitudes do potencial de ação do nervo sensitivo (PANS) estão reduzidas no nervo ulnar e no nervo cutâneo medial do antebraço direito. A amplitude do PANS do nervo radial direito também está reduzida; as respostas sensitivas do nervo ulnar e dos nervos cutâneos medial e lateral do antebraço esquerdo estão normais. A normalidade dos PANSs indica plexopatia ou mononeuropatia múltipla (ou seja, o comprometimento não se dá em um nervo ou raiz nervosa específica). As amplitudes do PAMC dos nervos mediano e axilar estão marcadamente reduzidas à direita. Essas alterações sugerem possível lesão do tronco superior do plexo braquial. A eletromiografia com agulha revela desnervação difusa em todos os músculos testados do lado direito, exceto pelos músculos romboide e paraespinal, o que sugere a presença de um processo difuso e multifocal, envolvendo todos os elementos neurais do plexo braquial, sendo mais grave o comprometimento do tronco superior do plexo braquial e do nervo interósseo anterior, o que é compatível com amiotrofia neurálgica (ou plexopatia braquial idiopática).

REFERÊNCIAS

1. Tsairis P, Dyck Pi, Mulder DW. Natural history of brachial plexus neuropathy. Report on 99 patients. *Arch Neurol* 1972;27:109.
2. van Alfen N, van Engelen BG. The clinical spectrum of neuralgic amyotrophy in 246 cases. *Brain* 2006;129:438.

Seção C: Insuficiência respiratória/fraqueza difusa

Condução nervosa sensitiva

Nervo e local	Pico de latência	Amplitude	Segmento	Diferença de latência	Distância	Velocidade de condução
Ulnar D						
Punho	3,2 ms	4 µV	Dedo mínimo–Punho	2,6 ms	120 mm	47 m/s
Mediano D						
Punho	NR ms	µV	Dedo indicador–Punho	ms	mm	m/s
Radial D						
Antebraço	1,9 ms	15 µV	Dorso da mão–Antebraço	1,3 ms	70 mm	54 m/s
Ulnar E						
Punho	3,1 ms	13 µV	Dedo mínimo–Punho	2,3 ms	120 mm	50 m/s
Mediano E						
Punho	4,1 ms	17 µV	Dedo indicador–Punho	2,5 ms	130 mm	52 m/s
Radial E						
Antebraço	1,9 ms	27 µV	Dorso da mão–Antebraço	1,3 ms	70 mm	54 m/s
Cutâneo lateral do antebraço D						
Cotovelo	NR ms	17 µV	Antebraço–Cotovelo	14,7 ms	mm	m/s
Cutâneo medial do antebraço D						
Cotovelo	2,5 ms	5 µV	Antebraço–Cotovelo	2,0 ms	100 mm	50 m/s
Cutâneo lateral do antebraço E						
Cotovelo	3,0 ms	17 µV	Antebraço–Cotovelo	2,3 ms	115 mm	50 m/s
Cutâneo medial do antebraço E						
Cotovelo	2,5 ms	20 µV	Antebraço–Cotovelo	2,0 ms	110 mm	55 m/s

Condução nervosa motora

Nervo e local	Latência	Limites normais	Amplitude	Limites normais	Distância	Velocidade de condução	Limites normais
Mediano D							
Punho	4,2 ms		0,5 mV		mm	m/s	
Fossa antecubital	8,7 ms		0,4 mV		255 mm	57 m/s	
Ulnar D							
Punho	2,4 ms		5,7 mV		mm	m/s	
Abaixo do cotovelo	6,4 ms		3,3 mV		270 mm	64 m/s	
Acima do cotovelo	8,5 ms		2,8 mV		90 mm	50 m/s	
Axilar D							
Ponto de Erb	3,6 ms		0,4 mV		mm	m/s	
Mediano E							
Punho	4,0 ms		7,4 mV		mm	m/s	
Fossa antecubital	8,5 ms		6,8 mV		250 mm	54 m/s	
Ulnar E							
Punho	2,3 ms		8,7 mV		mm	m/s	
Abaixo do cotovelo	6,2 ms		6,1 mV		265 mm	65 m/s	
Acima do cotovelo	8,4 ms		5,6 mV		85 mm	55 m/s	
Axilar E							
Ponto de Erb	3,3 ms		5,1 mV		mm	m/s	

EMG com agulha

	Atividade	Atividade espontânea				PAUMs voluntários				
Músculo	Inserção	Onda +	Fibrilações	Fasciculações	Ativação	Taxa	Duração	Amplitude	Configuração	Outro
1º interósseo dorsal D	Normal	Nenhuma	Nenhuma	Nenhuma	Nenhuma	Normal	Normal	Normal	Normal	Normal
Abdutor curto do polegar D	Normal	Nenhuma	Nenhuma	Nenhuma	Nenhuma	Normal	Normal	Normal	Normal	Normal
Pronador redondo D	Normal	+1	+1	Nenhuma	Nenhuma	Reduzida	Normal	Normal	Normal	Normal
Flexor profundo dos dedos D	Normal	+2	+2	Nenhuma	Nenhuma	Reduzida	Normal	Normal	Normal	Normal
Braquiorradial D	Normal	+2	+2	Nenhuma	Sem unidades					
Tríceps D	Normal	+1	+1	Nenhuma	Nenhuma	Reduzida	Normal	Normal	Normal	Normal
Bíceps D	Normal	+2	+2	Nenhuma	Sem unidades					
Deltoide D	Normal	+2	+2	Nenhuma	Sem unidades					
Paraespinal C-5 D	Normal	Nenhuma	Nenhuma	Nenhuma	Nenhuma	Normal	Normal	Normal	Normal	Normal
Infraespinal D	Normal	+2	+2	Nenhuma	Sem unidades					
Romboide menor D	Normal	Nenhuma	Nenhuma	Nenhuma	Nenhuma	Normal	Normal	Normal	Normal	Normal
Supraespinal D	Normal	+2	+2	Nenhuma	Sem unidades					

PAUM, potencial de ação da unidade motora.

50. Neuropatia femoral

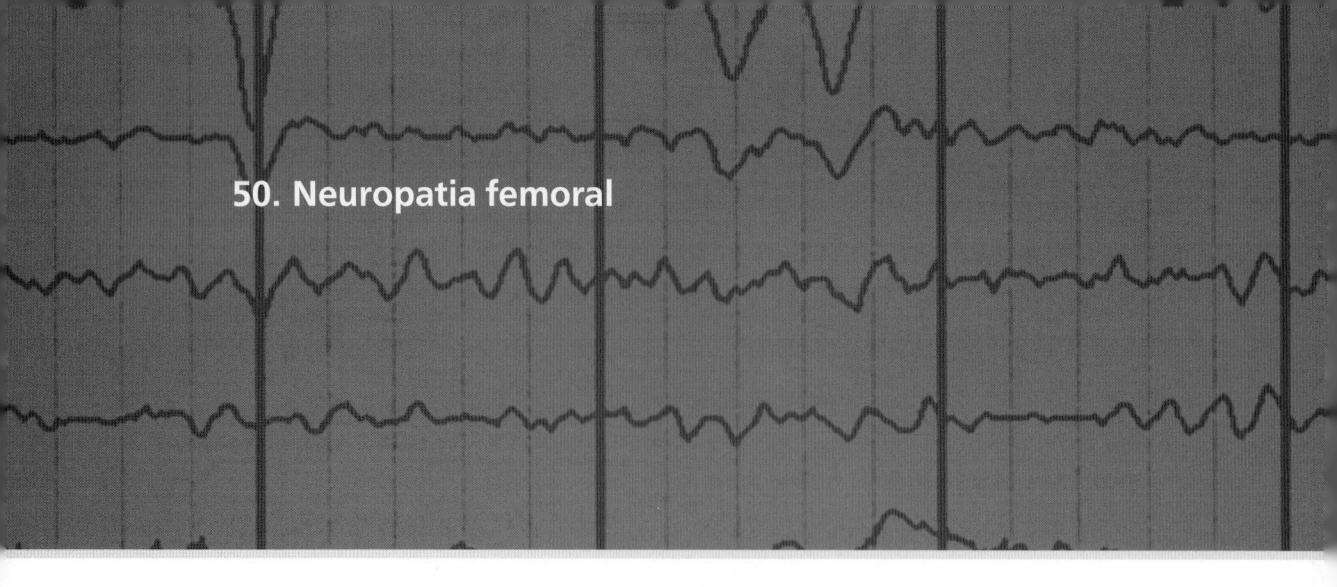

CORRELAÇÕES CLÍNICAS: Fraqueza nas pernas, formigamento na região anterior da coxa e da perna e incapacidade de andar após cirurgia pélvica. Os reflexos patelares estão ausentes.

ETIOLOGIA: Neuropatia femoral secundária a cirurgia pélvica, trauma direto, compressão, lesão por estiramento, isquemia e diabetes.

AVALIAÇÃO CLÍNICA: Fraqueza do músculo quadríceps e redução do reflexo patelar. Hipotrofia do quadríceps nos casos avançados e crônicos. Quando o músculo iliopsoas encontra-se envolvido, a lesão está situada acima do ligamento inguinal. Nas neuropatias femorais isoladas, os adutores da coxa estão normais (inervados pelo nervo obturador). Déficits sensitivos – dormência na face medial da coxa I e no aspecto anteromedial da panturrilha. Dor à extensão de quadril, nos casos de hematoma retroperitoneal.

PROPEDÊUTICA COMPLEMENTAR: Hemograma (anemia nos casos de hematoma). TC para pesquisa de hematoma; RM para detectar anomalias ósseas. Os estudos da condução dos nervos e a eletromiografia (EMG) com agulha localizam os segmentos terminais dos nervos e a distribuição das anormalidades.

DIAGNÓSTICO DIFERENCIAL: A história de cirurgia pélvica exclui as causas mais indolentes de neuropatia e demais causas. A presença de perda sensitiva e a redução dos reflexos patelares é consistente com transtorno do sistema nervoso periférico, como radiculopatia, plexopatia ou neuropatia. A fraqueza e a perda sensitiva são limitadas aos músculos e à área inervada pelo nervo femoral. Da mesma forma, a EMG localiza a lesão no nervo femoral. O envolvimento do músculo iliopsoas sugere neuropatia compressiva femoral intrapélvica.

PROGNÓSTICO: A recuperação é boa e normalmente ocorre ao longo de 3-6 meses [1].

TRATAMENTO: Nos casos de hematoma retroperitoneal, a drenagem do hematoma às vezes é necessária. Se possível, os agentes anticoagulantes devem ser interrompidos até que o hematoma tenha sido resolvido. Os resultados para esses pacientes são piores do que para aqueles com hematoma traumático. Se a compressão for causada por tumor, o tratamento (cirurgia ou quimioterapia) é direcionado à neoplasia. Nos casos de lesão expansiva, a descompressão cirúrgica é sempre considerada. Nas vasculites, a terapia imunossupressora pode ajudar. O tratamento inclui fisioterapia intensiva [2] e órtese do joelho. Alguns médicos sugerem a exploração cirúrgica quando os sintomas não melhoram em 14 semanas [3,4].

VCNs: Este estudo revela ausência de potencial de ação sensitivo no nervo safeno direito; no nervo safeno contralateral (esquerdo) o PANS é normal, o que exclui lesão da raiz L4). Os estudos motores de ambos os nervos femorais são normais. A degeneração axonal walleriana pode levar até 10 dias. A EMG com agulha mostra desnervação aguda nos músculos quadríceps e iliopsoas à direita, mas é normal nos músculos adutores da coxa e tibial anterior. O fato de os adutores da coxa estarem normais exclui o diagnóstico de plexopatia lombar. O envolvimento do músculo iliopsoas sugere lesão do segmento intrapélvico do nervo femoral pelo afastador cirúrgico, que pode comprimir o nervo contra a parede pélvica, e não compressão do nervo femoral no ligamento inguinal decorrente da posição do paciente durante a litotomia. A avaliação da disfunção do nervo femoral deve incluir os estudos da condução nervosa (ECN) e a EMG com agulha. Os ECN devem incluir a avaliação sensitiva do nervo safeno e a avaliação motora do nervo femoral. Ao avaliar o ECN femoral, os resultados no lado sintomático devem ser comparados com os do lado assintomático. Na EMG, o músculo quadríceps deve apresentar alterações neuropáticas. O iliopsoas está envolvido quando a lesão está situada na pelve (acima do ligamento inguinal). Os músculos adutores maior e curto, embora sejam inervados pelo plexo lombar assim como os músculos quadríceps e iliopsoas, estão poupados por serem inervados principalmente pelos nervos obturador e ciático.

Condução nervosa sensitiva

Nervo e local	Pico de latência	Amplitude	Segmento	Diferença de latência	Distância	Velocidade de condução
Sural D						
Ponto B	3,2 ms	14 µV	Maléolo lateral – Ponto B	2,2 ms	105 mm	48 m/s
Safeno D						
Segmento médio da tíbia	2,8 ms	4 µV	Maléolo medial – Segmento médio da tíbia	2,8 ms	110 mm	m/s
Safeno E						
Segmento médio da tíbia	NR ms	µV	Maléolo medial – Segmento médio da tíbia	ms	mm	0 m/s

Condução nervosa motora

Nervo e local	Latência	Amplitude	Distância	Velocidade de condução
Fibular E				
Tornozelo	3,6 ms	1,4 mV	mm	m/s
Cabeça da fíbula	14,2 ms	1,5 mV	250 mm	40 m/s
Fossa poplítea	16,5 ms	1,4 mV	100 mm	43 m/s
Tibial E				
Tornozelo	4,7 ms	1,4 mV	mm	m/s
Tibial D				
Tornozelo	4,4 ms	1,3 mV	mm	m/s
Fibular D				
Tornozelo	4,3 ms	1,9 mV	mm	m/s
Cabeça da fíbula	13,2 ms	1,4 mV	290 mm	39 m/s
Fossa poplítea	15,2 ms	1,3 mV	80 mm	40 m/s
Femoral D				
Virilha	6,1 ms	3,1 mV	mm	m/s
Femoral E				
Virilha	5,7 ms	5,6 mV	mm	m/s

EMG com agulha

Músculo	Atividade de inserção	Atividade espontânea			PAUMs voluntários					
		Onda+	Fibrilações	Fasciculações	Ativação	Taxa	Duração	Amplitude	Configuração	Outro
Vasto lateral D	Aumentada	+3	+3	Nenhuma	Muita reduzida	Rápida	Normal	Normal	Normal	
Reto femoral D	Aumentada	+2	+2	Nenhuma	Muito reduzida	Rápida	Normal	Normal	Normal	
Iliopsoas D	Aumentada	+2	+2	Nenhuma	Moderadamente reduzida	Normal	Discretamente aumentada	Discretamente aumentada	Polifásica	
Adutor da coxa D	Normal	Nenhuma	Nenhuma	Nenhuma	Normal	Normal	Normal	Normal	Normal	
Gastrocnêmio médio D	Normal	Nenhuma	Nenhuma	Nenhuma	Normal	Normal	Normal	Normal	Normal	
Glúteo médio D	Normal	Nenhuma	Nenhuma	Nenhuma	Normal	Normal	Normal	Normal	Normal	
Paraespinal L-5 D	Normal	Nenhuma	Nenhuma	Nenhuma	Normal	Normal	Normal	Normal	Normal	
Vasto lateral D	Normal	Nenhuma	Nenhuma	Nenhuma	Normal	Normal	Normal	Normal	Normal	

PAUM, Potencial de ação da unidade motora.

REFERÊNCIAS

1. Goldman JA, Feldberg D, Dicker D. Femoral neuropathy subsequent to abdominal hysterectomy: A comprehensive study. *Eur J Obstet Gynecol Reprod Biol* 1985;20:385-392.
2. Celebrezze JP Jr, Pidala Mi, Porter JA, Slezak FA. Femoral neuropathy: An infrequently reported postoperative complication. Report of four cases. *Dis Colon Rectum* 2000;43:419-422.
3. Georgy FM. Femoral neuropathy following abdominal hysterectomy. *Am J Obstet Gynecol* 1975;123:819-822.
4. Brasch RC, Bufo Al, Kreienberg PF, Johnson GP. Femoral neuropathy secondary to the use of a self-retaining retractor. Report of three cases and review of the literature. *Dis Colon Rectum* 1995;38:1115-1118.

51. Neuropatia/ganglionopatia sensitiva [1-3]

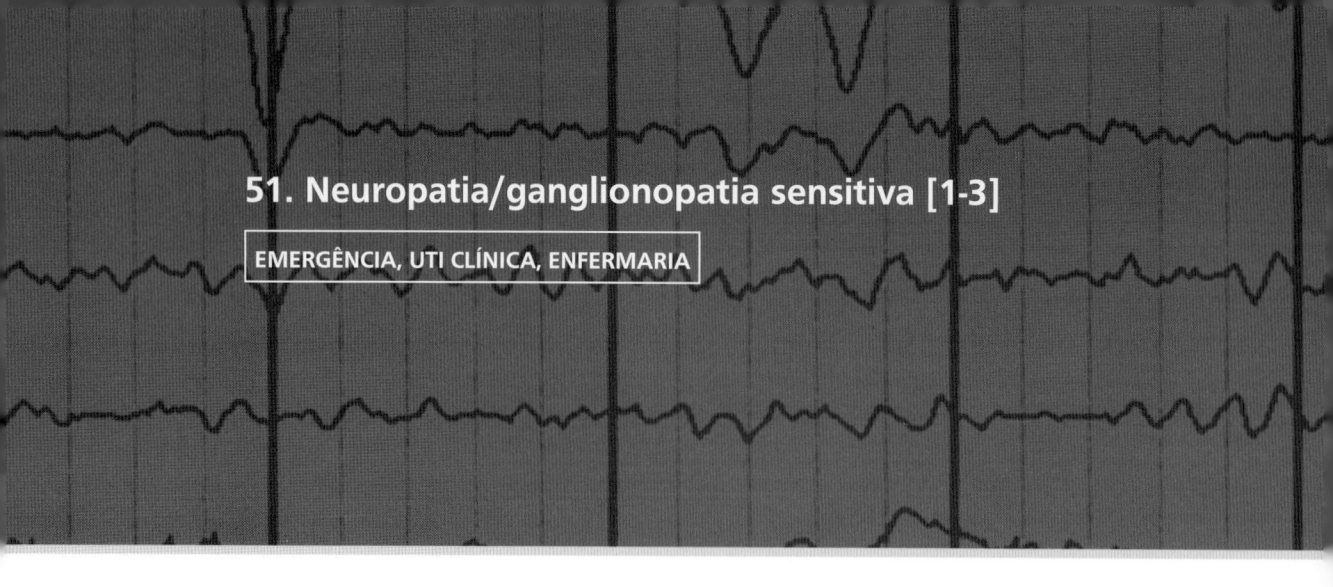

EMERGÊNCIA, UTI CLÍNICA, ENFERMARIA

CORRELAÇÕES CLÍNICAS: Disfagia progressiva, perda de peso e disestesia facial. Ausência de fraqueza; olhos e boca secos. Há perda significativa das modalidades de sensibilidade transmitidas por fibras grandes e pequenas (de acordo com o comprimento do nervo), hiporreflexia e ataxia de marcha.

ETIOLOGIA: Neuropatia ou ganglionopatia sensitiva.

AVALIAÇÃO CLÍNICA: Verifique se há um padrão específico de redução da força muscular, de alterações articulares e de perda sensitiva não relacionada ao comprimento da fibra, produzindo quadros clínico, neurofisiológico e neuropatológico distintos. Força normal e presença de ataxia sensitiva.

PROPEDÊUTICA COMPLEMENTAR: Provas da função hepática (hepatite), velocidade de hemossedimentação, anticorpo antinuclear, fator reumatoide, pesquisa de neoplasias, eletroforese de proteínas séricas com imunofixação, eletroforese de proteínas na urina de 24 horas com imunofixação, anticorpos anti-Ro, anti-La, anti-Sm e antirribonucleoproteína. Obtenha o líquido cefalorraquidiano (LCR) para avaliar a presença de inflamação (hiperproteinorraquia e pleocitose mononuclear) e infecção (doença de Lyme, sífilis e citomegalovírus). Considere a realização de biópsia da pele para a definição do padrão de perda das fibras sensitivas.

DIAGNÓSTICO DIFERENCIAL: As etiologias podem ser: autoimune (ganglionopatia paraneoplástica, paraproteinemia ou gamopatia policlonal), medicamentosa (talidomida, piridoxina, cisplatina, doxorrubicina etc.), inflamatória (síndrome de Sjögren, polineuropatia sensitiva aguda, polineuropatia inflamatória sensitiva crônica etc.), hereditária (neuropatia sensitiva axonal hereditária, doença de Fabry, ataxia de Friedreich, degeneração espinocerebelar), infecciosa (sífilis, Lyme e herpes-zóster), e ganglionopatia idiopática. A ganglionopatia hereditária geralmente tem curso lentamente progressivo e está associada a história familiar positiva. Procure por possíveis drogas neurotóxicas: talidomida, cisplatina [1], piridoxina em altas doses. A ganglionite sensitiva focal pode ocorrer nas infecções virais ou bacterianas (herpes-zóster e, possivelmente, *Borrelia burgdorferi*). A neuronopatia sensitiva está associada a doenças inflamatórias ou autoimunes e à neuronopatia atáxica (síndrome de Sjögren). A síndrome de Sjögren caracteriza-se por xerostomia e xeroftalmia (síndrome de Sicca), sintomas articulares, artropatia inflamatória e, ocasionalmente, artrite reumatoide [1]. A presença dessas alterações associadas à ataxia da marcha e à perda da propriocepção sugere tratar-se de neuronopatia sensitiva da síndrome de Sjögren.

PROGNÓSTICO: Depende da etiologia, mas geralmente é ruim. Na síndrome de Sjögren, a progressão geralmente é lenta e insidiosa. Os sintomas, muitas vezes, permanecem estáveis ao longo de muitos anos.

TRATAMENTO: Não há tratamento definitivo [2]. O tratamento é focado no alívio sintomático da dor. Houve má resposta à maioria das imunoterapias.

NCVS: O sistema motor encontra-se poupado clínica e eletrofisiologicamente. Há redução generalizada das amplitudes do potencial de ação do nervo sensitivo (PANS), sem gradiente proximal-distal. A amplitude do PANS nos membros superiores é menor do que nos membros inferiores. O padrão de perda sensitiva, quando não relacionado ao comprimento da fibra sugere ganglionopatia da raiz dorsal, também denominada neuronopatia sensitiva ou ganglionopatia [1].

REFERÊNCIAS

1. Govoni M, Bajocchi G, Rizzo N, Tola MR, Caniatti L, Tugnoli V, Colamussi P, Trotta F. Neurological involvement in primary Sjögren's syndrome: Clinical and instrumental evaluation in a cohort of Italian patients. *Clin Rheumatol* 1999;18(4):299-303.
2. Venables Pi. Sjögren's syndrome. *Best Pract Res Clin Rheumatol* 2004;18:313-329.
3. Jonsson R, Haga Hi, Gordon T. Sjögren's syndrome. In: Koopman WJ (ed.), *Arthritis and Allied Conditions: A Textbook of Rheumatology*, 14th edn. Philadelphia, PA: Lippincott Williams & Wilkins 2001:1736-1759.

Seção C: Insuficiência respiratória/fraqueza difusa

Condução nervosa sensitiva

Nervo e local	Pico de latência	Amplitude	Segmento	Diferença de latência	Distância	Velocidade de condução
Sural E						
Ponto B	3,5 ms	4 µV	Maléolo lateral–Ponto B	2,5 ms	100 mm	40 m/s
Sural D						
Ponto B	3,5 ms	4 µV	Maléolo lateral–Ponto B	2,5 ms	100 mm	40 m/s
Mediano E						
Dedo indicador	NR ms	µV	Punho–Dedo indicador	ms	mm	m/s
Ulnar E						
Dedo mínimo	NR ms	µV	Punho–Dedo mínimo	ms	mm	m/s
Radial E						
Antebraço	NR ms	µV	Dorso da mão–antebraço	ms	mm	m/s

Condução nervosa motora

Nervo e local	Pico de latência	Amplitude	Segmento	Diferença na latência	Distância	Velocidade de condução
Fibular D						
Tornozelo	5,4 ms	6,7 mV	Extensor curto dos dedos–Tornozelo	5,4 ms	mm	m/s
Cabeça da fíbula	13,2 ms	6,0 mV	Tornozelo–Cabeça da fíbula	7,8 ms	310 mm	40 m/s
Fossa poplítea	15,2 ms	5,7 mV	Cabeça da fíbula–Fossa poplítea	2,0 ms	90 mm	45 m/s
Tibial D						
Tornozelo	4,7 ms	14,5 mV	Abdutor do hálux–Tornozelo	4,7 ms	mm	m/s
Tibial E						
Tornozelo	4,6 ms	16,9 mV	Abdutor do hálux–Tornozelo	4,6 ms	mm	m/s
Fibular E						
Tornozelo	5,3 ms	4,3 mV	Extensor curto dos dedos–Tornozelo	5,3 ms	mm	m/s
Cabeça da fíbula	12,8 ms	4,3 mV	Tornozelo–Cabeça da fíbula	7,5 ms	310 mm	41 m/s
Fossa poplítea	14,2 ms	3,8 mV	Cabeça da fíbula–Fossa poplítea	1,4 ms	100 mm	71 m/s
Mediano E						
Punho	3,0 ms	4,4 mV	Adutor curto do polegar–Punho	3,0 ms	mm	m/s
Fossa antecubital	7,6 ms	3,4 mV	Punho–Fossa antecubital	4,6 ms	250 mm	54 m/s
Ulnar E						
Punho	3,0 ms	3,8 mV	Punho	3,0 ms	mm	m/s

EMG com agulha

Músculo	Atividade de inserção	Atividade espontânea			PAUMs voluntários					
	Inserção	+ Onda	Fibs.	Fasc.	Ativação	Taxa	Duração	Amplitude	Config.	Outro
Iliopsoas E	Normal	Nenhuma	Nenhuma	Nenhuma	Nenhuma	Normal	Normal	Normal	Normal	Normal
Reto femoral E	Normal	Nenhuma	Nenhuma	Nenhuma	Nenhuma	Normal	Normal	Normal	Normal	Normal
Tibial anterior E	Normal	Nenhuma	Nenhuma	Nenhuma	Nenhuma	Normal	Normal	Normal	Normal	Normal
Gastrocnêmio (cabeça média) E	Normal	Nenhuma	Nenhuma	Nenhuma	Nenhuma	Normal	Normal	Normal	Normal	Normal

PAUM, potencial de ação da unidade motora.

Estudo da onda E

Nervo	Latência M	Latência F
Fibular E	5,5	61,7
Tibial E	5,3	61,5
Tibial D	4,5	56,8
Fibular D	4,4	59,9
Mediano E	3,4	30,1

52. Radiculopatia lombar [1-3]

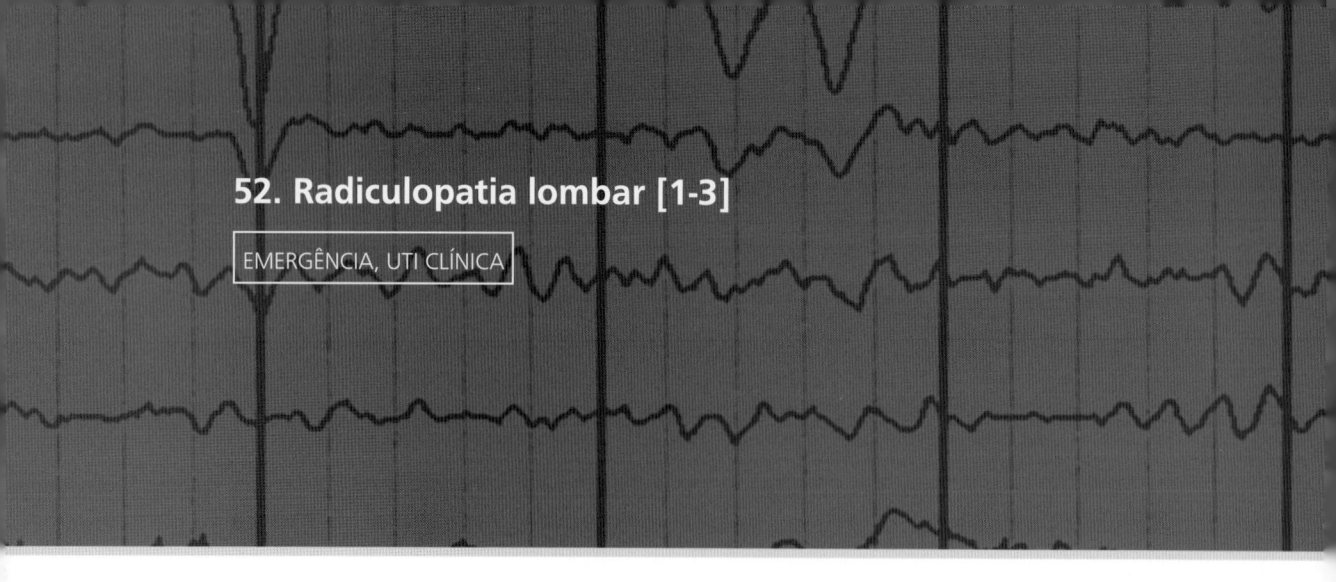

EMERGÊNCIA, UTI CLÍNICA

CORRELAÇÕES CLÍNICAS: Dor irradiando da nádega direita para a face lateral da coxa e área pré-tibial, e que piora com a deambulação. Fraqueza do pé direito, com pé caído; tropeços e quedas frequentes. Dificuldade de marcha.

ETIOLOGIA: Radiculopatia ou neuropatia lombar.

AVALIAÇÃO CLÍNICA: Procure por dor na topografia de um dermátomo (dor radicular), perda sensitiva e fraqueza no dermátomo correspondente e hipo ou arreflexia. Sentar, tossir ou espirrar pode exacerbar a dor. Muitas vezes, a avaliação dos reflexos de L5 (isquiotibiais mediais) é útil. Manobras precipitantes, como o teste de Lassègue, podem fornecer evidências de hipertensão intradural, o que indica doença da raiz nervosa.

PROPEDÊUTICA COMPLEMENTAR: Velocidade de hemossedimentação, anticorpo antinuclear, fator reumatoide. Considere RM da coluna lombar para detectar anomalias ósseas, hérnia de disco, compressão da raiz nervosa e anomalias estruturais. Os estudos da condução dos nervos e a eletromiografia (EMG) com agulha localizam os segmentos terminais dos nervos e a distribuição das anormalidades.

DIAGNÓSTICO DIFERENCIAL: Mielopatia, radiculopatia, plexopatia, neuropatia única ou múltipla, desmielinização e espondilólise. A presença de perda sensitiva e hiporreflexia sugere doença do sistema nervoso periférico. A irradiação da dor da região glútea para a face lateral da coxa e da perna sugere envolvimento do dermátomo de L5 (confirme se há déficit sensitivo na face lateral da perna e no dorso do pé). A fraqueza da dorsiflexão do tornozelo e dos dedos do pé traduz lesão da raiz nervosa de L5. No entanto, a ausência do reflexo aquileu e a fraqueza da flexão plantar do tornozelo sugerem possível sobreposição de radiculopatia S1, o que faz com que uma plexopatia ou neuropatia ciática não possa ser excluída. A EMG confirma a lesão das raízes L5-S1 quando demonstra envolvimento de músculos não inervados pelo nervo ciático e proximais ao plexo lombossacral (ou seja, os músculos paraespinais). Para distinguir a radiculopatia L3 da neuropatia femoral, deve ser avaliado se há fraqueza dos adutores do quadril e do quadríceps; em caso afirmativo, tratar-se-á de radiculopatia L3. Já na neuropatia femoral isolada, apenas o quadríceps estará fraco.

PROGNÓSTICO: Depende da causa. A maioria das radiculopatias decorre da compressão da raiz nervosa por espondilose lombar ou hérnia de disco, situações em que o prognóstico é excelente com o tratamento clínico (80 a 90% dos pacientes podem ser tratados clinicamente) [1,2]. A cirurgia é indicada quando o tratamento clínico é ineficaz. A radiculopatia não compressiva de causa diabética, infecciosa (zoster, Lyme etc.), granulomatosa ou neoplásica infiltrativa está associada a prognóstico pior.

TRATAMENTO: A intervenção cirúrgica é considerada quando há déficit motor progressivo significativo [1] e/ou síndrome da cauda equina [3] com disfunção esfincteriana. Quando o quadro clínico limita-se à dor e à perda sensitiva, o tratamento inicial pode ser apenas clínico [3]: repouso relativo, agentes anti-inflamatórios (esteroides e/ou não esteroides) e analgésicos; os relaxantes musculares são úteis quando há espasmos significativos. Ocasionalmente, os esteroides orais podem reduzir a dor e a inflamação produzidas pela compressão, embora não exista nenhum estudo controlado que confirme esse resultado; relatos esparsos sugerem alguma utilidade. A mobilização deve ser lenta, após 7 a 14 dias. Geralmente, os pacientes melhoram ao longo de 1 a 3 meses com o tratamento conservador. Se não houver melhora, encaminhar para avaliação cirúrgica.

VCNs: Este EMG/estudo da condução nervosa revela ausência da resposta motora do nervo fibular direito. A amplitude do potencial de ação motor composto (PAMC) do nervo tibial direito está moderadamente reduzida. A presença de alentecimento motor discreto do nervo tibial direito é compatível com a redução significativa da amplitude do PAMC e, provavelmente, está relacionada à perda de grandes fibras de condução rápida. Juntas, essas alterações sugerem várias anormalidades: (1) lesão das raízes L5 e S1, (2) plexopatia lombossacral; e (3) lesão do nervo ciático. Os estudos sensitivos dos nervos sural e fibular superficial são normais dos dois lados. A presença de lesão do nervo ciático ou de

Condução nervosa sensitiva

Nervo e local	Pico da latência	Amplitude	Segmento	Diferença na latência	Distância	Velocidade de condução
Sural D						
Ponto B	3,2 ms	14 µV	Maléolo lateral–Ponto B	2,2 ms	105 mm	48 m/s
Sural E						
Ponto B	3,1 ms	11 µV	Maléolo lateral–Ponto B	2,2 ms	105 mm	48 m/s
Mediano D						
Punho	4,6 ms	11 µV	Dedo indicador–Punho	3,5 ms	130 mm	49 m/s
Ulnar D						
Punho	3,1 ms	17 µV	Dedo mínimo–Punho	2,3 ms	110 mm	49 m/s

Estudo da onda F

Nervo	Latência M	Latência F
Tibial D	6,8	66,4
Tibial E	4,9	53,4
Fibular E	5,8	48,3
Mediano E	3,2	25,4

Condução nervosa motora

Nervo e local	Pico da latência	Amplitude	Segmento	Diferença na latência	Distância	Velocidade de condução
Fibular D						
Tornozelo	NR ms	mV	Extensor curto dos dedos–Tornozelo	ms	mm	m/s
Cabeça da fíbula	ms	mV	Tornozelo–Cabeça da fíbula	ms	mm	m/s
Fossa poplítea	ms	mV	Cabeça da fíbula–Fossa poplítea	ms	mm	m/s
Tibial D						
Tornozelo	4,7 ms	1,0 mV	Abdutor do hálux–Tornozelo	4,7 ms	mm	m/s
Tibial E						
Tornozelo	4,6 ms	16,9 mV	Abdutor do hálux–Tornozelo	4,6 ms	mm	m/s
Fibular E						
Tornozelo	5,3 ms	4,3 mV	Extensor curto dos dedos–Tornozelo	5,3 ms	mm	m/s
Cabeça da fíbula	12,8 ms	4,3 mV	Tornozelo–Cabeça da fíbula	7,5 ms	310 mm	41 m/s
Fossa poplítea	14,2 ms	3,8 mV	Cabeça da fíbula–Fossa poplítea	1,4 ms	100 mm	71 m/s
Mediano E						
Punho	3,0 ms	4,4 mV	Adutor curto do polegar–Punho	3,0 ms	mm	m/s
Fossa antecubital	7,6 ms	3,4 mV	Punho–Fossa antecubital	4,6 ms	250 mm	54 m/s

EMG com agulha

Músculo	Atividade Inserção	Atividade espontânea Onda +	Fibrilações	Fasciculações	PAUMs voluntários Ativação	Taxa	Duração	Amplitude	Configuração	Outro
Gastrocnêmio D	Normal	+2	+2	Nenhuma	Moderadamente reduzida	Rápida	Discretamente aumentada	Discretamente aumentada	Normal	
Tibial anterior D	Normal	+3	+3	Nenhuma	Muito reduzida	Rápida	Discretamente aumentada	Discretamente aumentada		
Reto femoral D	Normal	Nenhuma	Nenhuma	Nenhuma						
Iliopsoas D	Normal	Nenhuma	Nenhuma	Nenhuma	Muito reduzida	Rápida	Normal	Normal	Normal	Normal
Glúteo maior D	Normal	+2	+2	Nenhuma	Moeradamente reduzida	Rápida	Discretamente aumentada	Discretamente aumentada		
Paraespinal L5 D	Normal	+2	+2	Nenhuma						
Gastrocnêmio E	Normal	Nenhuma	Nenhuma	Nenhuma	Moderadamente reduzida	Rápida	Discretamente aumentada	Discretamente aumentada		

PAUM, potencial de ação da unidade motora.

plexopatia lombossacral é improvável, pois essas condições produziriam redução ou abolição completa dos potenciais de ação sensitivados nervos fibular superficial e sural. A EMG com agulha mostra desnervação/reinervação aguda ou crônica nos miótomos de L5 e S1, além de desnervação nos músculos paraespinais e glúteos médio e maior. Esses achados confirmam tratar-se de lesão das raízes nervosas L5-S1, exatamente pelo envolvimento de músculos não inervados pelo nervo ciático e proximais ao plexo lombossacral (músculos paraespinais). Em conclusão, trata-se de grave radiculopatia L5 à direita, com envolvimento moderado da raiz S1 ipsolateral.

REFERÊNCIAS

1. Weinstein JN, Lurie JD, Tosteson TD, Skinner JS, Hanscom B, Tosteson AN, Herkowitz H, Fischgrund J, Cammisa FP, Albert T, Deyo RA. Surgical vs nonoperative treatment for lumbar disk herniation: The Spine Patient Outcomes Research Trial (SPORT) observational cohort. JAMA 2006;296:2451-2459.
2. Mazanec D, Okereke L. Interpreting the Spine Patient Outcomes Research Trial. Medical vs surgical treatment of lumbar disk herniation: Implications for future trials. Cleve Clin J Med 2007;74:577-583.
3. Nakagawa H, Kamimura M, Takahara K, Hashidate H, Kawaguchi A, Uchiyama S, Miyasaka T. Optimal duration of conservative treatment for lumbar disc herniation depending on the type of herniation. J Clin Neurosci 2007;14:104-109.

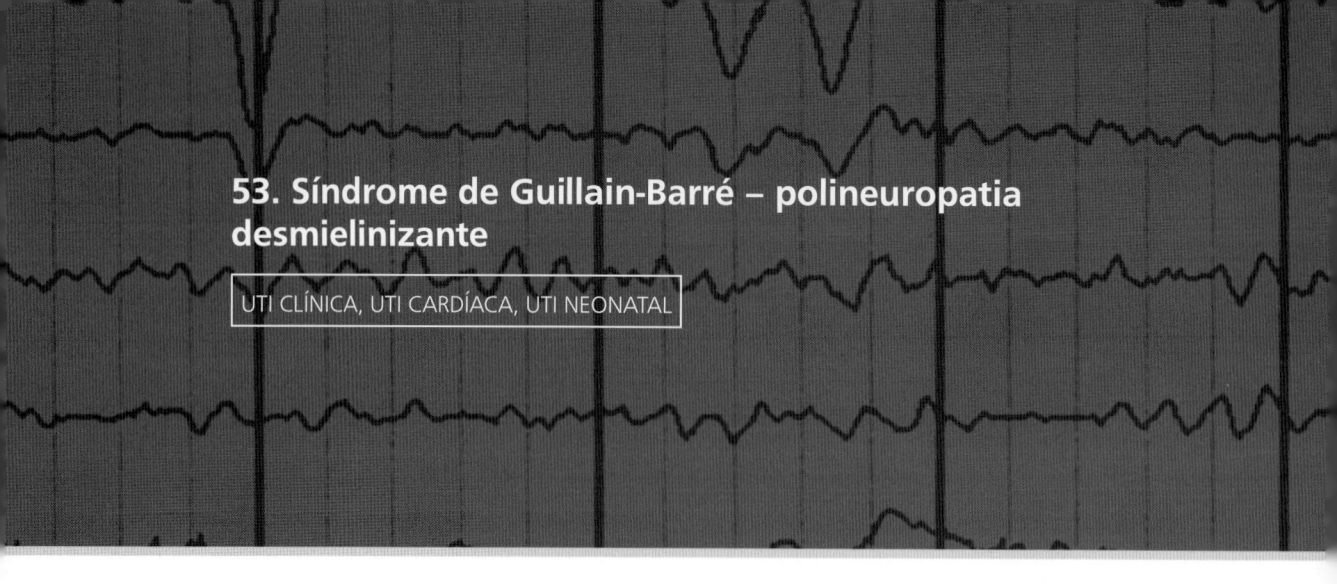

53. Síndrome de Guillain-Barré – polineuropatia desmielinizante

UTI CLÍNICA, UTI CARDÍACA, UTI NEONATAL

CORRELAÇÕES CLÍNICAS: Quadro rapidamente progressivo (ao longo de dias) caracterizado por dormência, formigamento e fraqueza ascendentes. Dificuldade para andar, dispneia; sem alterações esfincterianas. Quadro gripal recente.

ETIOLOGIA: Processo desmielinizante.

AVALIAÇÃO CLÍNICA: Nervos cranianos normais. Fraqueza das extremidades, pior nos membros inferiores e com predomínio proximal. Arreflexia. Pode haver formigamento e perda da sensibilidade vibratória discretas, mais acentuadas nos membros inferiores. Procure por sinais autonômicos: respiração irregular, labilidade da pressão arterial e arritmia cardíaca.

PROPEDÊUTICA COMPLEMENTAR: RM da coluna cervical (mielopatia). Considere pesquisa de metais pesados, *screening* de doenças autoimunes, eletroforese de proteínas séricas/eletroforese por imunofixação, pesquisa de porfiria (ácido aminolevulínico-delta [d-ALA], porfobilinogênio [PBG]), nível sérico de CKs, teste da função pulmonar para pesquisa de insuficiência respiratória e eletrocardiograma (ECG) para avaliação cardíaca. A análise do líquido cefalorraquidiano (LCR) pode revelar dissociação albuminocitológica (hiperproteinorraquia, normalmente até 100 a 1.000 mg/dL, com celularidade normal ou reduzida).

DIAGNÓSTICO DIFERENCIAL: Mielopatia, polineuropatias agudas, transtorno da junção neuromuscular e miopatia. A compressão aguda da medula espinal e a mielite transversa aguda podem assemelhar-se à síndrome de Guillain-Barré (SGB); no entanto, a ausência de nível sensitivo e de alteração esfincteriana constitui dado clínico contrário ao diagnóstico de mielopatia. A RM cervical, quando normal, exclui o diagnóstico de mielopatia neste nível. Os transtornos da junção neuromuscular, incluindo o botulismo, a miastenia grave e a síndrome miastênica de Lambert-Eaton podem causar fraqueza aguda. Doenças musculares (p. ex., polimiosite aguda e neuromiopatia do doente crítico) podem produzir fraqueza difusa.

Neste paciente, houve progressão rápida de fraqueza aguda e difusa ao longo de alguns dias. A arreflexia e a perda sensitiva discreta são desproporcionais à gravidade da fraqueza. O nível sérico normal da CK, a perda sensitiva e os resultados da eletromiografia (EMG) não são consistentes com miopatia nem com transtorno da junção neuromuscular. A redução da sensibilidade sugere neuropatia aguda.

As polineuropatias agudas podem ter como etiologia o envenenamento por arsênico ou por *n*-hexano, bem como a inalação de cola. Diversas outras condições produzem neuropatia periférica, a exemplo das vasculites, doença de Lyme, paralisia por picada de carrapato, porfiria, sarcoidose, doença leptomeníngea, doença paraneoplásica e polineuropatia do doente crítico. A arreflexia difusa sugere desmielinização. O diagnóstico da SGB deve sempre ser aventado quando há história de doença monofásica aguda caracterizada por polineuropatia, fraqueza e arreflexia rapidamente progressivas. A fraqueza geralmente é de predomínio proximal e tende a iniciar nos membros inferiores, embora possa começar na face ou nos membros superiores (10%) [1]. O grau de fraqueza varia de discreta dificuldade para caminhar a uma paralisia total, incluindo fraqueza dos músculos bulbares e respiratórios. Trinta por cento dos pacientes desenvolvem dificuldade respiratória, necessitando de suporte ventilatório. A disfunção autonômica ocorre em 70%, sendo caracterizada por instabilidade da pressão arterial, arritmias cardíacas, íleo paralítico e perda da sudorese [2]. Os pacientes com disautonomia grave devem ser monitorados na UTI, decorrente do risco de morte súbita.

PROGNÓSTICO: Oitenta por cento recupera-se completamente ou mantém déficits mínimos [3]; 15% permanece com déficits discretos persistentes (pé caído, desequilíbrio, fraqueza moderada, disestesia dolorosa); e 3% permanece restrito à cadeira de rodas. Os fatores que indicam prognóstico ruim incluem: idade avançada; início muito rápido (inferior a 7 dias); necessidade de suporte ventilatório; redução da amplitude da resposta motora distal (< 20% do normal); e doença diarreica anterior [4,5]. Cerca de 2% dos pacientes apresenta recorrência da fraqueza, assumindo quadro típico da polirradiculopatia desmielinizante crônica [6].

Condução nervosa sensitiva

Nervo/Local	Ponto de registro	Latência ms	Amplitude µV	Distância cm	Velocidade m/s
Mediano– Dedo indicador E					
1. Dedo indicador	Punho	2,05	17,0	12,5	61,0
Ulnar E					
1. Dedo mínimo	Punho	2,20	6,8	11	50,0
Sural E					
1. Panturrilha	Maléolo lateral	2,65	16,6	11	41,5

Condução nervosa motora

Nervo/Local	Ponto de registro	Latência ms	Amplitude mV	Distância cm	Velocidade m/s
Mediano – Abdutor curto do polegar E					
1. Punho	Abdutor curto do polegar	4,15	9,4		
2. Cotovelo		8,45	4,9	26	60,5
3. Axila		10,45	4,8	10	50,0
Ulnar – Abdutor do dedo mínimo E					
1. Punho	Abdutor do dedo mínimo	3,10	4,6		
2. Cotovelo (braço)		6,60	2,9	21,5	61,4
3. Cotovelo (antebraço)		8,15	2,4	10	64,5
4. Axila		10,45	0,8	9	39,1
Fibular – Extensor curto dos dedos E					
1. Tornozelo	Extensor curto dos dedos	5,75	0,8		
2. Cabeça da fíbula		13,45	0,8	32,5	43,3
3. Joelho		15,20	0,8	10	51,3
Fibular – Extensor curto dos dedos D					
1. Tornozelo	Extensor curto dos dedos	5,80	2,5		

EMG com agulha

Músculo	Atividade de inserção	Atividade espontânea			PAUMs voluntários					
	Inserção	Onda+	Fibrilações	Fasciculações	Ativação	Taxa	Duração	Amplitude	Configuração	Outro
Iliopsoas E	Normal	Nenhuma	Nenhuma	Nenhuma	Nenhuma	Normal	Normal	Normal	Normal	Normal
Reto femoral E	Normal	Nenhuma	Nenhuma	Nenhuma	Nenhuma	Normal	Normal	Normal	Normal	Normal
Tibial anterior E	Normal	Nenhuma	Nenhuma	Nenhuma	Nenhuma	Normal	Normal	Normal	Normal	Normal
Gastrocnêmio (cabeça média) L	Normal	Nenhuma	Nenhuma	Nenhuma	Nenhuma	Normal	Normal	Normal	Normal	Normal

PAUM, potencial de ação da unidade motora.

Onda F

Nervo	Fmin ms
Fibular E	0,00
Mediano E	30,00

Fibular E: sem resposta.

Fibular D: sem resposta.

Ulnar E: sem resposta.

ECN motora do nervo mediano – Músculo abdutor curto do polegar

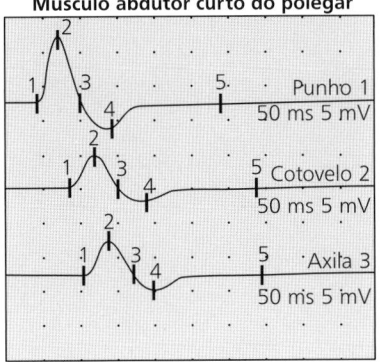

TRATAMENTO: Monitoração respiratória e autonômica e cuidados neurointensivos. As diretrizes práticas da American Academy of Neurology recomendam a plasmaférese ou o uso de imunoglobulina intravenosa (IGIV) [7]. Ambas são de eficácia equivalente, ao passo que a combinação dos dois tratamentos não é benéfica, assim como o tratamento exclusivamente com corticosteroides. Durante a recuperação, muitas vezes é necessária reabilitação intensiva. A dor neuropática pode responder aos medicamentos anticonvulsivantes (gabapentina, pregabalina, topiramato etc.), aos antidepressivos (duloxetina amitriptilina etc.) ou aos analgésicos, incluindo os opioides.

VCN: Este estudo revela prolongamento da latência distal de ambos os nervos fibulares, além de abolição da latência distal do nervo ulnar esquerdo e ondas-F em ambos os nervos fibulares. Também há bloqueio da condução no nervo ulnar esquerdo (através do cotovelo) e no nervo mediano (através do antebraço). A natureza assimétrica das alterações sugere processo adquirido. A EMG com agulha a é normal. A análise conjunta dos dados clínicos e eletrofisiológicos sugere fortemente tratar-se de polineuropatia desmielinizante (p. ex., polineuropatia desmielinizante inflamatória aguda em estágio inicial ou SGB.

REFERÊNCIAS

1. Ropper AH. The Guillain-Barré syndrome. *N Engl J Med* 1992;326:1130.
2. Zochodne DW. Autonomic involvement in Guillain-Barré syndrome: A review. *Muscle Nerve* 1994;17:1145.
3. Ropper AH, Wijdicks EFM, Truax BT. *Guillain-Barré Syndrome*. Philadelphia, PA: FA Davis 1991.
4. McKann GM, Griffin JW, Cornblath DR, Mellits ED, Fisher RS, Quashey SA. Plasmapheresis and Guillain-Barré syndrome: Analysis of prognostic factors and effect of plasmapheresis. *Ann Neurol* 1988;23:347.
5. Rees 11-1, Soudain SE, Gregson NA, Hughes RAC. Campylobacterjejuni infection and Guillain-Barré syndrome. *N Engl J Med* 1995;333:1374.
6. Asbury AK. New concepts of Guillain-Barré syndrome. *J Child Neurol* 2000;15:183.
7. Hughes RA, Wijdicks EF, Barohn R, Benson E, Cornblath DR, Hahn AF, Meythaler JM, Miller RG, Sladsky JT, Stevens JC; Quality Standards Subcommittee of the American Academy of Neurology. Practice parameter: immunotherapy for GuillainBarré syndrome: Report of the Quality Standards Subcommittee of the American Academy of Neurology. *Neurology* 2003;61:736.

54. Miastenia grave – junção neuromuscular [1-4]

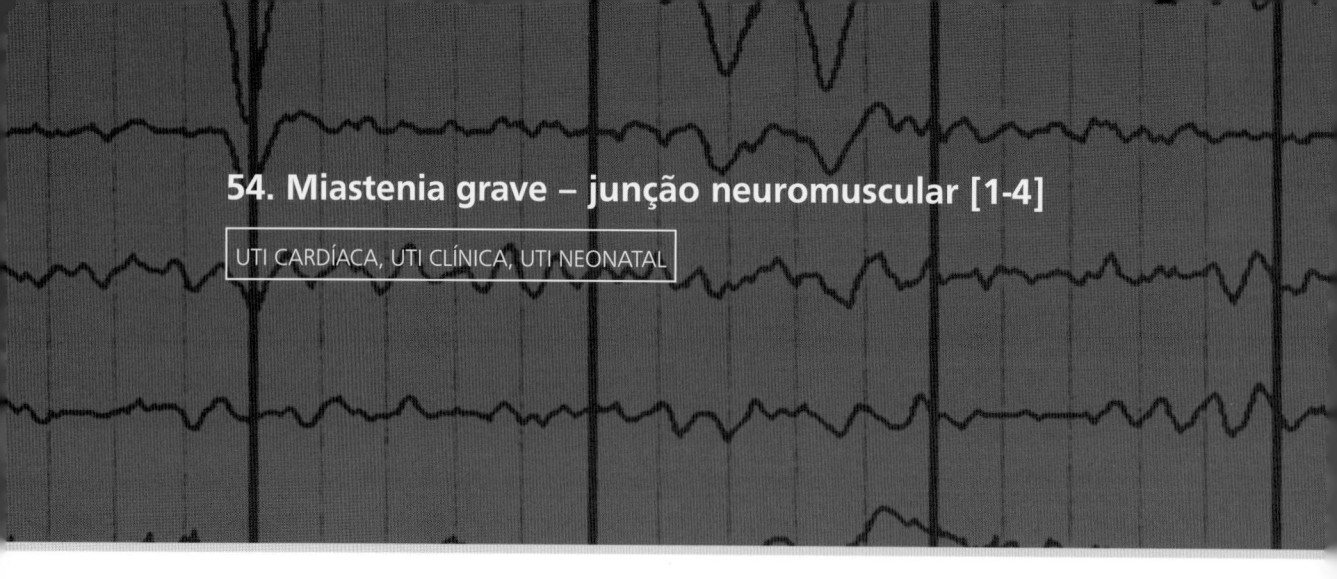

UTI CARDÍACA, UTI CLÍNICA, UTI NEONATAL

CORRELAÇÕES CLÍNICAS: Fraqueza muscular fatigável, visão dupla, ptose palpebral, disfagia, fala arrastada, fraqueza facial. Os sintomas flutuam.

ETIOLOGIA: Doenças da junção neuromuscular, como síndrome miastênica de Lambert-Eaton, botulismo e miastenia grave (MG).

AVALIAÇÃO CLÍNICA: Procure por fraqueza facial uni ou bilateral, diplopia no olhar sustentado para cima, diplopia horizontal no olhar lateral sustentado, ptose às miradas estendidas para cima, voz nasal e fraqueza nas extremidades superiores, pior no tríceps. A sensibilidade axial e apendicular e os reflexos apendiculares são normais.

PROPEDÊUTICA COMPLEMENTAR: Nível sérico de CK, hormônio estimulante da tireoide (TSH), hemograma e *screening* metabólico. A RM do encéfalo é normal. Estudo de estimulação repetitiva anormal – ver adiante. Obter provas da função respiratória – força inspiratória negativa (FIN), primeiro segundo da expiração forçada (VEF1), capacidade vital (CV), anticorpos anti-AChR e anti-MuSK. Considere TC do tórax com contraste para pesquisa de timoma.

DIAGNÓSTICO DIFERENCIAL: Síndrome miastênica de Lambert-Eaton, botulismo, miastenia induzida por penicilamina, síndrome miastênica congênita. A doença do neurônio motor é improvável quando os reflexos estão normais, não há fasciculações e na idade jovem.

A MG geralmente afeta os músculos do olho desde o início, produzindo diplopia e ptose palpebral, mas pode causar fraqueza nas extremidades, dificuldade para falar, disfagia e dificuldade respiratória, inclusive com necessidade de suporte ventilatório. A fraqueza muitas vezes melhora após o repouso ou no início da manhã, e piora após o exercício ou no final do dia. Na MG, há fraqueza e fadiga musculares (e não "cansaço"). A eletromiografia (EMG) e os estudos da condução nervosa (ECN) confirmam o transtorno neuromuscular pós-sináptico, com sensibilidade de aproximadamente 75% [1].

PROGNÓSTICO: Quase todos os pacientes conseguem manter vida normal [3].

TRATAMENTO: Depende da apresentação:

- Tratamento sintomático – O Mestinon proporciona benefícios a curto prazo, com duração de algumas horas.
- Tratamento imunomodulador agudo – A plasmaférese e a IgIV alteram a resposta imunológica anormal.
- Tratamento imunomodulador crônico – Os corticosteroides e outras drogas imunossupressoras suprimem a resposta imunológica anormal, incluindo a produção de anticorpos anti-AChR e anti-MuSK.
- Timectomia – O timo é anormal em cerca de 75% dos pacientes com MG. Em cerca de 15%, pode haver tumor, identificável pela TC ou pela RM do tórax. A ressecção cirúrgica pode proporcionar benefícios nos pacientes sem tumores [4].

ECNS: Os potenciais de ação nervosa sensitiva e os estudos da condução motora do nervo são normais. A estimulação nervosa repetitiva (ENR) a uma taxa de 3 Hz revela redução significativa da linha de base, superior a 20% em três pares nervos-músculos. A ENR é considerada positiva quando a redução é superior a 10%. Melhora da resposta decremental do potencial de ação motor composto (redução inferior a 13,6% comparada à redução de 22,1% durante o repouso), após breve exercício, reflete a facilitação pós-exercício. A EMG com agulha concêntrica é normal. Esses resultados indicam a presença de transtorno defeito pós-sináptico da junção neuromuscular, como se dá na MG.

REFERÊNCIAS

1. Meriggioli MN, Sanders DB. Myasthenia gravis: Diagnosis. *Semin Neurol* 2004;24:31.
2. Vernino S, Lennon VA. Autoantibody profiles and neurological correlations of thymoma. *Clin Cancer Res* 2004;10:7270.
3. Drachman DB. Myasthenia gravis. *N Engl J Med* 1994; 330:1797.
4. Gronseth GS, Barohn RJ. Practice parameter: thymectomy for autoimmune myasthenia gravis (an evidence-based review): Report of the Quality Standards Subcommittee of the American Academy of Neurology. *Neurology* 2000;55:7.

Seção C: Insuficiência respiratória/fraqueza difusa

Estimulação nervosa repetitiva

Músculo/traçado	Amplitude (mV)	4-1 %	1% mais baixo	Facilitação %	Área (mV/ms)	4-1 %	1% mais baixo	Facilitação %	Taxa (pps)	Tempo
Orbicular do olho D, nervo facial										
Basal	2,8	-22,1	-57,6	100	9,9	-29,1	-46,3	100	3	0:00:00
Após Exercício	3,3	-13,6	-60,7	117	9,7	-14,9	-37,3	98,2	3	0:00:44
@ 1:00	3,2	-24,3	-49	115	10,5	-29	-32,5	106	3	0:02:55
@ 2:00	3,4	-26,5	-71	122	10,8	-30,4	-70	109	3	0:03:59
@ 3:00	2,7	-25	-48,1	97,4	9,9	-33,7	-41,9	99,4	3	0:04:55
@ 5:00	3,0	-22	-44,9	110	10,1	-27,3	-30,3	102	3	0:07:56
Orbicular do olho E, nervo facial										
Basal	3,9	-17,5	-36,9	100	10,3	-21,3	-21,3	100	3	0:00:00
Trapézio D, nervo acessório										
Basal	12,0	-23,5	-27,4	100	75,6	-25,9	-32,3	100	3	0:00:00

Resumo da EMG											
	Espontânea			Recrutamento		Duração		Amplitude		Poli P	Outro
	Fib	PEO	Fasc	UMs	Frequência	UMs	Duração	UMs	Amplitude	–	–
Deltoide D, nervo axilar, C5-6	0	0	0	Nl	Nl	Nl	Nl	Nl	Nl	Nl	Nl

Fib., fibrilações.
PEO, poliespículas-onda.
Fasc., fasciculações.
UM, unidade motora.

Estimulação nervosa repetitiva – nervo obicular do olho direito, NC VII

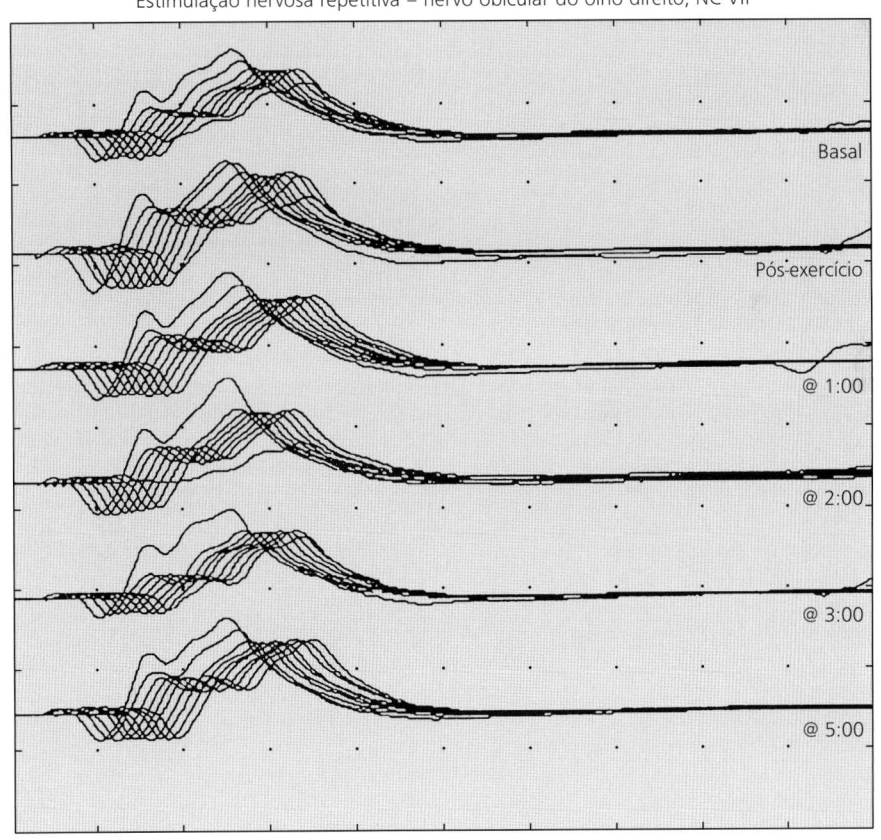

- Basal
- Pós-exercício
- @ 1:00
- @ 2:00
- @ 3:00
- @ 5:00

55. Miosite – miopatia reacional

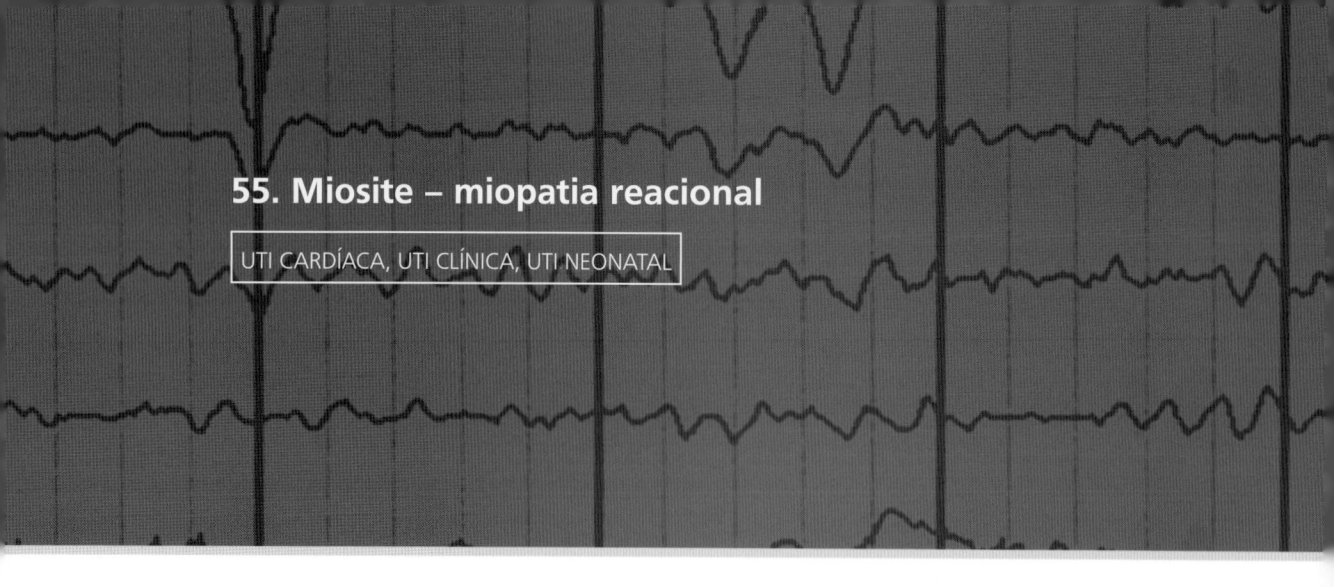

UTI CARDÍACA, UTI CLÍNICA, UTI NEONATAL

CORRELAÇÕES CLÍNICAS: Fraqueza muscular lentamente progressiva ao longo de semanas a meses, dificuldade de deglutição, dor muscular e sintomas respiratórios. Púrpura cutânea no dorso das mãos e no rosto, nódulos dolorosos.

ETIOLOGIA: Miopatia.

AVALIAÇÃO CLÍNICA: Procure por fraqueza lentamente progressiva e proximal nos membros, disfagia e insuficiência respiratória. Erupções na face, pescoço tórax (distribuição em "xale"), membros superiores, abdome e coxas; manchas em ambas as coxas. Sensibilidade normal.

PROPEDÊUTICA COMPLEMENTAR: Hemograma, creatinoquinase (CK), lactato desidrogenase, aldolase e aspartato aminotransferase, velocidade de hemossedimentação, anticorpo antinuclear, fator reumatoide, anti-Ro, anti-La, anti-Sm e anticorpos antirribonucleoproteína. Anticorpos específicos para miosite, dirigidos contra helicase (anticorpos anti-Mi-2), sintetases RNA citoplasmáticas (anticorpos anti-Jo-1), outras proteínas citoplasmáticas, ribonucleoproteínas e alguns anticorpos nucleares [1]. Biópsia muscular revelando fibras musculares saudáveis circunscritas e invadidas por células inflamatórias ("inflamação primária"), alteração mais intensa ao redor dos fascículos na dermatomiosite. RM do membro para determinar o local ideal para a biópsia muscular. A pesquisa de neoplasia maligna é recomendada em razão de sua associação à miopatia inflamatória, especialmente na dermatomiosite em adultos. Avaliar os testes da função respiratória (FIN, VEF1 e CV), para a identificação de insuficiência respiratória.

DIAGNÓSTICO DIFERENCIAL: A fraqueza muscular, com ou sem aumento das enzimas musculares, pode ser causada por mielopatia, doença do neurônio motor inferior, radiculopatia, plexopatia, neuropatia, miastenia grave, distrofias musculares e diversas miopatias inflamatórias metabólicas, endócrinas, além de uma variedade de miopatias infecciosas hereditárias, metabólicas, induzidas por drogas e endocrinológicas. A preservação de todas as modalidades sensitivas e dos reflexos, e as alterações compatíveis com miopatia reacional na eletromiografia (EMG) excluem o diagnóstico de mielopatia, radiculopatia, plexopatia ou neuropatia. A ausência de flutuação diurna, de alterações pupilares, ptose palpebral e oftalmoplegia afastam o diagnóstico de transtorno da junção neuromuscular. A presença de fraqueza muscular proximal e aumento das enzimas musculares sugere possível miopatia. O histórico familiar, o sexo (p. ex., maior predominância no sexo masculino) e a distribuição de fraqueza não sugerem distrofia muscular. A possibilidade da síndrome de Churg-Strauss deve ser considerada se houver eosinofilia. A erupção cutânea purpúrea típica observada no dorso das mãos e na face, além dos nódulos dolorosos são mais sugestivos de dermatomiosite. A calcinose, as telangiectasias da esclerodermia e as erupções cutâneas fotossensíveis podem ser confundidas com lúpus eritematoso sistêmico. A biópsia muscular pode ser útil para o diagnóstico definitivo.

PROGNÓSTICO: Existem poucos dados relativos ao acompanhamento prolongado da miopatia inflamatória: 60% dos casos são crônicos, 20% apresentam curso policíclico e, em 20%, o curso é monofásico. As miopatias inflamatórias, especialmente a dermatomiosite em adultos, podem estar associadas à neoplasia maligna. A pesquisa de autoanticorpos específicos para a miosite ajuda ao determinar o prognóstico e o tratamento [2,3]: pacientes com anticorpos anti-Jo-1 podem apresentar resposta incompleta ao tratamento e piora da fraqueza a longo prazo. Alguns pacientes com anticorpos contra partículas de reconhecimento de sinal apresentam fraqueza muscular proximal de início fulminante, com níveis séricos de CK muito altos e biópsias musculares revelando necrose das fibras musculares e regeneração, mas pouca ou nenhuma inflamação. O tratamento precoce com glicocorticoides pode ajudar alguns pacientes. Quando os anticorpos anti-Mi-2 (observados apenas na dermatomiosite) são positivos, o quadro pode ser fulminante desde o início, com lesões cutâneas acentuadas. A resposta terapêutica pode ser adequada, com bom prognóstico a longo prazo.

TRATAMENTO: Tem como objetivo melhorar a força muscular e evitar complicações extramusculares. Na dermatomiosite, o tratamento também deve ter como foco a resolução das manifestações cutâneas da doença. Não há esquema padrão de glicocorticoides, mas dois princípios gerais devem ser observados: (1) doses elevadas nos primei-

Condução nervosa sensitiva

Nervo e local	Pico de latência	Amplitude	Segmento	Diferença de latência	Distância	Velocidade de condução
Sural D						
Ponto B	4,2 ms	11 µV	Maléolo lateral–Ponto B	3,4 ms	120 mm	35 m/s
Sural E						
Ponto B	3,7 ms	15 µV	Maléolo lateral–Ponto B	2,8 ms	110 mm	39 m/s
Mediano D						
Punho	3,2 ms	14 µV	Dedo indicador–Punho	2,6 ms	140 mm	54 m/s
Ulnar D						
Punho	3,2 ms	14 µV	Dedo indicador–Punho	2,6 ms	140 mm	54 m/s

Condução nervosa motora

Nervo e local	Latência	Amplitude	Segmento	Diferença de latência	Distância	Velocidade de condução
Fibular D						
Tornozelo	5,4 ms	6,7 mV	Extensor curto dos dedos–Tornozelo	5,4 ms	mm	m/s
Cabeça da fíbula	13,2 ms	6,0 mV	Tornozelo–Cabeça da fíbula	7,8 ms	310 mm	40 m/s
Fossa poplítea	15,2 ms	5,7 mV	Cabeça da fíbula–Fossa poplítea	2,0 ms	90 mm	45 m/s
Tibial D						
Tornozelo	4,7 ms	15,7 mV	Abdutor do hálux–Tornozelo	4,7 ms	mm	m/s
Tibial E						
Tornozelo	4,6 ms	16,9 mV	Abdutor do hálux–Tornozelo	4,6 ms	mm	m/s
Fibular E						
Tornozelo	5,3 ms	4,5 mV	Extensor curto dos dedos-Tornozelo	5,3 ms	mm	m/s
Cabeça da fíbula	12,8 ms	4,3 mV	Tornozelo-Cabeça da fíbula	7,5 ms	310 mm	41 m/s
Fossa poplítea	14,2 ms	3,8 mV	Cabeça da fíbula-Fossa poplítea	1,4 ms	100 mm	71 m/s
Mediano E						
Punho	3,0 ms	4,4 mV	Abdutor curto do polegar-Punho	3,0 ms	mm	m/s
Fossa antecubital	7,6 ms	3,4 mV	Punho-Fossa antecubital	4,6 ms	250 mm	54 m/s
Ulnar E						
Punho	3,0 ms	3,8 mV	Punho	3,0 ms	mm	m/s

EMG com agulha

		Inserção				Ativação				
		Atividade Instantânea	Fibrilações	Onda +	Fasciculações	Amplitude	Duração	Configuração	Taxa	Ativação
Deltoide médio	D	Normal	1+	1+	Nenhuma	Discretamente reduzida	Discretamente reduzida	Normal	Nenhuma	PRECOCE
Bíceps braquial	D	Normal	Nenhuma	1+	Nenhuma	Moderadamente reduzida	Moderadamente reduzida	Normal	Nenhuma	PRECOCE
Cabeça média do tríceps	D	Normal	Nenhuma	Nenhuma	Nenhuma	Moderadamente reduzida	Moderadamente reduzida	Normal	Nenhuma	PRECOCE
Cabeça média do gastrocnêmio	D	Normal	Nenhuma	Nenhuma	Nenhuma	Normal	Normal	Normal	Nenhuma	Normal
Tibial anterior	D	Normal	Nenhuma	Nenhuma	Nenhuma	Moderadamente reduzida	Moderadamente reduzida	Normal	Nenhuma	Normal
	E	Normal	Nenhuma	Nenhuma	Nenhuma	Normal	Normal	Normal	Nenhuma	Normal

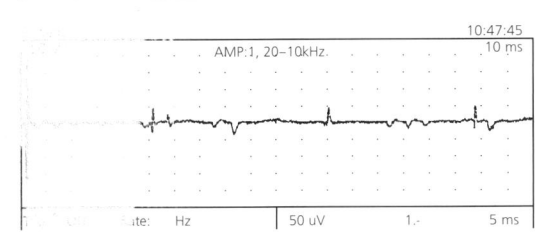

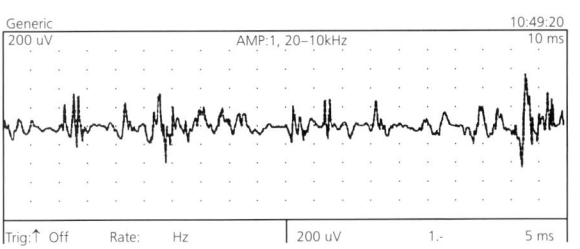

ros meses, para controle da doença; e (2) redução lenta até a menor dose eficaz, durante o período total de tratamento (entre 9 e 12 meses).

Nos pacientes com quadro muito grave, alguns autores associam um imunossupressor à prednisona, a fim de reduzir a dose cumulativa desta e, com isso, reduzir a morbidade a ela associada. Outros autores reservam os imunossupressores para os pacientes que não preenchem os critérios de tratamento exclusivo com glicocorticoides. Os imunossupressores de primeira linha são: a azatioprina e o metotrexato. A resposta à azatioprina e ao metotrexato pode demorar de 4 a 6 meses.

VCN: Os estudos das conduções nervosas sensitivas e motoras são normais. A EMG com agulha concêntrica revela atividades espontâneas (ondas positivas e fibrilação durante o repouso), recrutamento inicial e muitas unidades motoras voluntárias com pequena amplitude e curta duração, o que é compatível com processo miopático, a exemplo da miopatia reacional. O diagnóstico de dermatomiosite deve ser considerado, decorrente da presença de erupções cutâneas. A EMG pode distinguir a fraqueza miopática dos transtornos neuropáticos (p. ex., doença do neurônio motor e miastenia grave), sendo normal nesses últimos. Os resultados da EMG podem ser normais, em razão da natureza irregular da inflamação muscular e da inserção do eletrodo em local não inflamado. Antes de se concluir que não há alterações miopáticas, devem ser testados os músculos que estão fracos e, ainda, múltiplos músculos em membros diferentes. Geralmente, a irritabilidade identificada pela EMG manifesta-se por: (1) aumento da atividade de inserção e das fibrilações espontâneas; (2) unidades motoras voluntárias miopáticas anormais – baixa amplitude, potenciais motores polifásicos de curta duração; e (3) descargas de alta frequência consistentes com o recrutamento precoce das unidades motoras.

REFERÊNCIAS

1. Targoff IN. Myositis specific autoantibodies. *Curr Rheumatol Rep* 2006;8:196.
2. Noss EH, Hausner-Sypeck DL, Weinblatt ME. Rituximab as therapy for refractory polymyositis and dermatomyositis. *J Rheumatol* 2006;33:1021.
3. Lambotte O, Kotb R, Maigne G, Blanc, FX, Goujard C, Delfraissy JF. Efficacy of rituximab in refractory PM. *J Rheumatol* 2005;32:1369.

Anotações

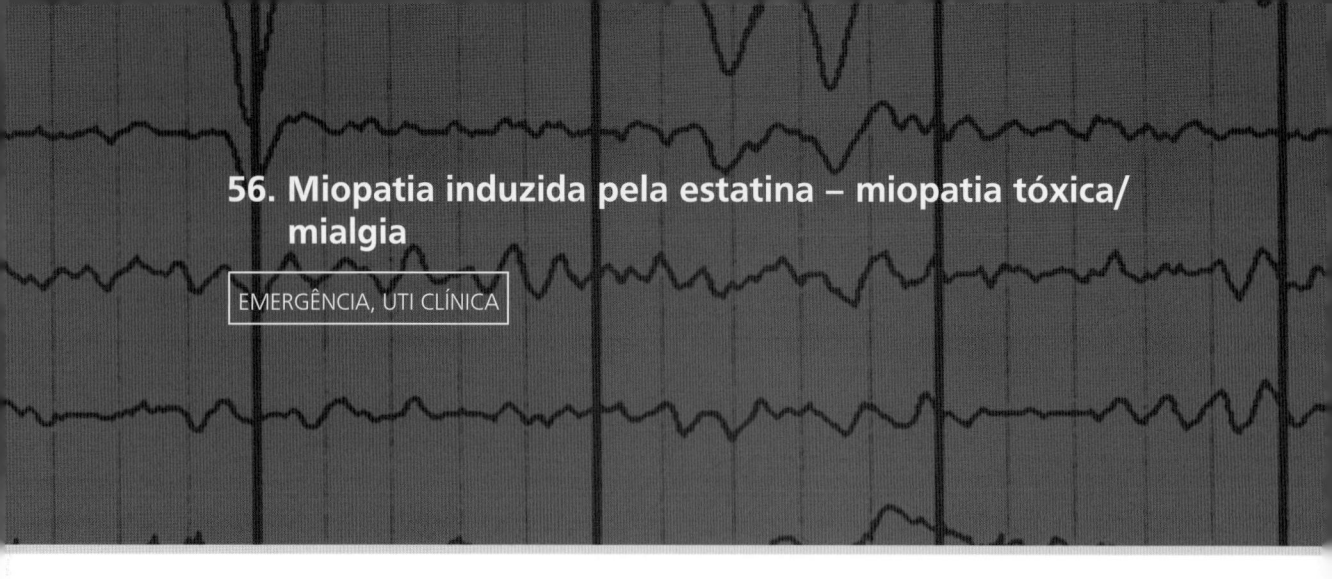

56. Miopatia induzida pela estatina – miopatia tóxica/ mialgia

> EMERGÊNCIA, UTI CLÍNICA

CORRELAÇÕES CLÍNICAS: Mialgia e cãibras musculares, pior nos membros inferiores. Uso de medicamentos contendo estatina para o tratamento da hiperlipidemia.

ETIOLOGIA: Miopatia.

AVALIAÇÃO CLÍNICA: Procure por mialgias (com ou sem elevação da CK), elevação da creatinoquinase (CK), cãibras, rigidez, sensibilidade muscular, intolerância ao exercício, fraqueza muscular proximal, muitas vezes marcada rabdomiólise com elevação maciça da CK e, ocasionalmente, mioglobinúria grave, com risco de insuficiência renal.

PROPEDÊUTICA COMPLEMENTAR: Hemograma, creatinoquinase (CK), lactato desidrogenase, aldolase e aspartato aminotransferase, função tireoidiana, velocidade de hemossedimentação, anticorpo antinuclear, fator reumatoide, anti-Ro, anti-La, anti-Sm e anticorpos antirribonucleoproteína. Anticorpos específicos para miosite, dirigidos contra a *hellcase* (anticorpos anti-Mi-2), sintetases citoplasmáticas de RNA (anticorpos anti-Jo-1), outras proteínas citoplasmáticas, ribonucleoproteínas e alguns antígenos nucleares [1]. Considere a realização de RM dos membros para identificar o local ideal para a biópsia muscular. Avaliar as provas da função respiratória (FNI, VEF1 e CV) para a pesquisa de insuficiência respiratória.

DIAGNÓSTICO DIFERENCIAL: Os sintomas miopáticos e a mialgia podem ocorrer nas seguintes condições: miopatias inflamatórias; doença do armazenamento lipídico e do glicogênio; neuropatias e doenças da junção neuromuscular; distrofias genéticas, tóxicas e metabólicas; miopatias endócrinas e nutricionais; polimialgia reumática; e miosite associada a infecções (viral, bacteriana e parasitária). A ausência de sinais dos tratos longos e de fasciculações afasta o diagnóstico da esclerose lateral amiotrófica e de outras doenças do neurônio motor. A presença dos reflexos elimina o diagnóstico da síndrome de Guillain-Barré e de neuropatias similares, incluindo a neuromiopatia do doente crítico. Os transtornos da transmissão neuromuscular, muitas vezes, produzem alterações pupilares, ptose palpebral ou oftalmoplegia. A ausência de exposição a organofosforados, de espasmo muscular ou de aumento da sudorese exclui o diagnóstico de intoxicação por organofosforados. A apresentação clínica, a elevação da CK sérica e os sinais de miopatia reacional na eletromiografia (EMG) sugerem o diagnóstico de miopatia. A história de exposição à sinvastatina faz com que o diagnóstico de miopatia associada à estatina seja o mais provável [1,2].

PROGNÓSTICO: A mialgia e a fraqueza tendem a regredir; a CK sérica normaliza ao longo de dias ou semanas após a interrupção da droga. Em 44 casos, 58% dos pacientes apresentaram resolução dos sintomas em menos de 1 mês, e 93% melhoraram em menos de 6 meses [2,3].

TRATAMENTO: Se a estatina não for suspensa ou tiver a sua dose reduzida, a miopatia tende a progredir e, em alguns pacientes, pode levar à rabdomiólise. A mialgia pode persistir durante meses após a interrupção do medicamento, tendendo a regredir por completo na maioria dos pacientes. A recuperação clínica, com a normalização do nível sérico de CK, acompanha a interrupção do medicamento. Nenhum tratamento é necessário, exceto pelo tratamento de apoio nos pacientes com rabdomiólise.

Condução nervosa sensitiva

Nervo e local	Pico de latência	Amplitude	Segmento	Diferença de latência	Distância	Velocidade de condução
Sural D						
Ponto B	4,2 ms	14 µV	Maléolo lateral–Ponto B	3,4 ms	120 ms	35 m/s
Sural E						
Ponto B	3,7 ms	15 µV	Maléolo lateral–Ponto B	2,8 ms	110 ms	39 m/s
Ulnar E						
Punho	3,2 ms	14 µV	Dedo indicador–Punho	2,6 ms	140 ms	54 m/s
Mediano E						
Punho	3,2 ms	13 µV	Dedo indicador–Punho	2,6 ms	140 ms	53 m/s

Condução nervosa motora

Nervo e local	Latência	Amplitude	Segmento	Diferença de latência	Distância	Velocidade de condução
Fibular D						
Tornozelo	5,4 ms	6,3 mV	Extensor curto dos dedos–Tornozelo	5,4 ms	mm	m/s
Cabeça da fíbula	13,2 ms	6,0 mV	Tornozelo–Cabeça da fíbula	7,8 ms	310 mm	40 m/s
Fossa poplítea	15,2 ms	5,7 mV	Cabeça da fíbula–Fossa poplítea	2,0 ms	90 mm	45 m/s
Tibial D						
Tornozelo	4,7 ms	16,0 mV	Abdutor do hálux–Tornozelo	4,7 ms	mm	m/s
Tibial E						
Tornozelo	4,3 ms	16,3 mV	Abdutor do hálux–Tornozelo	4,6 ms	mm	m/s
Fibular E						
Tornozelo	5,3 ms	4,5 mV	Extensor curto dos dedos–Tornozelo	5,3 ms	mm	m/s
Cabeça da fíbula	12,8 ms	4,3 mV	Tornozelo–Cabeça da fíbula	7,5 ms	310 mm	41 m/s
Fossa poplítea	14,2 ms	3,8 mV	Cabeça da fíbula–Fossa poplítea	1.4 ms	100 mm	71 m/s
Mediano E						
Punho	3,0 ms	4,4 mV	Abdutor curto do polegar–Punho	3,0 ms	mm	m/s
Fossa antecubital	7,6 ms	3,4 mV	Punho–Fossa antecubital	4,6 ms	250 mm	54 m/s
Ulnar E						
Punho	3,0 ms	3,4 mV	Punho	3,0 ms	mm	m/s

EMG com agulha

		Inserção				Ativação				
		Atividade instantânea	Fibrilações	Onda +	Fasciculações	Amplitude	Duração	Configuração	Taxa	Ativação
Deltoide médio	D	Normal	1+	1+	Nenhuma	Discretamente reduzida	Discretamente reduzida	Normal	Nenhuma	PRECOCE
Bíceps braquial	D	Normal	Nenhuma	1+	Nenhuma	Moderadamente reduzida	Moderadamente reduzida	Normal	Nenhuma	PRECOCE
Cabeça média do tríceps	D	Normal	Nenhuma	Nenhuma	Nenhuma	Moderadamente reduzida	Moderadamente reduzida	Normal	Nenhuma	PRECOCE
Cabeça média do gastrocnêmio	D	Normal	Nenhuma	Nenhuma	Nenhuma	Normal	Normal	Normal	Nenhuma	Normal
Tibial anterior	D	Normal	Nenhuma	Nenhuma	Nenhuma	Moderadamente reduzida	Moderadamente reduzida	Normal	Nenhuma	Normal
Tibial anterior	E	Normal	Nenhuma	Nenhuma	Nenhuma	Normal	Normal	Normal	Nenhuma	Normal
Glúteo médio	E	Normal	1+	1+	Nenhuma	Discretamente reduzida	Discretamente reduzida	Normal	Nenhuma	Normal
Iliopsoas	E	Normal	1+	1+	Nenhuma	Discretamente reduzida	Discretamente reduzida	Normal	Nenhuma	Normal

VCNs: Os estudos da condução motora e sensitiva do nervo são normais. A EMG com agulha mostra recrutamento precoce e muitas unidades motoras voluntárias com curta duração e baixa amplitude; algumas unidades motoras são polifásicas. Atividades espontâneas de baixo grau (fibrilação e ondas positivas) são observadas na maioria dos músculos, incluindo os músculos paraespinais. Esses achados são compatíveis com miopatia reacional leve. As miopatias reacionais incluem: miopatia inflamatória, distrofias musculares rapidamente progressivas, miopatia do doente crítico, miopatia parasitária (triquinose), miopatia tóxica e miopatia miotubular. Essas alterações, associadas à história de uso recente de estatinas, sugere miopatia associada à estatina.

REFERÊNCIAS

1. Thompson PD, Clarkson P, Karas RH. Statin-associated myopathy. *JAMA* 2003;289:1681.
2. Thompson PD, Clarkson PM, Rosenson RS. An assessment of statin safety by muscle experts. *Am J Cardiol* 2006;97:69C.
3. Hansen KE, Hildebrand JP, Ferguson EE, Stein JH. Outcomes in 45 patients with statin-associated myopathy. *Arch Intern Med* 2005;165:2671.

PARTE 5
Atlas de Casos Clínicos e Neurofisiológicos

57. Cegueira occipital e convulsões – por quê? [1-4]

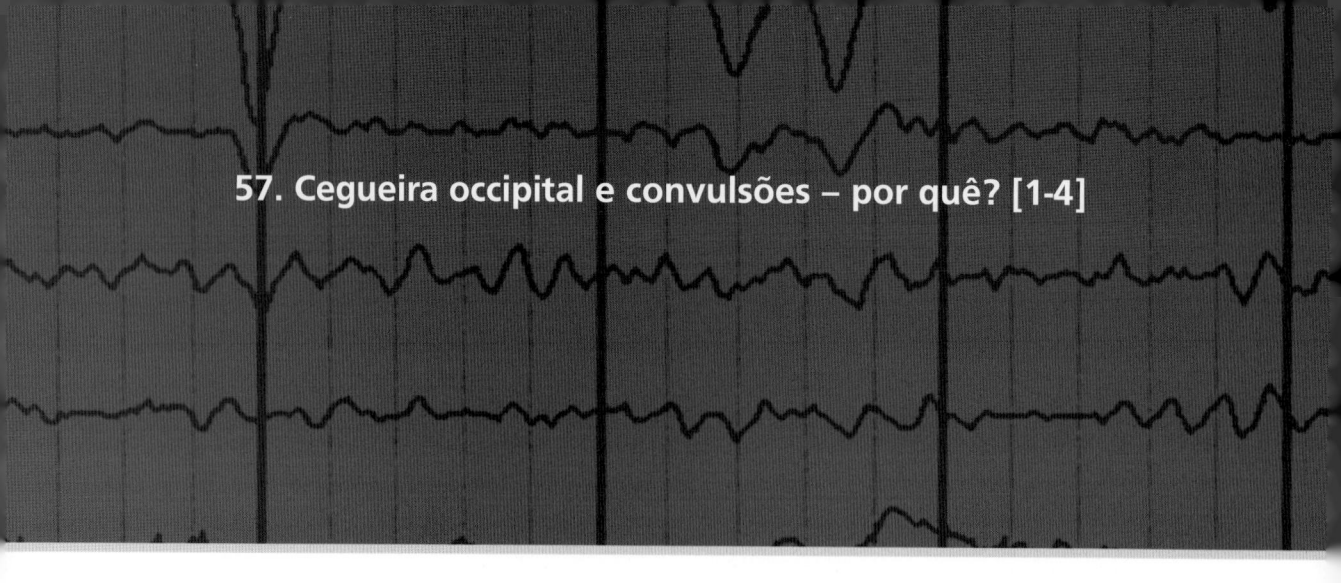

CASO CLÍNICO: Homem de 43 anos de idade com anemia falciforme e hipertensão arterial (203 × 110) apresentou encefalopatia posterior reversível. O quadro clínico caracterizou-se por cefaleia e amaurose súbitas ao assumir o ortostatismo, seguidas por várias convulsões. A RM em T2 revelou hipossinal digitiforme na zona limítrofe posterior da circulação encefálica, com edema vasogênico.

AVALIAÇÃO CLÍNICA: Paciente com os olhos abertos e sem resposta aos estímulos sonoros e nociceptivos, porém com preservação dos reflexos do tronco encefálico e tendência ao desvio conjugado do olhar para o lado esquerdo. Os exames sanguíneos de rotina e o estudo do liquor foram normais. A angiotomografia revelou vasoconstrição dos ramos da artéria cerebral posterior.

TRATAMENTO: O paciente foi submetido a tratamento intensivo, com controle da pressão arterial com o uso de captopril e labetolol. Para as convulsões, recebeu diazepam e foi fenitoinizado, com reversão completa da encefalopatia.

DIAGNÓSTICO E COMENTÁRIO: A isquemia do córtex visual por vasospasmo induzido pela hipertensão arterial, acompanhada pelas crises originadas no córtex visual, resultou em cegueira súbita. A encefalopatia posterior reversível é uma condição pouco frequente, sendo mais comum nos pacientes mais jovens que apresentam elevação súbita da pressão arterial. Ocorre na eclâmpsia, nas causas renais de arterial e após tratamento com imunossupressores a (usados para tratar ou prevenir a rejeição a órgãos transplantados) ou quimioterápicos (L-asparginase, vincristina). A isquemia occipital reversível, como a que pode ocorrer na eclâmpsia, pode resultar em cegueira occipital reversível ou irreversível. A visão pode retornar decorrente da reversão do vasospasmo com o controle da hipertensão arterial. A anemia falciforme pode contribuir para a isquemia dos tecidos em razão da menor capacidade de transportar oxigênio das células falciformes e, também, pela própria isquemia. As crises originadas no córtex visual representam causa rara de cegueira reversível.

O EEG revela um agrupamento de ondas agudas no lobo occipital esquerdo, de alta frequência, e que evolui para atividade delta de ritmo mais lento antes do seu término, indicando que os sintomas visuais foram causados pelas crises occipitais associadas à encefalopatia posterior reversível.

REFERÊNCIAS

1. Bartynski WS. Posterior reversible encephalopathy syndrome, part I: Fundamental imaging and clinical features. *AJNR* 2008;29:1036-1042.
2. Williams J, Mozurkewich E, Chilimigras J, Van De Ven C. Critical care in obstetrics: Pregnancy-specific conditions. *Best Pract Res Clin Obstet Gynaecol* 2008;22(5):825-846.
3. Sawchuk KS, Chruchill S, Feldman E. Status epilepticus amauroticus. *Neurology* 1997;49:1467-1469.
4. Kaplan PW, Tusa Ri. Neurophysiologic and clinical correlations of epileptic nystagmus. *Neurology* 1993;43:2508-2514.

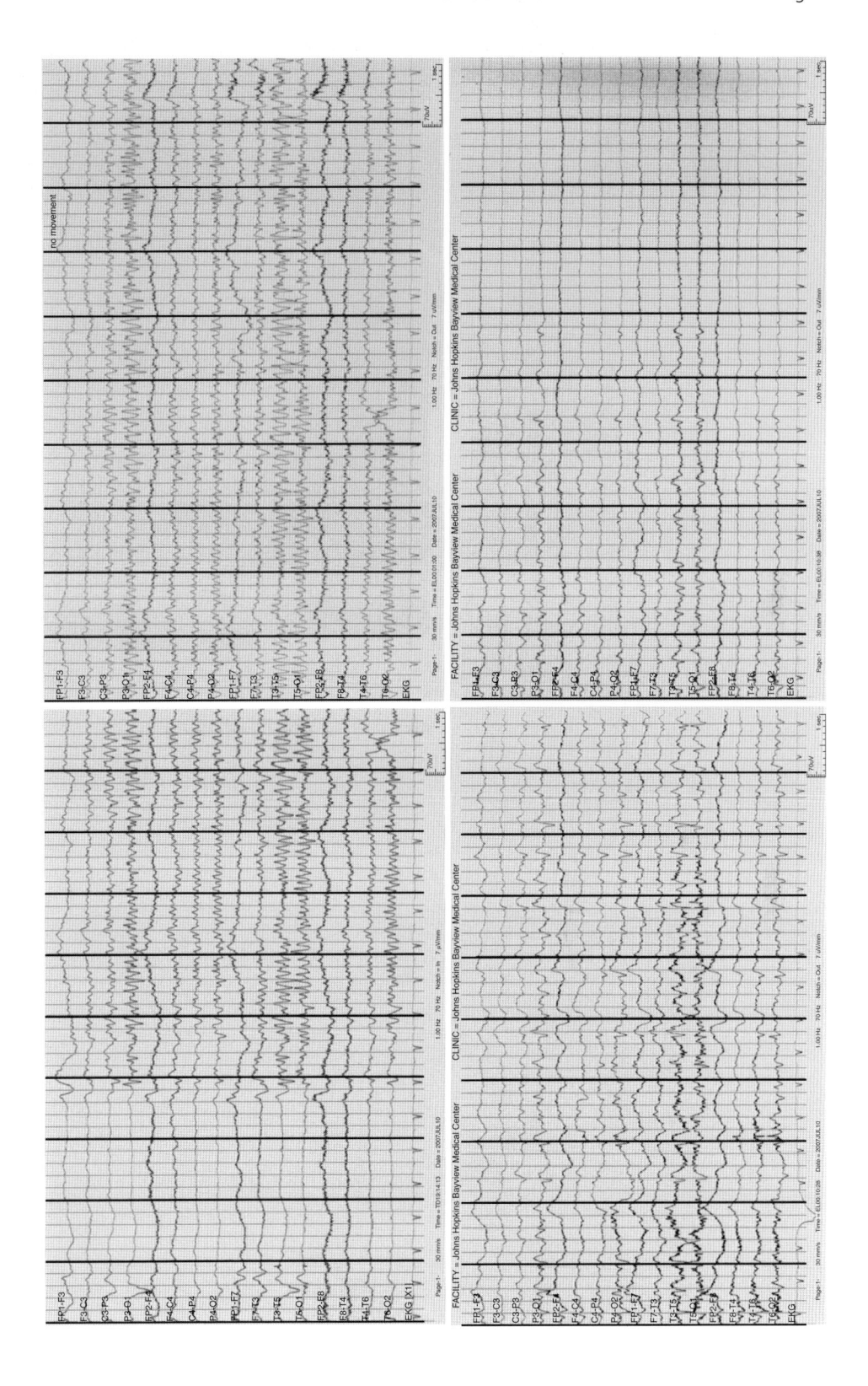

Parte 5: Atlas de casos clínicos e neurofisiológicos   151

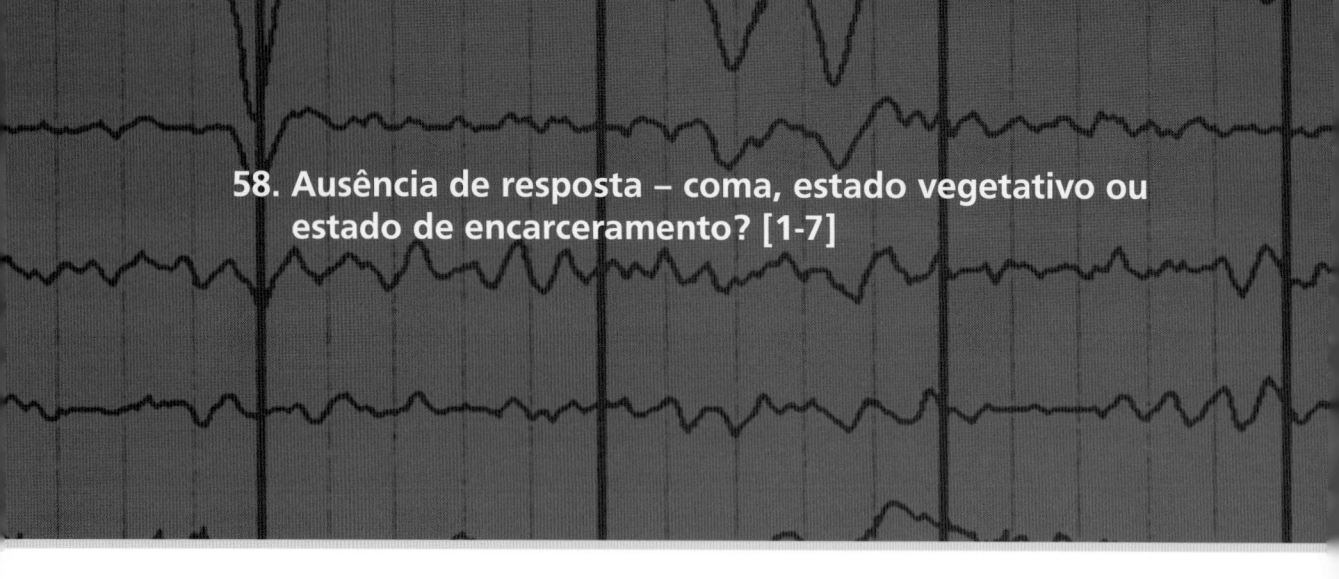

58. Ausência de resposta – coma, estado vegetativo ou estado de encarceramento? [1-7]

CASO CLÍNICO: Mulher de 34 anos de idade apresentou cefaleia e dor cervical durante 1 semana, seguida por imobilidade e formigamento nos membros superiores e inferiores, com duração de 10 minutos. Ao notar dificuldade para respirar, chamou o serviço de emergências e, ao chegar ao hospital, somente conseguia abrir e fechar os olhos quando estimulada, aparentemente compreendendo os comandos verbais. A TC do encéfalo não mostrou hemorragia, e a angiorressonância e a arteriografia revelaram oclusão da artéria basilar, com infarto no cerebelo e na ponte, além de dissecção de ambas as artérias vertebrais. O uso intra-arterial de TPA restaurou o fluxo vertebrobasilar.

No entanto, na manhã seguinte, houve piora neurológica, tendo o Doppler identificado trombose do segmento proximal da artéria basilar e reversão do fluxo. A RM mostrou que houve transformação hemorrágica do infarto, acometendo a ponte, os hemisférios cerebelares e o mesencéfalo, com hidrocefalia discreta.

A partir da análise do traçado eletroencefalográfico, a paciente está em coma, em estado vegetativo (EV) ou encarcerada?

DEFINIÇÕES

Coma – Estado clínico caracterizada por olhos fechados, sem que seja possível despertar o paciente (ao contrário do sono) e sem respostas intencionais aos estímulos externos.

Estado vegetativo – O paciente está acordado (olhos abertos), porém inconsciente.

Síndrome do encarceramento – Estado desaferentado: paciente acordado e consciente, porém com evidências mínimas de reação (apenas move os olhos em sentido vertical e horizontal em resposta aos comandos).

CARACTERÍSTICAS TÍPICAS: A característica comum a essas três condições consiste na escassez de reações aos estímulos. O paciente pode enquadrar-se em um de vários estágios, que variam da consciência plena e da ansiedade ao estado minimamente consciente ao coma. Os olhos podem estar abertos, fechados ou abrir variavelmente aos comandos e aos estímulos, ou abrir espontaneamente. Os movimentos abaixo do pescoço são mínimos ou meramente reflexos. Consulte outros textos para a obtenção de mais informações clínicas e patológicas acerca dessas condições.

AVALIAÇÃO CLÍNICA: Avalie os reflexos do tronco encefálico, a reatividade aos estímulos (atenção para movimentos oculares verticais sutis em resposta aos comandos). A avaliação é, em grande parte, dirigida para determinar se há uma resposta significativa aos estímulos externos, o que poderia sugerir preservação da consciência. Frequentemente é necessária observação mais prolongada, já que os familiares, muitas vezes, relatam respostas "significativas" não observadas pela equipe de enfermagem ou pelos médicos. Determine a pontuação na escala de coma de Glasgow.

DIAGNÓSTICO DIFERENCIAL: Estado minimamente consciente, EV, encarceramento ou coma.

DIAGNÓSTICO E COMENTÁRIO: A partir da descrição clínica (a paciente não conseguia se mover, mas conseguia obedecer aos comandos com movimentos oculares) e do EEG confirmando a preservação dos ciclos de sono e vigília, estabeleceu-se o diagnóstico de síndrome do encarceramento.

Muitas vezes, mesmo nos pacientes com uma causa óbvia para a ausência de respostas o estabelecimento do diagnóstico e a determinação do prognóstico constituem grandes desafios. No estado vegetativo persistente (mais de 1 mês) ou no estado vegetativo (menos de 1 mês), assim como no encarceramento, os exames eletrofisiológicos têm demonstrado diversas alterações, embora ainda existam poucos estudos sobre o tema. Além disso, os exames podem ajudar a prever o prognóstico ao longo do tempo. Uma pequena série de oito pacientes revelou o predomínio do padrão eletroencefalográfico caracterizado por atividade alfa lenta ou ondas trifásicas no estado vegetativo persistente e no coma. Embora a RM funcional diferencie os pacientes conscientes daqueles que estão inconscientes, os dados clínicos ainda constituem a base do diagnóstico dessas entidades.

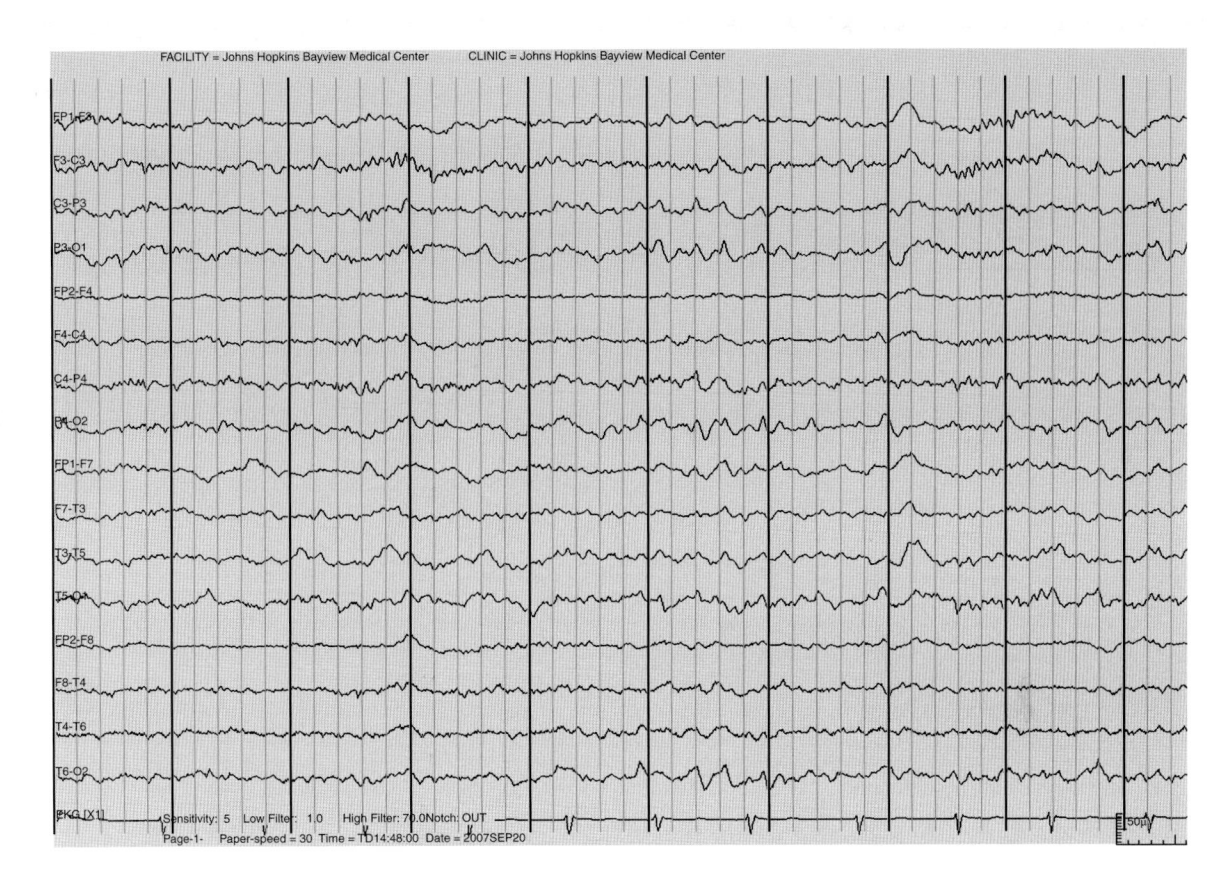

O EEG mostra fusos de sono, teta difuso, agudos occipitais positivos transitórios do sono (POSTS) e ondas agudas no vértice. Este padrão reage aos estímulos, produzindo frequências alfa e abolição dos fusos de sono e dos POSTS.

REFERÊNCIAS

1. Cartlidge N. States related to or confused with coma. *J Neurol Neurosurg Psychiatry* 2001;71(Supplement 1):i18–i19.
2. Gutling E, Isenmann S, Wichman W. Electrophysiology in the locked-in-syndrome. *Neurology* 1996;46:1092-1101.
3. Laureys S, Owen AM, Schiff ND. Brain function in coma, vegetative state, and related disorders. *Lancet Neurol* 2004;3:557-546.
4. Young GB. Major syndromes of impaired consciousness. In: Young GB, Ropper AH, Bolton CF (eds.), *Coma and Impaired Consciousness: A Clinical Perspective*. New York: McGraw-Hill 1998;39-78.
5. American Academy of Neurology Quality Standards Subcommittee. Practice parameters: Assessment and management of patients in the persistent vegetative state. *Neurology* 1995;45:1015-1018.
6. Bernat JL. Chronic disorders of consciousness. *Lancet* 2006;367:1181-1192.
7. Guérit JM. Neurophysiological patterns of vegetative and minimally conscious states. *Neuropsychol Rehabil* 2005;15:357-371.

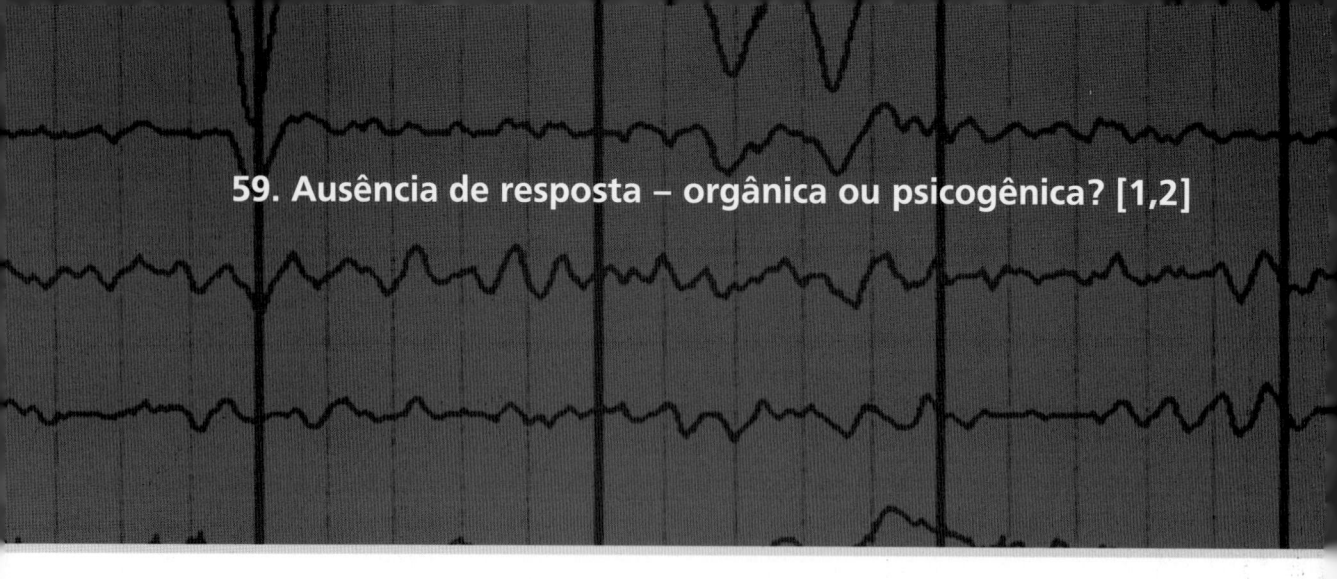

59. Ausência de resposta – orgânica ou psicogênica? [1,2]

CASO CLÍNICO: Paciente de 21 anos de idade foi transferida de uma instituição psiquiátrica com história de alucinações elaboradas e estado sonial iniciados há várias semanas; não havia passado de transtorno psiquiátrico. Após 1 semana de cefaleia, ela se tornou delirante e apática, ficando catatônica. Internada em uma unidade psiquiátrica, apresentou uma pneumonia leve; o estudo do liquor revelou oito leucócitos. Ao exame físico, notamos abertura ocular aos estímulos verbais, preservação dos reflexos do tronco encefálico e ausência de vocalização, porém com reação à dor. Havia, ainda, rigidez e catalepsia (flexibilidade cérea) em seus membros superiores, que permaneciam momentaneamente suspensos no ar quando estendidos pelo examinador. O EEG inicial mostrou atividade teta/delta, e o tratamento com valproato e lorazepam não produziu melhora clínica nem eletroencefalográfica. O estudo de nova amostra do liquor revelou 13 leucócitos e normoproteinorraquia, e em sua cultura não houve crescimento bacteriano. Os testes para HSV, vírus Epstein-Barr (EBV), citomegalovírus, vírus varicela-zóster (VZV), enterovírus, fungos, *Bartonella*, *Brucella* e encefalites do Nilo Ocidental e equina Oriental e Ocidental foram todos negativos. A RM do cérebro não revelou qualquer alteração.

DEFINIÇÕES:

Coma – Estado clínico caracterizada por olhos fechados, sem que seja possível despertar o paciente (ao contrário do sono) e sem respostas intencionais aos estímulos externos.

Estado vegetativo – O paciente está acordado (olhos abertos), porém inconsciente.

Síndrome do encarceramento – Estado desaferentado: paciente acordado e consciente, porém com evidências mínimas de reação (apenas move os olhos em sentido vertical e horizontal em resposta aos comandos).

Catatonia – Estado de ausência de resposta psíquica e motora. Pode ser vista na esquizofrenia, no transtorno do estresse pós-traumático, na doença bipolar, na depressão e no abuso e *overdose* de drogas. Pode, ainda, ser produzida por AVE, transtornos metabólicos e autoimunes, encefalite, reações adversas a medicamentos e retirada súbita de benzodiazepínicos.

DIAGNÓSTICO DIFERENCIAL: Inclui todo o rol de encefalopatias. A diferenciação entre o coma, o estado vegetativo (EV), o estado minimamente consciente, o encarceramento e a catatonia pode ser estabelecida com base nos critérios clínicos. No coma, não há respostas clínicas aos estímulos (atenção para a pesquisa de movimentos oculares em resposta aos comandos). Os pacientes encarcerados mantêm os olhos abertos e podem, frequentemente, mover os olhos no sentido vertical quando solicitados. Já no estado minimamente consciente, pode ser necessária observação mais prolongada, em que devem ser pesquisadas evidências de alguma capacidade de seguir comandos ou responder (por sinais ou outros). Os pacientes em EV mantêm os ciclos de sono e vigília (com olhos abertos), mas não reagem de forma consistente aos comandos externos. Por outro lado, na catatonia secundária a transtornos psiquiátricos, os pacientes podem manifestar resistência à abertura dos olhos ou executar movimentos oculares para os lados. Na síndrome neuroléptica maligna e na síndrome serotoninérgica, os pacientes em geral estão mais sonolentos e confusos, apresentam movimentos intencionais aos estímulos dolorosos e mantêm intactos os reflexos do tronco encefálico. Além disso, as síndromes tóxicas e metabólicas, bem como as síndromes neuroléptica maligna e serotoninérgica podem ser confirmadas por outros critérios clínicos e por exames sanguíneos (eletrólitos, amônia, função hepática e toxinas).

PROPEDÊUTICA COMPLEMENTAR: *Screening* toxicológico, níveis séricos de CPK e enzimas hepáticas. Os exames neurorradiológicos raramente são informativos, exceto para excluir as causas de coma, encarceramento, estado minimamente consciente e estado vegetativo. Colha o liquor para pesquisa de antígenos virais, fúngicos, bacterianos e paraneoplásicos.

DIAGNÓSTICO E COMENTÁRIO: A paciente apresentava estado de mal epiléptico límbico secundário a pneumonia por micoplasma. Inicialmente, o seu quadro clínico foi atribuído a encefalopatia/encefalite difusa, pois o exame neurológico não revelava sinais focais, a RM do encéfalo era normal e o estudo do liquor mostrava menos de 12 leucócitos. A pesquisa de antígenos virais e autoimunes no liquor também foi negativa. Decorrente do mal epiléptico não convulsivo associados à infecção por micoplasma, atribuído à reação das estruturas encefálicas aos antígenos de superfície do micoplasma. Essa interação pode comprometer os circuitos talamocorticais. Dos pacientes hospitalizados com pneumonia pneumonia foi realizada a pesquisa de micoplasma, que foi positiva. Há casos raros de estado por micoplasma, 7% pode desenvolver sintomas relacionados ao sistema nervoso central, como é o caso das convulsões; de modo geral, 23% permanece com sequelas graves. No caso desta paciente, os seus quadros clínico e eletroencefalográfico eram compatíveis com encefalopatia límbica. O tratamento foi realizado com altas doses de benzodiazepínicos, que normalizaram o ritmo alterado revelado pelo EEG mostrado acima, de 2 a 4 Hz. A paciente voltou a falar e a obedecer aos comandos após 5 minutos. A pneumonia foi tratada com doxiciclina durante 4 semanas.

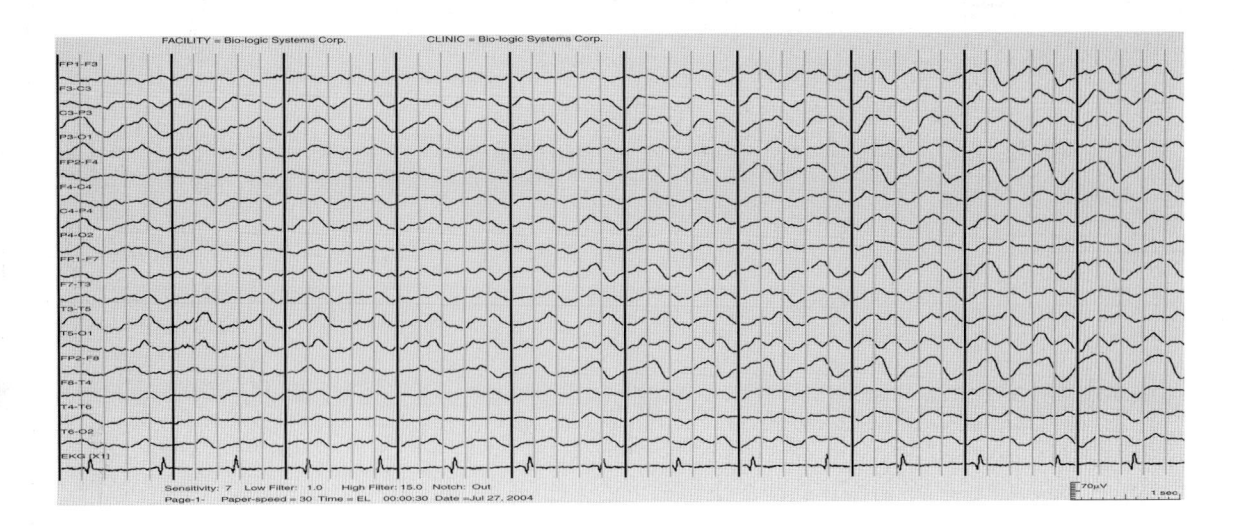

Este EEG mostra atividade teta/delta difusa monomórfica variável nas regiões frontais.

REFERÊNCIAS

1. Koskiniemi M. CNS manifestations associated with *Mycoplasma pneumoniae* infections: Summary of cases at the University of Helsinki and review. *Clin Infect Dis* 1993;17:S52-S57.
2. Heatwole CR, Berg Mi, Henry JC, Hallman JL. Extreme spindles: A distinctive EEG pattern in *Mycoplasma pneumoniae* encephalitis. *Neurology* 2005;64:1096-1097.

60. Paciente com tumor no lobo frontal – depressão psiquiátrica, paranoia, crescimento tumoral ou estado de mal epiléptico? [1-4]

CASO CLÍNICO: Homem de 45 anos de idade com glioma frontal à esquerda já ressecado e com crises parciais complexas secundárias. Em decorrência do início súbito de pensamentos depressivos, paranoia e afasia motora discreta, a avaliação neurológica foi solicitada. O quadro clínico era intermitente, com períodos de piora e períodos de melhora.

AVALIAÇÃO CLÍNICA: O paciente estava acordado, mas parecia confuso, com dificuldade para encontrar as palavras apropriadas e, frequentemente, olhava para a sua esposa. Ele subitamente elevava as sobrancelhas e estava ansioso. A RM do encéfalo não mostrou novidades com relação à RM realizada há algumas semanas, antes da alteração comportamental. O nível sérico do anticonvulsivante estava "subterapêutico".

TRATAMENTO: A dose diária do levetiracetam foi aumentada e ele recebeu 2 mg de lorazepam. Os sintomas psiquiátricos, a depressão e a desatenção regrediram.

DIAGNÓSTICO E COMENTÁRIO: O paciente apresentava atividade epileptiforme frontal à esquerda, responsável pelas alucinações e pela paranoia; todos os sintomas regrediram com o novo esquema de medicamentos antiepilépticos.

Os focos epilépticos frontais podem produzir alterações psiquiátricas bizarras, fenômenos motores complexos e alterações do comportamento e da linguagem. Embora os sintomas depressivos e paranoicos tenham sido reconhecidos há muito tempo, são manifestações relativamente raras.

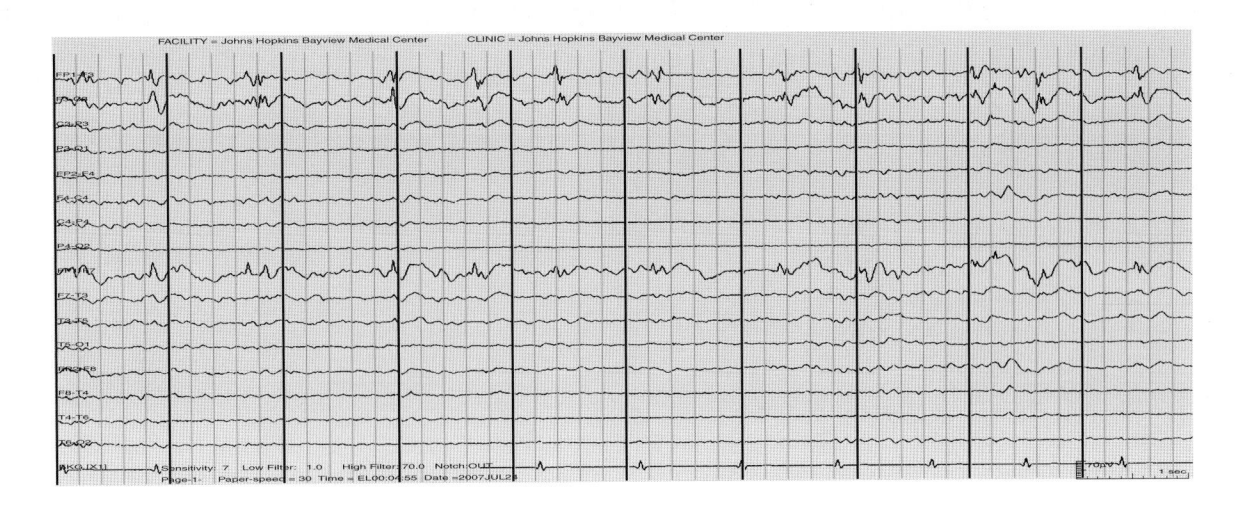

O EEG mostra paroxismos epileptiformes frontais contínuos à esquerda, com frequência aproximada de 1 por segundo.

REFERÊNCIAS

1. Thomas P, Zifkin B, Migneco O, Lebrun C, Darcourt J, Andermann F. Nonconvulsive status epilepticus of frontal origin. *Neurology* 1999;52:1174-1183.
2. Lim 1, Yagnik P, Schraeder P, Wheeler S. Ictal catatonia as a manifestation of nonconvulsive status epilepticus. *J Neurol Neurosurg Psychiatry* 1986;49:833-836.
3. Rohr-Le Floch J, Gauthier G, Beaumanoir A. Confusional states of epileptic origin. Value of emergency EEG. *Rev Neurol* 1988;144:425-436.
4. Kaplan PW. Behavioral manifestations of non-convulsive status epilepticus. *Epilepsy Behav* 2002;3:122-139.

61. Paciente com epilepsia generalizada idiopática em tratamento com valproato – encefalopatia metabólica ou estado de mal epiléptico? [1-5]

CASO CLÍNICO: Homem de 68 anos de idade com metástases pulmonares e epilepsia mioclônica juvenil iniciada na adolescência. Passado de várias internações na vida adulta decorrente dos estados confusionais. A investigação desses eventos revelou tratar-se de *status* de ausência (estado de mal epiléptico generalizado não convulsivo) [1]. Quando a dose do valproato era aumentada devido à recorrência ictal e ao estado de mal epiléptico (que não eram controlados com outras drogas antiepilépticas), o paciente desenvolvia confusão mental intermitente. A propedêutica complementar incluiu o EEG e a pesquisa de transtornos metabólicos.

DIAGNÓSTICO DIFERENCIAL: Neste caso, coeso diagnóstico diferencial era composto por: (a) encefalopatia medicamentosa, (b) comprometimento da função hepática, com hiperamonemia; (c) hipóxia secundária ao comprometimento pulmonar e (d) estado de mal epiléptico generalizado não convulsivo (motivo das internações prévias).

DIAGNÓSTICO E COMENTÁRIO: Encefalopatia hiperamonêmica secundária ao uso do valproato; excluído o diagnóstico de *status* não convulsivo.

O traçado do EEG revela ritmo basal lento, com ondas trifásicas (OTs) que se distinguem claramente das descargas epileptiformes presentes no mesmo traçado. Essas alterações, associadas à elevação da amônia e à ausência de alteração das enzimas hepáticas, apontam para o diagnóstico de hiperamonemia induzida pelo valproato (e não outra causa de encefalopatia tóxica/metabólica ou estado de mal epiléptico não convulsivo).

TRATAMENTO: A dose diária do valproato foi reduzida, assim como o teor de proteínas de sua dieta, o que levou à regressão completa da confusão e das OTs.

DISCUSSÃO: É rara a associação de descargas epileptiformes com OTs no mesmo paciente. Atualmente, existem muitos artigos que tratam da distinção entre ambas as entidades (OTs e complexos ponta-onda (veja o caso relativo às OTs). No passado, especulava-se que as OTs representariam mero reflexo da atividade epileptiforme associada à encefalopatia, o que explicaria as morfologias mais agudas e amplas. No entanto, atualmente é reconhecido que há diferenças entre elas, incluindo a reatividade (aumento) das OTs aos estímulos. Além disso, as OTs são frequentes em pacientes idosos e com atrofia cerebral difusa e doença da substância branca, assim como em diversos transtornos tóxicos/metabólicos, o que sugere haver contribuição subcortical à morfologia das alterações eletroencefalográficas. Como as OTs não aparecem na infância, isso possivelmente se deve à diferença na transmissão talamocortical nos grupos etários mais jovens. Apesar de ainda pouco compreendidas, as OTs podem representar ritmos projetados a partir do tálamo, porém alterados ao longo do trajeto do circuito talamocortical reverberante.

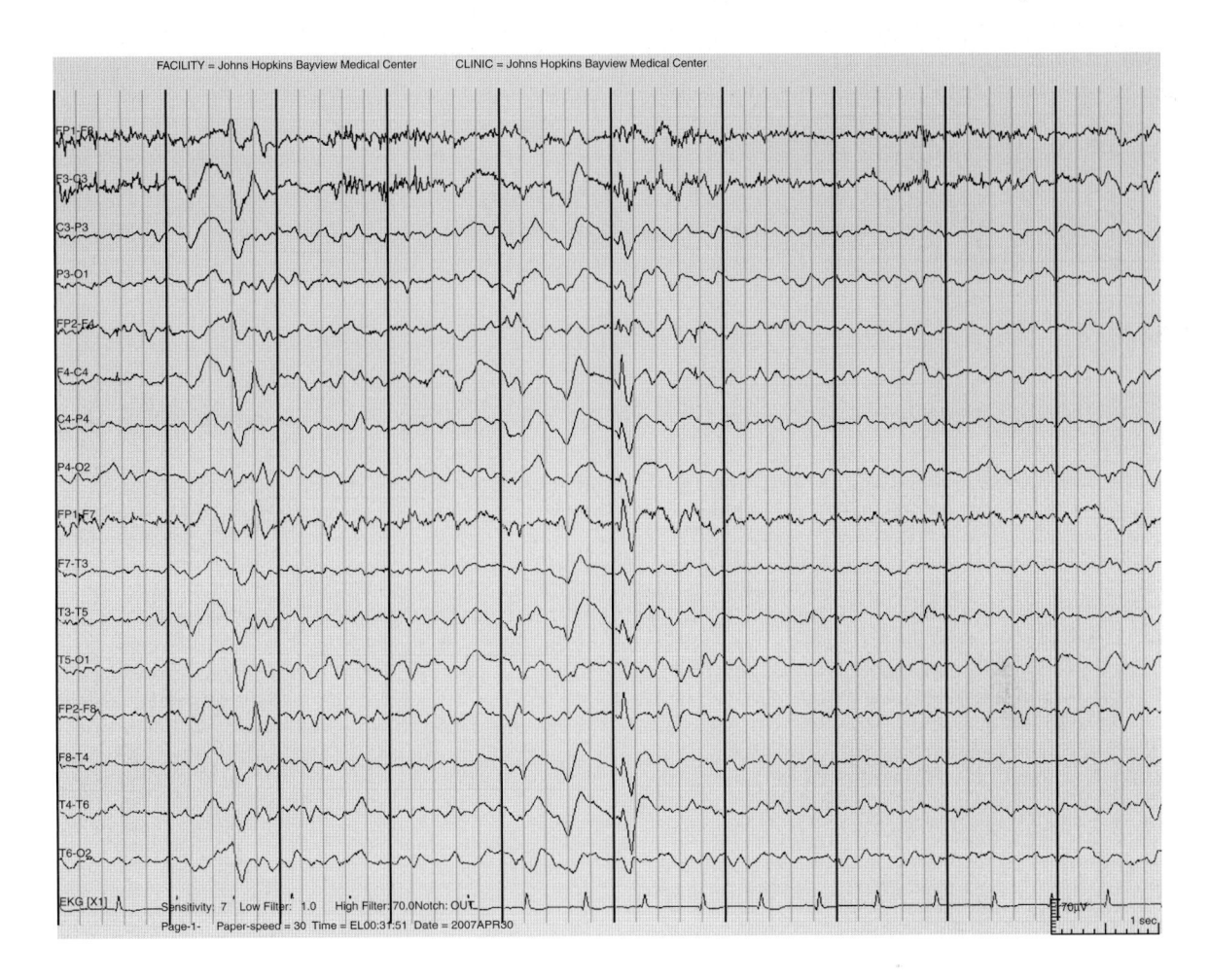

O EEG revela paroxismos generalizados e ocasionais de espículas-ondas lentas (final do 2º segundo e o início do 6º segundo do traçado). Essas descargas são de curta duração (da espícula ao início da onda lenta, com espícula inicial evidente) e se estendem à região frontal anterior, com ocasionais reversões de fase frontocentrais (semelhante aos registros interictais). No entanto, também são identificados paroxismos breves de ondas trifásicas sobrepostas a um fundo lento. As ondas trifásicas, situadas na região centrofrontal posterior, têm uma primeira fase mínima e duração maior da primeira à segunda fase, com complexos globais mais amplos do que os paroxismos epilépticos (veja o 5º segundo). Os níveis séricos das transaminases hepáticas estavam normais, motivo pelo qual o paciente encontrava-se acordado apesar da elevação da amônia sérica (170 mg/mL).

REFERÊNCIAS

1. Kaplan PW. Behavioral manifestations of non-convulsive status epilepticus. *Epilepsy Behav* 2002;3:122-139.
2. Baykan B, Gokyigit A, Gurses C, Eraksoy M. Recurrent absence status epilepticus: Clinical and EEG characteristics. *Seizure* 2002;11:310-319.
3. Thomas P, Valton L, Genton P. Absence and myoclonic status epilepticus precipitated by antiepileptic drugs in idiopathic generalized epilepsy. *Brain* 2006;129:1281-1292.
4. Sundaram MB, Blume WT. Triphasic waves: Clinical correlates and morphology. *Can J Neurol Sci* 1987;14:136-140.
5. Bahamon-Dussan JE, Celesia GG, Grigg-Damberger MM. Prognostic significance of EEG triphasic waves in patients with altered state of consciousness. *J Clin Neurophysiol* 1989;6:313-319.

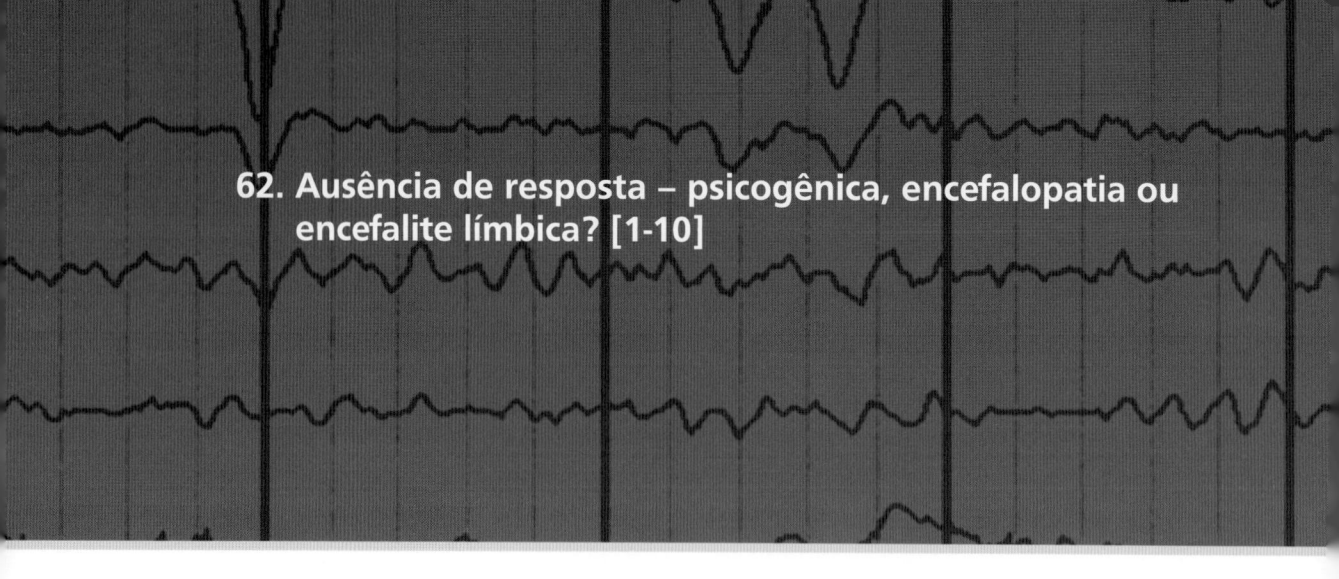

62. Ausência de resposta – psicogênica, encefalopatia ou encefalite límbica? [1-10]

CASO CLÍNICO: Mulher de 51 anos de idade foi transferida para o nosso serviço com história de delírio, demência, crises epilépticas parciais, movimentos distônicos súbitos e hiponatremia, quadro iniciado há 10 meses. Inicialmente foi estabelecido o diagnóstico de crises epilépticas do lobo temporal, com base na monitoração eletroencefalográfica; a pesquisa de anticorpos antitireoidianos, proteína 14-3-3 e de anticorpos paraneoplásicos foi negativa, assim como as pesquisas de doença celíaca, sarcoidose, doença de Whipple, lúpus e câncer sistêmico. A RM do encéfalo revelou realce laminar assimétrico nos córtices lateral, mesial e insular do lobo temporal. A proteinorraquia estava aumentada, porém não havia pleocitose liquórica; a pesquisa de antígenos virais no liquor também foi negativa. O sódio sérico era 128. A paciente recebeu 26 pontos em 30 no miniexame do estado mental – comprometimento significativo e generalizado da memória, embora ela conseguisse recitar a série de "setes" e soletrar "mundo" de trás para frente. O exame físico revelou contrações faciais bizarras e súbitas, com enrijecimento e posturas distônicas assimétricas em ambos os membros superiores, com duração inferior a 10 segundos, das quais ela não mostrava conhecimento. A paciente estava em uso prévio de medicamento antiepiléptico e havia usado corticoide durante 3 dias.

DIAGNÓSTICO DIFERENCIAL: Encefalopatia da tireoide de Hashimoto, encefalopatia paraneoplásica, doença celíaca, doença de Whipple, encefalite viral, encefalite lúpica, *status* não convulsivo, toxicidade medicamentosa.

CORRELAÇÕES CLÍNICAS: Não houve movimentos distônicos ou outros movimentos anormais durante o registro do EEG.

DIAGNÓSTICO E COMENTÁRIO: A paciente apresentava encefalite límbica não paraneoplásica mediada por anticorpos contra os canais de potássio voltagem-dependentes, o que justificava as crises epilépticas, os paroxismos distônicos, a paranoia, a confusão e a hiponatremia.

A associação de crises parciais, movimentos anormais e *delirium*, na ausência de pleocitose e anticorpos antivirais no liquor, sugeria uma encefalite responsiva aos corticosteroides, causada por anticorpos antitireoidianos ou paraneoplásicos. No entanto, a pesquisa dos referidos anticorpos foi negativa. Os exames para outras síndromes raras que afetam a cognição e que justificariam a encefalopatia, as crises epilépticas e os movimentos anormais, como doença de Whipple e a doença celíaca, também foram negativos. Além disso, a presença de hiponatremia aparentemente inexplicável sugere fortemente encefalopatia por anticorpos contra os canais de potássio voltagem-dependentes (forma de encefalite límbica responsiva à imunoterapia). Foi, então, iniciada pulsoterapia com corticoide, seguida por dose de manutenção. Após a retirada gradual do corticoide, os níveis séricos de anticorpos contra os canais de potássio voltagem-depenentes foram novamente medidos, e também foi realizada nova pesquisa de neoplasia maligna, porém todos os teste foram negativos. Posteriormente, recebeu imunoglobulina intravenosa e plasmaférese nas recaídas subsequentes.

A hiponatremia associada à síndrome da secreção inapropriada de hormônio antidiurético (SSIADH) é bem reconhecida nessa condição e melhora com a queda dos níveis de anticorpos, induzida pela imunoterapia.

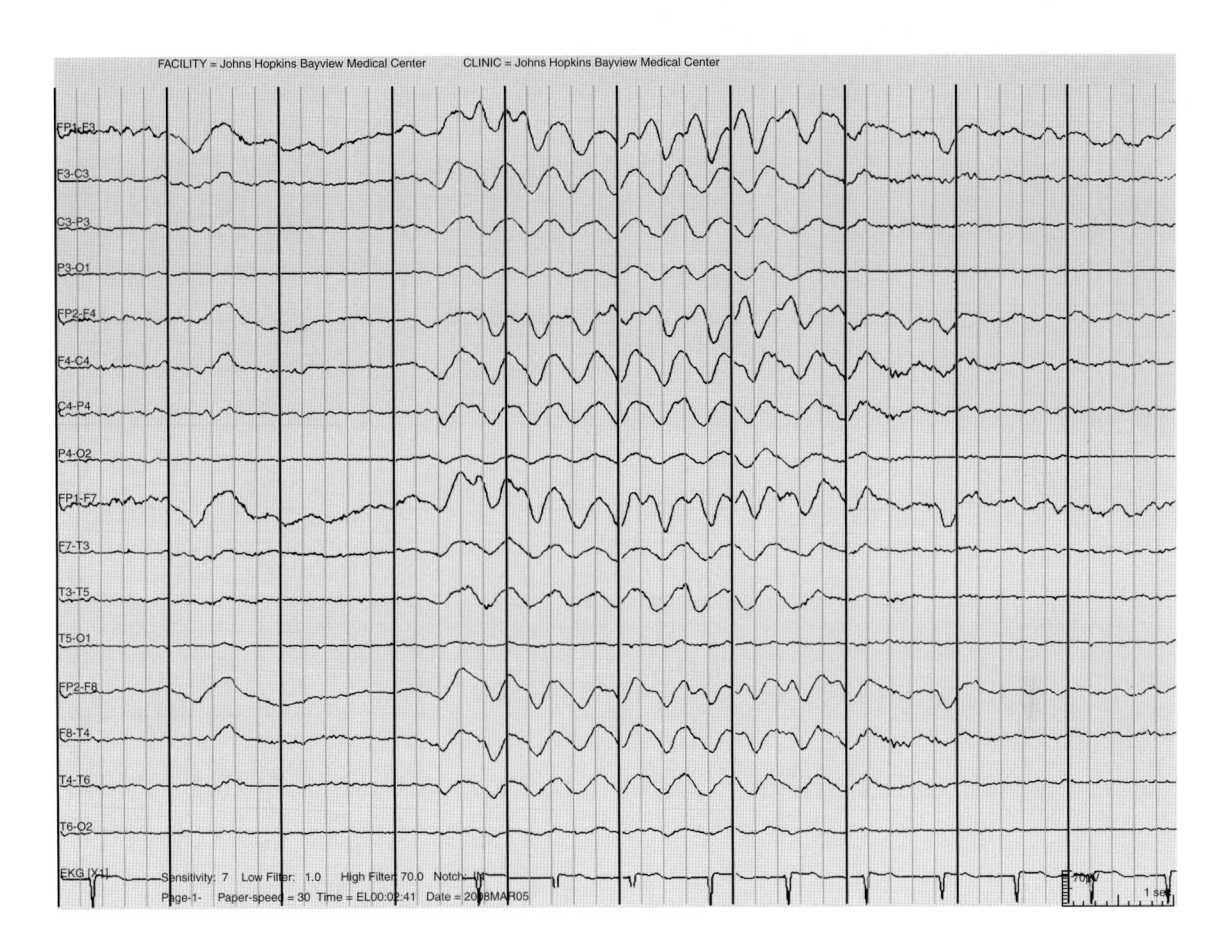

Este EEG revela atividade delta rítmica frontal de 2-3 Hz, ocasionalmente irregular e não claramente relacionada ao sono, ao despertar ou à alteração do estado clínico. O traçado basal é rápido e de baixa voltagem.

REFERÊNCIAS

1. Vincent A, Buckley C, Schott J, Baker I, Dewar BK, Detert N, Clover L, Parkinson A, Bien CG, Omer S, Lang B, Rossor MN, Palace J. Potassium channel antibody-associated encephalopathy: A potentially immunotherapy-responsive form of limbic encephalitis. *Brain* 2004;127:701-712.
2. Alamowitch 5, Graus F, Uchuya M, Ren R, Bescansa E, Delattre JY. Limbic encephalitis and small cell lung cancer. Clinical and immunological features. *Brain* 1997;120:923-928.
3. Brierley JB, Corsellis JAN, Hierons R, Nevin S. Subacute encephalitis of later adult life mainly affecting the limbic areas. *Brain* 1960;83:357-368.
4. Chong JY, Rowland LP, Utiger RD. Hashimoto encephalopathy: Syndrome or myth? *Arch Neurol* 2003;60:164-171.
5. Dunstan EJ, Winer JB. Autoimmune limbic encephalitis causing fits, rapidly progressive confusion and hyponatremia. *Age Aging* 2006;35:536-537.
6. Bataller L, Kleopa KA, Wu GF, Rossi JE, Rosenfeld MR, Dal-mau J. Autoimmune limbic encephalitis in 39 patients: Immunophenotypes and outcomes. *J Neurol Neurosurg Psychiatry* 2007;78:381-385.
7. Stubgen JP. Nervous system lupus mimics limbic encephalitis. *Lupus* 1998;7:557-560.
8. Iizuka T, Sakai F, Ide T, Monzen T, Yoshii S, Iigaya M, Suzuki K, Lynch DR, Suzuki N, Hata T, Dalmau J. Anti-NMDA receptor encephalitis in Japan. *Neurology* 2008;70:504-511.
9. McKeon A, Marnane M, O'Connell M, Stack JP, Kelly PJ, Lynch T. Potassium channel antibody-associated encephalopathy presenting with a frontotemporal dementia-like syndrome. *Arch Neurol* 2007;64:1528-1530.
10. Thieben MJ, Lennon VA, Boeve BF, Aksamit AJ, Keegan M, Vernino S. Potentially reversible autoimmune limbic encephalitis with neuronal potassium channel antibody. *Neurology* 2004;62:1177-1182.

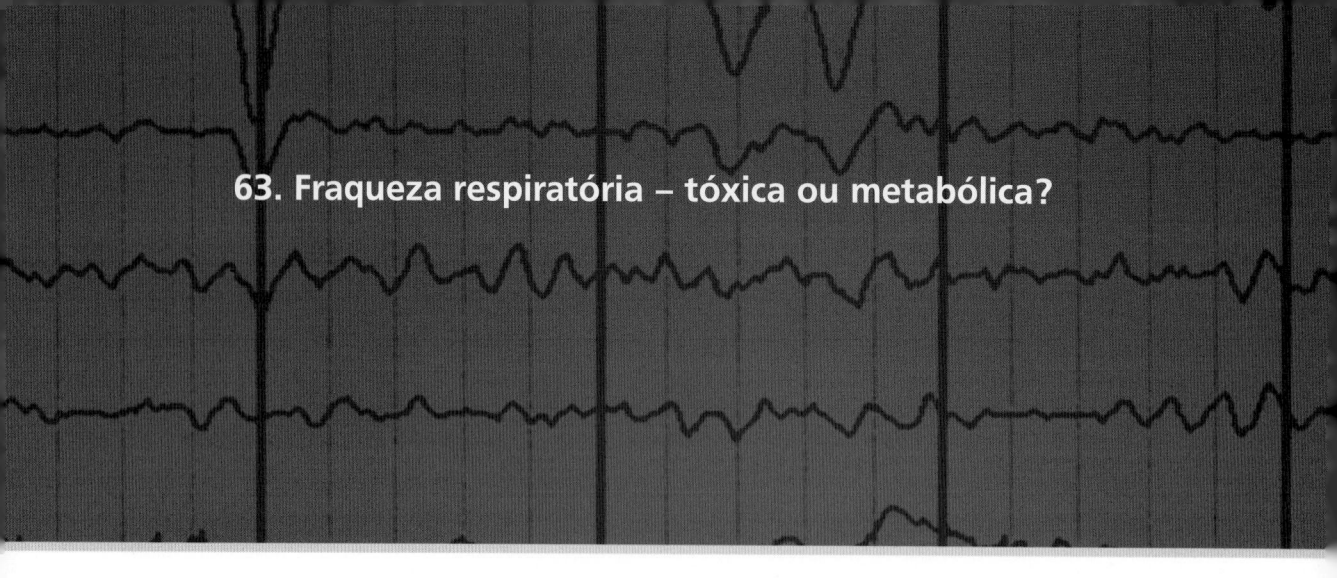

63. Fraqueza respiratória – tóxica ou metabólica?

CASO CLÍNICO: Mulher de 26 anos de idade foi internada com náuseas, vômitos, dor abdominal e perda de peso – quadro iniciado há 3 semanas. Dois dias antes da internação, ela havia desenvolvido fraqueza dos membros inferiores com parestesias nos pés. No dia da internação, a paciente já não conseguia mover as pernas e apresentava fraqueza nos membros superiores, além de anestesia nos membros inferiores. No dia seguinte, cursou com confusão progressiva e, em seguida, desenvolveu insuficiência respiratória. Não houve incontinência intestinal ou urinária. O exame físico à admissão revelava paraplegia crural e força muscular grau 4 na musculatura proximal dos membros superiores e grau 4 – na musculatura distal. Os reflexos estavam difusamente reduzidos, e a sensibilidade dolorosa estava acentuadamente reduzida nos membros inferiores; as sensibilidades vibratórias e proprioceptivas estavam reduzidas nos membros inferiores. Não havia sinal de Babinski. As RMs da medula cervical e do tórax estavam normais, assim como o nível sérico de CPK, o hemograma e o *screening* metabólico completo. A pesquisa de metais pesados e o estudo do liquor também foram normais.

DIAGNÓSTICO DIFERENCIAL: O diagnóstico diferencial inclui não apenas as polineuropatias agudas, mas também a mielopatia, os transtornos da junção neuromuscular e as miopatias. As polineuropatias agudas podem ser causadas por arsênico, *n*-hexano ou inalação de cola, vasculites, doença de Lyme, paralisia por picada de carrapatos, porfiria, sarcoidose, doença leptomeníngea, síndromes paraneoplásicas e polineuropatia do doente crítico. No presente caso, a intoxicação por arsênico, a porfiria e a neuropatia vasculítica aguda grave devem ser consideradas. A presença de polineuropatia axonal não é consistente com a síndrome de Guillain-Barré clássica, embora a forma axonal da neuropatia motora aguda ainda deva ser considerada. Quando há dor abdominal e psicose o diagnóstico de porfiria aguda intermitente deve ser considerado, enquanto a ausência de sinal de Babinski, de nível sensitivo e de alteração esfincteriana afasta a possibilidade de mielopatia, assim como a normalidade da RM da medula cervical. Por outro lado, as alterações sensitivas afastam a possibilidade de doença do neurônio motor. Os transtornos da junção neuromuscular podem manifestar-se de forma aguda, mas geralmente produzem alterações bulbares, disfunção pupilar, ptose palpebral e/ou oftalmoplegia. A perda sensitiva e a hiporreflexia também afastam o diagnóstico de miastenia grave. Não há história de exposição a organofosforados que sugira intoxicação. As miopatias também são improváveis neste caso, decorrente da hiporreflexia e da perda sensitiva. Em resumo, esta paciente é portadora de polineuropatia axonal de rápida evolução, o que pode ocorrer na intoxicação por arsênico, na porfiria, na síndrome de Guillain-Barré (no presente caso, na neuropatia axonal motora aguda) e na neuropatia vasculítica aguda grave. No caso, a presença de dor abdominal e psicose sugerem porfiria.

DIAGNÓSTICO E COMENTÁRIO: A polineuropatia motora axonal assimétrica com dor abdominal, psicose e aumento do ácido delta-aminolevulínico e do porfobilinogênio são compatíveis com porfiria aguda intermitente. Os pacientes com essa doença geralmente apresentam dor abdominal, sintomas psiquiátricos (p. ex., histeria) e polineuropatias motoras predominantemente axonais. A maioria dos pacientes permanece completamente assintomática entre as crises. Pode haver sintomas neuroviscerais, mas sem manifestações cutâneas, bem como neuropatia autonômica (p. ex., constipação, dor abdominal, cólicas, vômitos e hipertensão arterial), neuropatia periférica, convulsões, *delirium*, coma e depressão. A dor abdominal é intensa e dura vários dias, sendo incomum que esse sintoma seja de curta duração (< 1 dia) ou crônico. A dor frequentemente é de natureza epigástrica, com cólicas. A constipação intestinal é relativamente frequente e pode ser muito grave. É comum, ainda, a ocorrência de náuseas e vômitos. Já o comprometimento do sistema nervoso central pode produzir convulsões, alterações do estado mental, cegueira cortical, coma e sintomas psiquiátricos. Finalmente, os pacientes frequentemente apresentam neuropatias periféricas predominantemente motoras e que podem simular a síndrome de Guillain-Barré. A fraqueza geralmente começa nos membros inferiores e, em seguida, assume curso ascendente, embora a neuropatia possa ser observada em qualquer padrão neural. Arreflexia ou hiporreflexia estão quase sempre presentes. Os pacientes também podem apresentar cegueira cortical. Dor difusa, especialmente na parte superior do corpo, pode ser observada. Os pacientes podem desenvolver neuropa-

EMG com Agulha

		Inserção				Ativação				
		Atividade de inserção	Fibrilações	Onda +	Fasciculações	Amplitude	Duração	Configuração	Taxa	Ativação
Deltoide medial	D	Aumentada	1+	1+	Nenhuma	Discretamente aumentada	Discretamente aumentada	Normal	Nenhuma	Reduzido
Bíceps braquial	D	Aumentada	Nenhuma	1+	Nenhuma	Normal	Normal	Normal	Nenhuma	Reduzido
Cabeça média do tríceps	D	Normal	Nenhuma	Nenhuma	Nenhuma	Normal	Normal	Normal	Nenhuma	Normal
Cabeça média do gastrocnêmio	D	Normal	Nenhuma	Nenhuma	Nenhuma	Normal	Normal	Normal	Nenhuma	Normal
Tibial anterior	D	Aumentada	Nenhuma	1+	Nenhuma	Normal	Normal	Normal	Nenhuma	Normal
Tibial anterior	E	Aumentada	Nenhuma	1+	Nenhuma	Normal	Normal	Normal	Nenhuma	Normal

ECN motora do nervo fibular direito – músculo extensor curto dos dedos

Tornozelo 1
50 ms 1 mv

Cabeça da fíbula 2
50 ms 1 mv

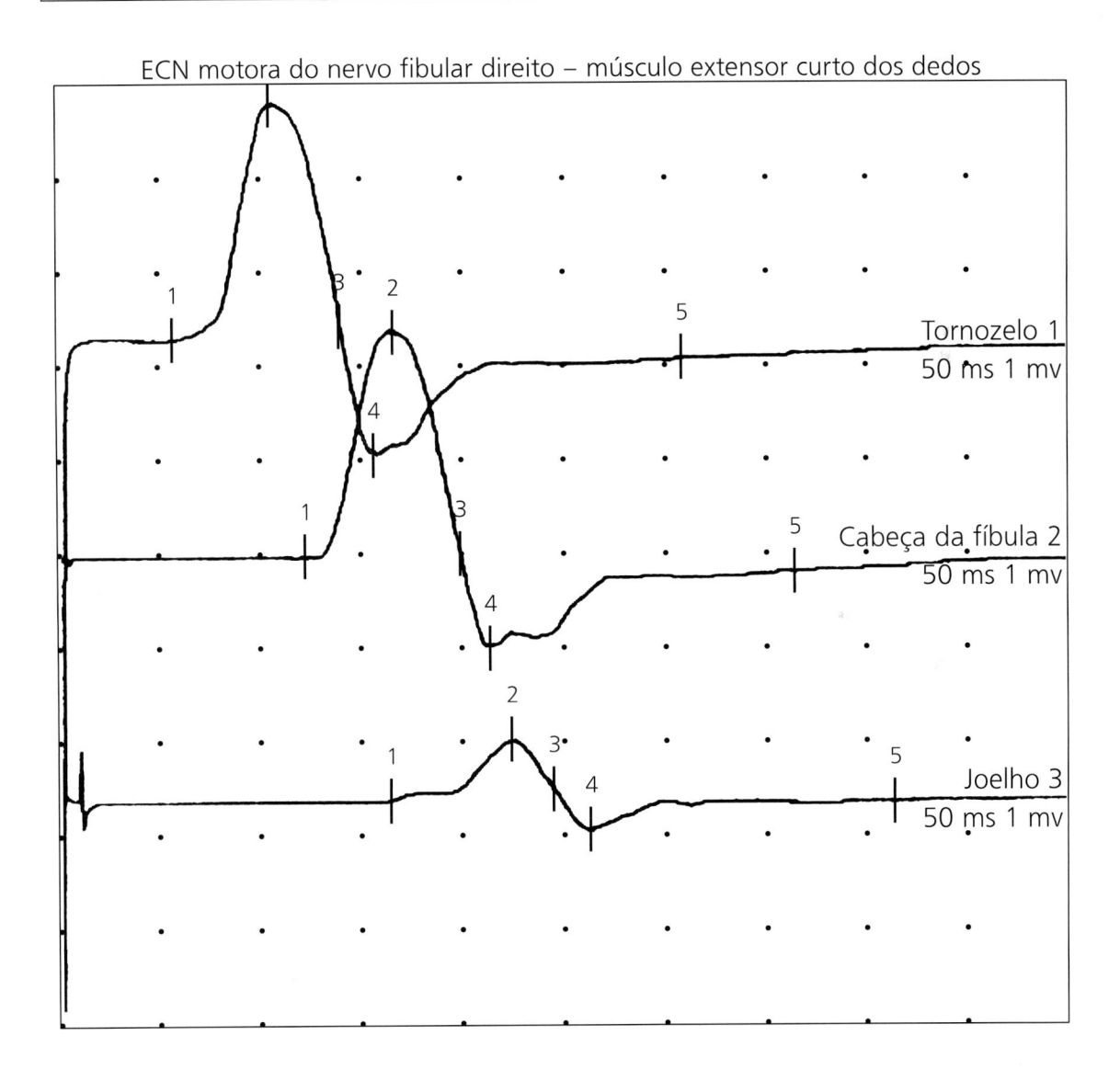

Joelho 3
50 ms 1 mv

tias autonômicas, como hipertensão arterial e taquicardia. O passo fundamental no diagnóstico da porfiria aguda intermitente consiste na identificação do aumento da secreção urinária de porfobilinogênio, especialmente durante um ataque. Entre os ataques, a uroporfirina-1-sintetase pode estar reduzida.

PROGNÓSTICO: A maioria dos pacientes (60 a 80%) apresenta uma única crise aguda. Evitar os fatores desencadeantes ajuda a prevenir as crises ataques [1,2].

TRATAMENTO: O tratamento das crises agudas de porfiria consiste em reduzir a síntese do heme e a produção dos precursores da porfirina [3]. Altas doses de glicose (400 g/dia) podem inibir a síntese do heme, sendo úteis para o tratamento das crises leves. Por outro lado, as crises mais graves, especialmente aquelas com sintomas neurológicos significativos, devem ser tratadas com hematina na dose de 4 mg/kg/dia, durante 4 dias. O controle da dor é mais bem alcançado com o uso de analgésicos opioides, cujo uso deve ser associado a algum laxante a fim de evitar o agravamento da constipação intestinal. Durante a crise, a dieta deve ser rica em carboidratos. Se houver disfagia, deve ser administrada glicose intravenosa. Entre os ataques, é mais importante uma dieta equilibrada do que rica em glicose.

VCNs: As amplitudes dos potenciais de ação sensitivos de ambos os nervos surais estão discretamente reduzida. Observa-se, ainda, bloqueio de condução no nervo fibular esquerdo ao nível do joelho (alteração que se manteve no exame quando repetido 1 semana depois), com ausência de resposta do nervo fibular esquerdo. As respostas sensitivas dos nervos ulnar, mediano e radial à esquerda estão normais, ao passo que as amplitudes do potencial de ação motor composto de ambos os nervos fibulares e tibiais estão reduzidas, juntamente com as amplitudes dos nervos ulnar e mediano à esquerda. Os estudos motores dos nervos ulnar e mediano à direita são normais. A eletromiografia com agulha mostrou desnervação aguda nos membros superiores e inferiores. Essas alterações indicam polineuropatia motora assimétrica, predominantemente axonal.

REFERÊNCIAS

1. Anderson KE, Bloomer JR, Bonkovsky HL, Kushner JP, Pierach CA, Pimstone NR, Desnick RJ. Recommendations for the diagnosis and treatment of the acute porphyrias. *Ann Intern Med* 2005;142(6):439-450.
2. Kauppinen R, Mustajoki P. Prognosis of acute porphyria: Occurrence of acute attacks, precipitating factors, and associated diseases. *Medicine (Baltimore)* 1992;71(1):1-13.
3. Mustajoki P, Tenhunen R, Pierach C, Volin L. Heme in the treatment of porphyrias and hematological disorders. *Semin Hematol* 1989;26:1.

Condução nervosa sensitiva

Nervo e local	Latência máxima	Amplitude	Segmento	Diferença de latência	Distância	Velocidade de condução
Sural D						
Ponto B	3,2 ms	8 µV	Maléolo lateral–Ponto B	2,2 ms	105 mm	48 m/s
Sural D						
Ponto B	3,1 ms	7 µV	Maléolo lateral–Ponto B	2,1 ms	105 mm	48 m/s
Mediano D						
Punho	4,1 ms	17 µV	Dedo indicador–Punho	2,5 ms	130 mm	52 m/s
Ulnar D						
Punho	3,1 ms	11 µV	Dedo mínimo–Punho	2,1 ms	110 mm	50 m/s
Radial D						
Antebraço	1,7 ms	30 µV	Dorso da mão–Antebraço	1.7 ms	100 mm	59 m/s

Condução nervosa motora

Nervo e local	Latência	Amplitude	Distância	Velocidade de condução
Fibular D				
Tornozelo	5,4 ms	1,2 mV	mm	m/s
Cabeça da fíbula	10,7 ms	1,0 mV	240 mm	45 m/s
Fossa poplítea	12,5 ms	0,6 mV	90 mm	50 m/s
Tibial D				
Tornozelo	6,1 ms	1,0 mV	mm	m/s
Tibial E				
Tornozelo	5,4 ms	1,2 mV	mm	m/s
Fibular E				
Cabeça da fíbula	3,0 ms	1,6 mV	mm	m/s
Fossa poplítea	4,6 ms	2,1 mV	90 mm	56 m/s
Mediano D				
Punho	3,3 ms	6,2 mV	mm	m/s
Fossa antecubital	7,7 ms	5,1 mV	270 mm	61 m/s
Ulnar D				
Punho	3,4 ms	8,4 mV	mm	m/s
Abaixo do cotovelo	7,7 ms	7,1 mV	210 mm	51 m/s
Acima do cotovelo	9,1 ms	8,4 mV	70 mm	50 m/s
Mediano E				
Punho	4,1 ms	2,5 mV	mm	m/s
Fossa antecubital	8,9 ms	2,3 mV	260 mm	54 m/s
Ulnar E				
Punho	2,7 ms	2,4 mV	mm	m/s
Abaixo do cotovelo	6,6 ms	2,1 mV	200 mm	52 m/s
Acima do cotovelo	8,1 ms	2,0 mV	70 mm	50 m/s

64. Impossibilidade de desmame da ventilação mecânica/oftalmoplegia interna – disfunção bulbar, transtorno na junção neuromuscular ou polineuropatia?

CASO CLÍNICO: Homem de 35 anos de idade acordou com diplopia e, à noite, cursou com ptose palpebral e visão turva. Na manhã seguinte, apresentou náuseas e vômitos, seguidos por fala arrastada e dificuldade para engolir. O exame físico identificou: oftalmoplegia externa e ptose bilaterais; pupilas dilatadas e sem reação à luz ou à acomodação; reflexos corneanos hipoativos; fraqueza facial periférica bilateral; e fraqueza da língua, sem fasciculações. Não havia alterações da fala. Havia fraqueza discreta da flexão e extensão do pescoço (força muscular 4) e a movimentação da musculatura das cinturas pélvica e escapular (força muscular 5). A sensibilidade axial e apendicular e do corpo e dos membros, assim como os reflexos apendiculares estava normal. A creatinoquinase (CK), o hemograma e o *screening* metabólico também estavam normais; a RM do encéfalo não revelou anormalidades.

DIAGNÓSTICO DIFERENCIAL: Síndrome viral, encefalite, síndrome de Guillain-Barré e neuropatias agudas são as mais comuns. Miastenia grave, botulismo, miopatia inflamatória, complicações do diabetes, hiperemese gravídica com hipocalemia, hipotireoidismo e trauma da laringe são possibilidades menos prováveis.

A progressão dos sintomas durante vários dias sugere um processo subagudo, mas a preservação dos reflexos e da sensibilidade reduzem em muito a possibilidade de síndrome de Guillain-Barré e de neuropatia aguda. A presença de fraqueza bulbar proeminente, a normalidade dos níveis séricos da CK e as alterações identificadas pela eletromiografia (EMG) não são compatíveis com miopatia. A possibilidade de disfunção da junção neuromuscular permanece alta no diagnóstico diferencial deste caso. A ausência de fadiga muscular, a hipoatividade dos reflexos corneanos e a ausência de reação pupilar indicam tratar-se de disfunção pré-sináptica da junção neuromuscular – no caso, botulismo. Referido diagnóstico é compatível com o incremento modesto do PAMC durante a estimulação repetitiva de alta frequência e após um período curto de exercício.

DIAGNÓSTICO E COMENTÁRIO: No botulismo, o aumento do potencial de ação muscular composto (PAMC) pela estimulação rápida e repetitiva é discreto (30 a 100%), em comparação ao acentuado aumento (normalmente > 200%) observado na síndrome miastênica de Lambert-Eaton. Os resultados anteriormente descritos são consistentes com botulismo.

O botulismo é raro, mas potencialmente fatal. O seu diagnóstico deve ser suspeitado nos casos de: (1) fraqueza muscular descendente (ocular, bulbar e extremidades, nesta ordem) e de instalação rápida; (2) oftalmoplegia subaguda bilateral, particularmente com dilatação pupilar; (3) fraqueza generalizada associada a sintomas autonômicos e (4) história de ingestão de alimentos contaminados ou de ferimento recente.

PROGNÓSTICO: Antes de 1950, a mortalidade por botulismo era de aproximadamente 60% [1]. Atualmente, nos EUA, é menor que 8% em função dos cuidados intensivos e do suporte respiratório [2,3]. Maiores conscientização e reconhecimento, além da administração precoce de antitoxina, também contribuíram para essa melhora. A recuperação normalmente é demorada, podendo levar até 5 anos.

TRATAMENTO: O tratamento clínico é essencial, incluindo ventilação mecânica, suporte nutricional, profilaxia para trombose venosa profunda e fisioterapia para a prevenção de contraturas musculares e dos tendões. Os esforços para neutralizar a toxina devem ser imediatos, empregando-se a antitoxina trivalente (A, B e E), que é mais eficaz no início da doença, sendo pouco provável que produza efeitos quando iniciada mais do que 3 dias após a exposição [4]. A lavagem gastrointestinal com enema ou lactulose e neomicina também é útil, especialmente em bebês. A guanidina e a diaminopiridina-3,4 podem ajudar.

Condução nervosa sensitiva

Nervo e local	Latência máxima	Amplitude	Segmento	Diferença de latência	Distância	Velocidade de condução
Sural D						
Ponto B	3,2 ms	14 µV	Maléolo lateral–Ponto B	2,2 ms	105 mm	48 m/s
Mediano D						
Punho	4,1 ms	11 µV	Dedo indicador–Punho	2,5 ms	130 mm	52 m/s
Ulnar D						
Punho	3,1 ms	17 µV	Dedo mínimo–Punho	2,1 ms	110 mm	50 m/s

Estimulação repetitiva do nervo

Músculo/traçado	Amp mV	4-1 %	1% mais baixo	Fasciculações %	Área mVms	4-1%	1% mais baixo	Fas %	Taxa pps	Tempo
Abdutor do dedo mínimo E, ulnar, C8-T1										
Linha basal	1,1	15,8	-3,6	100	3,0	111	-32,3	100	50	0:00:00
Abdutor do dedo mínimo E, ulnar, C8-T1										
Linha basal	0,6	44,7	-0,3	100	1,6	99,6	-27,6	100	50	0:00:00
Abdutor do dedo mínimo E, ulnar, C8-T1										
Linha basal	0,5	18,4	67,3	100	0,8	2,1	-28,1	100	50	0:00:00
Abdutor curto do polegar E, mediano, C8-T1										
Linha basal	0,7	2,1	-0,2	100	2,2	5,5	-17,4	100	50	0:00:00

Resumo do EMG

	Gasto			Recrutamento		Duração		Amplitude		Poli P	Outro
	Fibr	Poliespícula-onda	Fas	UMs	Freq	UMs	Duração	UMs	Ampl	–	–
Deltoide E, nervo axilar, C5-6	0	0	0	Precoce	Sem aumento	Maioria	2-	Maioria	2–	Maioria	Sem aumento
Bíceps E, nervo musculocutâneo, C5-6	NR	NR	NR	Precoce	–	Maioria	3-	Maioria	3–	Maioria	Sem aumento

UM. unidade motora.

ECN motora

Nervo e locais	Latência ms	Amplitude mV	Amplitude Rel %	Distância cm	Velocidade m/s	Área mVms	Área Rel %	Duração ms	Duração Rel %
Mediano E – abdutor curto do polegar									
Punho	2,70	0,8	100			1,9	100	4,35	100
Cotovelo	4,25	0,4	49,6	7	45,2	1,1	59,8	5,00	115
Ulnar E – abdutor do dedo mínimo									
Punho	2,70	0,7	100			1,1	100	5,00	100
Cotovelo (braço)	6,35	0,9	134	9	24,7	1,7	155	4,05	81
Fibular E – extensor curto dos dedos									
Tornozelo	2,55	0,7	100			1,3	100	2,80	100

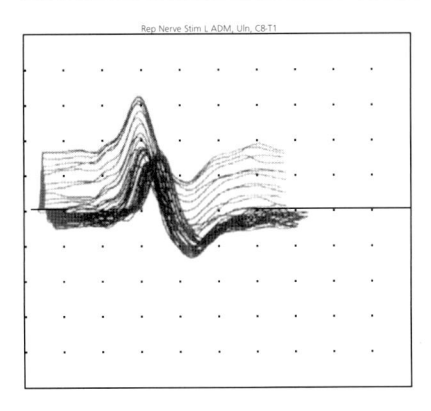

Rep Nerve Stim L ADM, Uln, C8-T1

VCNs: Os potenciais de ação sensitivos do nervo estão normais. As amplitudes do PAMC estão discretamente reduzidas. A estimulação repetitiva (3 Hz) dos nervos mediano e facial em repouso produz decréscimo de 13%. Há aumento de 80% na amplitude mediana do PAMC após a estimulação rápida e repetitiva (50 Hz). Da mesma forma, há aumento de 70% no registro do PAMC médio do músculo abdutor curto do polegar após um curto período de exercício. A EMG com agulha dos músculos selecionados é normal. Esses resultados são compatíveis com transtorno da junção neuromuscular do tipo pré-sináptico, o que é reforçado pela facilitação do PAMC após o exercício e pelo aumento significativo (> 50%) da amplitude do PAMC após a estimulação rápida e repetitiva dos nervos motores.

REFERÊNCIAS

1. Centers for Disease Control and Prevention. *Botulism in the United States 1899-1996.* Handbook for Epidemiologists, Clinicians and Laboratory Workers.
2. Abrutyn E. Botulism. In: Fauci AS, Isselbacher KJ, Braunwald E (eds.), *Principles of Internal Medicine,* 14th edn. New York: McGraw-Hill 1998;904.
3. Varma JK, Katsitadze G, Moiscrafishvili M, Zardiashvili T, Chokheli M, Tarkhashvili N, Jhorjholiani E, Chubinidze M, Kukhalashvili T, Khmaladze I, Chakvetadze N, Imnadze P. Hoekstra M, Sobel J, Hennessy TW, Rotz LD. Signs and symptoms predictive of death in patients with foodborne botulism–Republic of Georgia, 1980-2002. *Clin Infect Dis* 2004;39:357.
4. Arnon SS, Schechter R, Maslanka SE, Jewell NP, Hatheway CL. Human botulism immune globulin for the treatment of infant botulism. *N Engl J Med* 2006;354(5):462-471.

PARTE 5
Atlas de Casos Clínicos e Neurofisiológicos

65. Perda sensitiva progressiva e marcha dolorosa – radiculopatia, neuropatia tóxica/infecciosa ou miopatia?

CASO CLÍNICO: Homem de 27 anos com sorologia positiva para o HIV apresenta dor progressiva nos membros inferiores iniciada várias semanas atrás, seguida por incapacidade de deambular. O exame físico revelou dor nos pés (incluindo as plantas) ao toque leve, com perda distal e simétrica para todas as modalidades de sensibilidade abaixo do joelho. Havia discreta fraqueza distal (dorsiflexão do tornozelo e flexão plantar). Havia, ainda, arreflexia dos reflexos aquileus e hiporreflexia dos reflexos patelares. O nível sérico da CPK, hemograma e *screening* metabólico eram normais; o liquor apresentava pleocitose discreta e elevação da proteína.

DIAGNÓSTICO DIFERENCIAL: O diagnóstico diferencial das neuropatias dolorosas inclui: polineuropatia desmielinizante inflamatória aguda, neuropatia diabética, mononeuropatias múltiplas associadas ao HIV-1, neuropatia nutricional, neuropatia tóxica, outras neuropatias relacionadas ao HIV (caracterizadas pela distribuição distal, pela dor e pela progressão mais lenta), neuropatia alcoólica e neuropatia metabólica. A neuropatia sensitiva paraneoplásica, a neuropatia paraproteinêmica, a mononeuropatia relacionada ao citomegalovírus, a neuropatia relacionada ao vírus da leucemia de células T humanas tipo 2 (HTLV-2) e a neuropatia vasculítica são menos comuns.

DIAGNÓSTICO E COMENTÁRIO: A sorologia positiva para o HIV, a dor neuropática e as parestesias com progressão proximal nas extremidades inferiores sugerem tratar-se da neuropatia periférica distal e simétrica associada ao HIV.

A infecção pelo HIV pode associar-se a diversas síndromes neuropáticas, que podem ser classificadas de acordo com: (1) o momento de sua aparição no curso da infecção; (2), a sua etiologia e (2) a sua forma (predominantemente axonal ou desmielinizante). A mais comum delas consiste na neuropatia periférica, também denominada neuropatia periférica distal e simétrica e que geralmente se manifesta por formigamento e dormência bilaterais nos dedos dos pés. A neuropatia estende-se gradualmente em direção proximal nas extremidades inferiores, sendo raro o envolvimento das extremidades superiores. A progressão dos sintomas sensitivos geralmente ocorre ao longo de semanas a meses. A dor neuropática é comum e pode ser o sintoma inicial. O exame neurológico revela perda distal de todas as modalidades sensitivas (vibratória, dolorosa e térmica) e redução ou ausência dos reflexos aquileus e, nos casos mais graves, dos patelares. Pode ocorrer fraqueza distal nas extremidades inferiores, embora a maioria dos pacientes apresente apenas sintomas e sinais sensitivos. Alterações sensitivas nas mãos são mais comumente associadas à toxicidade por medicamentos. Em sua evolução, a neuropatia periférica distal e simétrica associada ao HIV pode tornar-se indolor. O grau de perda da densidade de fibras nervosas identificada pela biópsia da epiderme correlaciona-se com a gravidade da neuropatia, com o nível da dor neuropática e com as amplitudes sensitivas nos estudos eletrofisiológicos. Em geral, a biópsia do nervo não é necessária, sendo ocasionalmente realizada nos casos graves, para exclusão de mononeuropatia múltipla concorrente. As biópsias revelam perda axonal com focos abundantes de inflamação no endoneuro ou ao redor do sangue perineural. Outras neuropatias associadas ao HIV incluem: polirradiculoneuropatia inflamatória desmielinizante adquirida, síndrome da cauda equina, síndrome da linfocitose infiltrativa difusa, neuropatia autonômica, mononeuropatias, radiculite por herpes-zóster e ganglionopatia sensitiva.

PROGNÓSTICO: A neuropatia distal dolorosa associada ao HIV é uma doença progressiva. Os efeitos do tratamento antirretroviral ativo (HAART) sobre a polineuropatia simétrica distal não estão completamente definidos, embora haja algumas evidências de melhora quantitativa nos testes sensitivos nos pacientes que respondem ao HAART [1,2].

TRATAMENTO: O tratamento é direcionado à causa e aos sintomas. O tratamento etiológico inclui a suspensão dos medicamentos potencialmente neurotóxicos (estavudina [d4T], didanosina [ddI] e talidomida). O tratamento da neuropatia é sintomático, sendo focado nas disestesias dolorosas. Gabapentina, topiramato, antidepressivos, capsaicina tópica, anti-inflamatórios, tramadol e opioides podem ser tentados. O efeito da HAART continua indefinido.

Condução nervosa sensitiva

Nervo e local	Latência máxima	Amplitude	Segmento	Diferença de latência	Distância	Velocidade de condução
Sural E						
Ponto B	NR ms	µV	Maléolo lateral–Ponto B	ms	mm	m/s
Sural D						
Ponto B	NR ms	µV	Maléolo lateral–Ponto B	ms	mm	m/s
Mediano E						
Dedo indicador	3,8 ms	9 µV	Punho–Dedo indicador	3,8 ms	130 mm	49 m/s
Ulnar E						
Dedo mínimo	3,5 ms	4 µV	Punho–Dedo mínimo	2,5 ms	120 mm	40 m/s
Radial E						
Antebraço	2,8 ms	18 µV	Dorso da mão–Antebraço	2,7 ms	150 mm	51 m/s

EMG com agulha

	Atividade de inserção	Atividade espontânea			PAUMs voluntários					
Músculo	Inserção	Onda +	Fibrilações	Fas.	Ativador	Taxa	Duração	Amplitude	Config.	Outro
Tibial anterior E	Normal	Nenhum	Nenhum	Nenhum	Nenhum	Normal	Normal	Normal	Normal	Normal
Gastrocnêmio E (cabeça média)	Normal	Nenhum	Nenhum	Nenhum	Nenhum	Normal	Normal	Normal	Normal	Normal

PAUM, potencial de ação da unidade motora.

Condução nervosa motora

Nervo e local	Latência	Amplitude	Distância	Velocidade de condução
Fibular E				
Tornozelo	3,6 ms	1,4 mV	mm	m/s
Cabeça da fíbula	14,2 ms	0,5 mV	280 mm	26 m/s
Fossa poplítea	16,5 ms	0,4 mV	100 mm	43 m/s
Tibial E				
Tornozelo	4,7 ms	1,4 mV	mm	m/s
Tibial D				
Tornozelo	4,4 ms	1,3 mV	mm	m/s
Fibular D				
Tornozelo	4,3 ms	1,8 mV	mm	m/s
Cabeça da fíbula	13,2 ms	1,4 mV	290 mm	33 m/s
Fossa poplítea	15,2 ms	1,3 mV	80 mm	40 m/s
Mediano E				
Punho	3,2 ms	6,8 mV	mm	m/s
Fossa antecubital	8,4 ms	4,9 mV	230 mm	48 m/s
Ulnar E				
Punho	3,2 ms	1,8 mV	mm	43 m/s

VCNs: As respostas sensitivas de ambos os nervos surais estão ausentes, e a amplitude do potencial da ação sensitivo do nervo ulnar esquerdo está reduzida. As respostas sensitivas dos nervos mediano e radial à esquerda são normais, mas as amplitudes do potencial de ação motor composto de ambos os nervos fibulares e tibiais estão reduzidas. Os estudos motores dos nervos ulnar e mediano à esquerda são normais.

Os estudos eletrofisiológicos são compatíveis, portanto, com polineuropatia simétrica sensitivomotora relacionada ao comprimento das fibras, com características predominantemente axonais.

REFERÊNCIAS
1. Martin C, Solders G, Sonnerborg A, Hansson P. Antiretroviral therapy may improve sensory function in HIV-infected patients: A pilot study. *Neurology* 2000;54:2120.
2. Pomerantz R. Residual HIV-1 disease in the era of highly active antiretroviral therapy. *N Engl J Med* 1999;340:1672.

PARTE 5
Atlas de Casos Clínicos e Neurofisiológicos

66. Fraqueza lentamente progressiva dos membros superiores e inferiores – radiculopatia, plexopatia, ELA ou PDIC/NMM?

CASO CLÍNICO: Homem de 45 anos de idade apresenta fraqueza progressiva da perna direita, iniciada há 2 anos. Ao longo do último ano, passou a tropeçar quando deambulava. Alguns meses antes de ser avaliado por nós, notou fraqueza do braço direito, sem dor ou perda sensitiva. O exame físico revelou: fraqueza discreta (FM 4+) da eversão e da dorsiflexão do pé à direita; fraqueza discreta (FM 5-) da musculatura tenar direita; fasciculações no quadríceps direito e abolição dos reflexos estilorradial, bicipital e aquileu à direita. Os outros reflexos, os testes da sensibilidade, o nível sérico da creatinoquinase, o hemograma, o *screening* metabólico e a RM do encéfalo e das medulas cervical e lombar foram normais. A pesquisa de anticorpos anti-GM1 revelou alto título.

DIAGNÓSTICO DIFERENCIAL: O diagnóstico clínico pode incluir a esclerose lateral amiotrófica (ELA), radiculopatia, plexopatia, neuropatia motora multifocal (NMM), polineuropatia desmielinizante inflamatória crônica (PDIC), síndrome de Lewis-Sumner, neuropatia motora sensitiva, mononeurite múltipla hereditária tipo 2, neuropatia hereditária com paralisia por compressão ou neuropatia tóxica. Os resultados da eletromiografia (EMG), a fraqueza assimétrica e a abolição dos reflexos nos nervos afetados excluem miopatia. A ausência de déficit sensitivo sugere ELA ou NMM. A neuropatia motora multifocal (ou neuropatia motora multifocal com bloqueio de condução) – é caracterizada por sinais de comprometimento do neurônio motor inferior. No entanto, a ausência de sinais de envolvimento do neurônio motor superior, a presença de desnervações agudas apenas nos miótomos acometidos e a presença de bloqueio de condução afastam a possibilidade de ELA.

DIAGNÓSTICO E COMENTÁRIO: Neuropatia motora multifocal. Os estudos da condução nervosa motora na NMM geralmente revelam bloqueio de condução, o que traduz desmielinização focal. A condução sensitiva através do mesmo segmento do nervo é normal. A presença de anticorpos anti-GM1 é identificada em 70 a 80% dos pacientes com NMM. Enquanto os bloqueios de condução podem ser observados nas neuropatias desmielinizantes (p. ex., PDIC), as respostas sensitivas normais sugerem o diagnóstico de NMM [1]. A NMM com bloqueio de condução é uma neuropatia desmielinizante adquirida e imunomediada, caracterizada por fraqueza lentamente progressiva, paralisia da extensão do punho e do pé, fraqueza da preensão palmar, comprometimento dos movimentos finos, fasciculações e cãibras, sem envolvimento sensitivo significativo. A fraqueza resulta do bloqueio da condução nervosa, geralmente nos nervos radial, fibular comum, mediano ou ulnar. A NMM pode assemelhar-se à ELA, mas a atrofia muscular, os sintomas bulbares e uma progressão mais rápida são típicos da NMM. O aumento dos anticorpos anti-GM1 ocorre em 50% dos pacientes com NMM. Ao contrário da ELA, a NMM geralmente responde à imunoglobulina intravenosa (IgIV) ou à ciclofosfamida, mesmo após o início dos sintomas [2,3]. Relatos esparsos sugerem que o rituximabe, o interferon-β, a azatioprina e a ciclosporina podem ser eficazes.

PROGNÓSTICO: Geralmente bom, com 70 a 80% dos pacientes respondendo ao tratamento com imunoglobulina intravenosa ou ciclofosfamida, mesmo quando iniciado após muitos anos [4]. Os pacientes que não respondem podem permanecer apenas com fraqueza lentamente progressiva, com mais de 90% dos pacientes permanecendo ativos para as atividades da vida diária.

Parte 5: Atlas de casos clínicos e neurofisiológicos

Condução nervosa sensitiva

Nervo e local	Latência máxima	Amplitude	Segmento	Diferença de latência	Distância	Velocidade de condução
Sural D						
Ponto B	3,2 ms	10 μV	Maléolo lateral–Ponto B	2,2 ms	105 mm	48 m/s
Sural E						
Ponto B	3,1 ms	9 μV	Maléolo lateral–Ponto B	2,1 ms	105 mm	48 m/s
Mediano D						
Punho	4,1 ms	17 μV	Dedo indicador–Punho	2,5 ms	130 mm	52 m/s
Ulnar D						
Punho	3,1 ms	11 μV	Dedo mínimo–Punho	2,1 ms	110 mm	50 m/s
Radial D						
Antebraço	1,7 ms	26 μV	Dorso da mão–Antebraço	1,7 ms	100 mm	59 m/s

Condução nervosa motora

Nervo e local	Latência	Amplitude	Segmento	Diferença de latência	Distância	Velocidade de condução
Fibular D						
Tornozelo	5,4 ms	2,1 mV	Extensor profundo dos dedos–Tornozelo	5,4 ms	mm	m/s
Cabeça da fíbula	13,2 ms	2,0 mV	Tornozelo–Cabeça da fíbula	7,8 ms	310 mm	40 m/s
Fossa poplítea	15,2 ms	1,1 mV	Cabeça da fíbula–Fossa poplítea	2,0 ms	90 mm	45 m/s
Tibial D						
Tornozelo	4,7 ms	14,5 mV	Abdutor do hálux–Tornozelo	4,7 ms	mm	m/s
Tibial E						
Tornozelo	4,6 ms	16,9 mV	Abdutor do hálux–Tornozelo	4,6 ms	mm	m/s
Fibular E						
Tornozelo	5,3 ms	4,3 mV	Extensor curto dos dedos–Tornozelo	5,3 ms	mm	m/s
Cabeça da fíbula	12,8 ms	4,3 mV	Tornozelo–Cabeça da fíbula	7,5 ms	310 mm	41 m/s
Fossa poplítea	14,2 ms	3,8 mV	Cabeça da fíbula–Fossa poplítea	1,4 ms	100 mm	71 m/s
Mediano E						
Punho	3,0 ms	4,4 mV	Abdutor curto do polegar–Punho	3,0 ms	mm	m/s
Fossa antecubital	7,6 ms	1,4 mV	Punho–Fossa antecubital	4,6 ms	250 mm	54 m/s
Ulnar E						
Punho	3,0 ms	3,8 mV	Punho	3,0 ms	mm	m/s

EMG com agulha

Músculo	Atividade de inserção – Inserção	Atividade espontânea – Onda +	Atividade espontânea – Fibrilações	Atividade espontânea – Fas	PAUMs voluntários – Ativador	PAUMs voluntários – Taxa	PAUMs voluntários – Duração	PAUMs voluntários – Amplitude	PAUMs voluntários – Configuração	PAUMs voluntários – Outro
Fibular longo D	Normal	+2	+2	Nenhuma	Moderadamente reduzida	Rápida	Discretamente aumentada	Discretamente aumentada	Normal	
Tibial anterior D	Normal	+3	+3	Nenhuma	Muito reduzida	Rápida	Discretamente aumentada	Discretamente aumentada		
Gastrocnêmio D	Normal	Nenhuma	Nenhuma	Nenhuma						
Reto femoral D	Normal	Nenhuma	Nenhuma	Nenhuma			Normal	Normal	Normal	
Iliopsoas D	Normal	Nenhuma	Nenhuma	Nenhuma						
Paraespinal L5 D	Normal	Nenhuma	Nenhuma	Nenhuma			Normal	Normal	Normal	Normal
Gastrocnêmio E	Normal	Nenhuma	Nenhuma	Nenhuma						
Abdutor curto do polegar D	Normal	+3	+3	Nenhuma	Muito reduzida	Rápida	Discretamente aumentada	Discretamente aumentada		
Pronador redondo D	Normal	+3	+3	Nenhuma	Muito reduzida	Rápida	Discretamente aumentada	Discretamente aumentada		
Primeiro interósseo dorsal D	Normal	Nenhuma	Nenhuma	Nenhuma			Normal	Normal	Normal	Normal
Bíceps D	Normal	Nenhuma	Nenhuma	Nenhuma						
Deltoide D	Normal	Nenhuma	Nenhuma	Nenhuma			Normal	Normal	Normal	Normal
Abdutor curto do polegar E	Normal	Nenhuma	Nenhuma	Nenhuma						

PAUM, potencial de ação da unidade motora.

Motor NCS Median-APS

Punho 1
50 ms 5 mV

Cotovelo 2
50 ms 5 mV

Axila 3
50 ms 5 mV

VCNs: Os potenciais de ação sensitivos estão normais. Observam-se vários bloqueios de condução no nervo mediano direito ao nível do antebraço e do nervo fibular direito acima do joelho. A EMG com agulha concêntrica revela desnervação aguda (fibrilações e ondas agudas positivas) nos membros superiores e inferiores à direita. Há, ainda, recrutamento reduzido (neurogênico) e unidades motoras voluntárias, com longa duração e grande amplitude; muitas são polifásicas. Em resumo, o estudo revela neuropatia motora multifocal com bloqueios de condução.

REFERÊNCIAS

1. Chaudhry V, Corse AM, Cornblath DR, Kuncl RW, Freimer ML, Griffin JW. Multifocal motor neuropathy: Electrodiagnostic features. *Muscle Nerve* Feb 1994;17(2):198-205.
2. Nobile-Orazio E, Cappellari A, Priori A. Multifocal motor neuropathy: Current concepts and controversies. *Muscle Nerve* 2005;31(6):663-680.
3. Hughes RA. European federation of neurological societies/peripheral nerve society guideline on management of multifocal motor neuropathy. Report of a joint task force of the European federation of neurological societies and the peripheral nerve society. *J Peripher New Syst* 2006;11(1):1-8.
4. Felice KJ, Goldstein JM. Monofocal motor neuropathy: Improvement with intravenous immunoglobulin. *Muscle Nerve* 2002;25(5):674-678.

PARTE 5
Atlas de Casos Clínicos e Neurofisiológicos

67. Dor progressiva na coxa e fraqueza das pernas – radiculopatia, vasculite, neuropatia ou amiotrofia?

CASO CLÍNICO: Mulher de 82 anos de idade, diabética, desenvolveu dor progressiva na coxa direita durante 2 semanas, seguida de fraqueza da perna direita e dificuldade para deambular. O exame físico revelou somente fraqueza do quadríceps direito (4+), da adução da coxa direita (4) e da flexão do quadril (4+/5). Apenas o reflexo patelar direito estava reduzido. A sensibilidade axial e apendicular era normal, assim como o nível sérico da creatinoquinase, o hemograma e o *screening* metabólico. As RMs do encéfalo e da coluna lombar não demonstraram alterações. Não havia febre.

DIAGNÓSTICO DIFERENCIAL: O diagnóstico diferencial inclui radiculopatia compressiva, plexopatia lombar isquêmica, vasculite, espondilólise e espondilolistese lombar, ou, menos comumente, síndrome da cauda equina, mononeurite múltipla ou plexopatia lombossacral neoplásica. Algumas das alterações descritas podem ocorrer na síndrome pós-pólio, na plexopatia lombossacral actínica e nas complicações obstétrico-ginecológicas ou de qualquer intervenção cirúrgica na pelve. Perda sensitiva e redução dos reflexos sugerem doença do sistema nervoso periférico. A fraqueza do músculo quadríceps, da adução da coxa e da flexão do quadril excluem neuropatia femoral, sendo compatíveis com radiculopatia ou plexopatia. A redução ou abolição do reflexo patelar indica lesão da raiz nervosa de L4 e/ou do plexo. A eletromiografia (EMG), ao demonstrar desnervação aguda dos músculos paraespinais L2-L4 e de outros miótomos inervados por L2-L4 sugere tratar-se de plexorradiculopatia. O tipo mais comum de polirradiculopatia diabética envolvendo as raízes lombares altas (L2, L3 e L4) consiste na síndrome denominada amiotrofia diabética.

DIAGNÓSTICO E COMENTÁRIO: A paciente é portadora de amiotrofia diabética [1]. Essa forma de polirradiculopatia está associada a bom prognóstico, com recuperação funcional em 12 a 24 meses em 60% dos pacientes [2,3]. Fraqueza discreta, desconforto e rigidez muitas vezes persistem por anos, podendo haver recaídas ocasionais. O tratamento é voltado para o controle glicêmico. Imunoglobulina humana intravenosa (IgIV), ciclofosfamida [4] e metilprednisolona podem ser benéficas em alguns pacientes, embora haja controvérsias [4]. A recuperação neurológica pode ser lenta, e a fisioterapia pode melhorar a mobilidade funcional (p. ex., transferências e locomoção), auxiliar na adaptação às órteses de apoio e evitar contraturas.

Condução nervosa sensitiva

Nervo e local	Latência máxima	Amplitude	Segmento	Diferença de latência	Distância	Velocidade de condução
Sural E						
Ponto B	NR ms	µV	Maléolo lateral–Ponto B	ms	mm	m/s
Sural D						
Ponto B	NR ms	µV	Maléolo lateral–Ponto B	ms	mm	m/s
Mediano E						
Dedo indicador	3,8 ms	8 µV	Punho–Dedo indicador	3,8 ms	130 mm	49 m/s
Ulnar E						
Dedo mínimo	3,5 ms	3 µV	Punho–Dedo indicador	2,5 ms	120 mm	40 m/s
Radial E						
Antebraço	2,8 ms	15 µV	Dorso da mão–Antebraço	2,7 ms	150 mm	51 m/s
Safeno D						
Segmento médio da tíbia	NR ms	µV	Maléolo medial–Segmento médio da tíbia	ms	mm	0 m/s
Safeno E						
Segmento médio da tíbia	2,8 ms	4 µV	Maléolo medial–Segmento médio da tíbia	2,8 ms	110 mm	m/s

Condução nervosa motora

Nervo e local	Latência	Amplitude	Distância	Velocidade de condução
Fibular E				
Tornozelo	3,6 ms	1,4 mV	mm	m/s
Cabeça da fíbula	14,2 ms	0,5 mV	280 mm	26 m/s
Fossa poplítea	16,5 ms	0,4 mV	100 mm	43 m/s
Tibial E				
Tornozelo	4,7 ms	1,4 mV	mm	m/s
Tíbia D				
Tornozelo	4,4 ms	1,3 mV	mm	m/s
Fibular D				
Tornozelo	4,3 ms	1,8 mV	mm	m/s
Cabeça da fíbula	13,2 ms	1,4 mV	290 mm	33 m/s
Fossa poplítea	15,2 ms	1,3 mV	80 mm	40 m/s
Mediano E				
Punho	3,2 ms	6,8 mV	mm	m/s
Fossa antecubital	8,4 ms	4,9 mV	230 mm	48 m/s
Ulnar E				
Punho	3,2 ms	1,8 mV	mm	43 m/s

EMG com agulha

Músculo	Atividade de inserção Insercional	Atividade espontânea Onda +	Fibrilações	Fasciculações	PAUMs voluntários Ativador	Taxa	Duração	Amplitude	Configuração	Outro
Vasto lateral D	Aumentada	+3	+3	Nenhuma	Muito reduzida	Rápida	Normal	Normal	Normal	
Reto femoral D	Aumentada	+2	+2	Nenhuma	Muito reduzida	Rápida	Normal	Normal	Normal	
Iliopsoas D	Aumentada	+2	+2	Nenhuma	Moderadamente reduzida	Normal	Discretamente aumentada	Discretamente aumentada	Polifásica	
Adutor da coxa D	Aumentada	+2	+2	Nenhuma	Moderadamente reduzida	Normal	Discretamente aumentada	Discretamente aumentada	Polifásica	
Gastrocnêmio médio D	Normal	Nenhuma	Nenhuma	Nenhuma	Normal	Normal	Normal	Normal	Normal	
Glúteo médio D	Aumentada	+2	+2	Nenhuma	Moderadamente reduzida	Normal	Discretamente aumentada	Discretamente aumentada	Polifásica	
Paraespinal L3 D	Aumentada	+2	+2	Nenhuma	Moderadamente reduzida	Normal	Discretamente aumentada	Discretamente aumentada	Polifásica	
Vasto lateral E	Normal	Nenhuma	Nenhuma	Nenhuma	Normal	Normal	Normal	Normal	Normal	

PAUM, potencial de ação da unidade motora.

VCNs: As latências distais sensitivas e motoras, velocidades de condução e latências da onda F nas extremidades superiores e inferiores são lentas. A amplitude do potencial de ação motor composto do nervo femoral direito está reduzida, e as respostas sensitivas de ambos os nervos safenos estão ausentes. A EMG com agulha concêntrica mostrou desnervação aguda (fibrilações e ondas agudas positivas) no quadríceps direito, adutores da coxa, iliopsoas e músculos paraespinais L2-L4. Há recrutamento reduzido (neurogênico) e unidades motoras polifásicas de longa duração e grande amplitude.

REFERÊNCIAS

1. Garland H. Diabetic amyotrophy. *Br Med 1* 1955;2(4951):1287-1290.
2. Asbury AK. Proximal diabetic neuropathy. *Ann Neurol* 1977;2(3):179-180.
3. Dyck PJ, Windebank AJ. Diabetic and nondiabetic lumbosacral radiculoplexus neuropathies: New insights into pathophysiology and treatment. *Muscle Nerve* 2002;25(4):477-491.
4. Kawagashira Y, Watanabe H, Oki Y, Iijima M, Koike H, Hattori H, Katsuno M, Tanaka F, Sobue G. Intravenous immunoglobulin therapy markedly ameliorates muscle weakness and severe pain in proximal diabetic neuropathy. *J Neurol Neurosurg Psychiatry* 2007;78(8):899-901.

Índice Remissivo

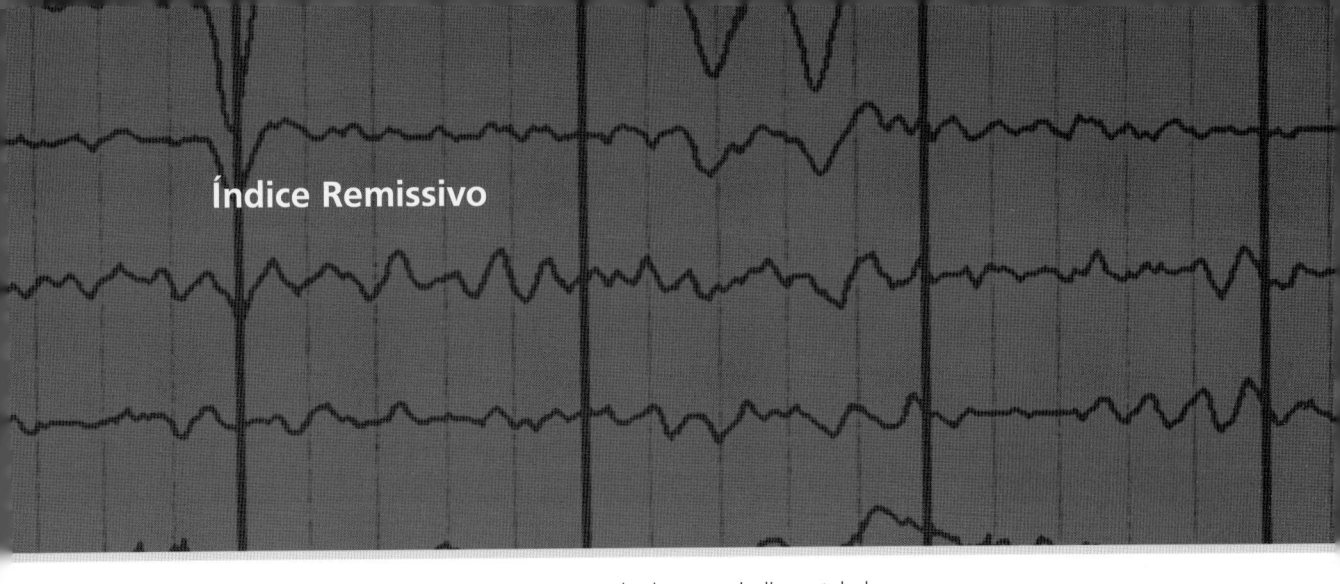

Números acompanhados por **t** indicam tabelas.

A
Alentecimento difuso
  encefalopatia límbica, 34
    avaliação clínica, 34
    correlações clínicas, 34
    diagnóstico diferencial, 34
    etiologia, 34
    propedêutica complementar, 34
  encefalopatia metabólica, 32
    hipoglicemia, 32
      avaliação clínica, 32
      correlações clínicas, 32
      diagnóstico diferencial, 32
      etiologia, 32
      prognóstico, 32
      propedêutica complementar, 32
      tratamento, 32
    lítio, 30
      avaliação clínica, 30
      correlações clínicas, 30
      diagnóstico diferencial, 30
      etiologia, 30
      prognóstico, 30
      propedêutica complementar, 30
      tratamento, 30
  encefalopatia tóxica
    baclofeno, 28
      avaliação clínica, 28
      correlações clínicas, 28
      diagnóstico diferencial, 28
      etiologia, 28
      prognóstico, 28
      propedêutica complementar, 28
      tratamento, 28
Alteração da reatividade
  definições clínicas de, 76
    coma, 76, 77
    consciente, 76
    e acordado
      síndrome do encarceramento, 77
    inconsciente, 77
    e acordado
      estados vegetativos, 77
    investigação eletrofisiológica, 77
    minimamente consciente, 76
    sem despertar, 76
Apatia psicogênica, 90
Atividade
  delta arrítmica
    focal, 36
      avaliação clínica, 36
      correlações clínicas, 36
      definição, 36
      diagnóstico diferencial, 36
      etiologia, 36
      propedêutica complementar, 36
  delta rítmica
    e intermitente frontal, 12
      avaliação clínica, 12
      correlações clínicas, 12
      diagnóstico diferencial, 12
      etiologia, 12
      prognóstico, 12
      propedêutica complementar, 12
      tratamento, 12
    intermitente occipital, 14
      avaliação clínica, 14
      correlações clínicas, 14
      etiologia, 14
      prognóstico, 14
      propedêutica complementar, 14
      tratamento, 14
  lenta difusa
    delta, 8
      avaliação clínica, 8
      correlações clínicas, 8
      diagnóstico diferencial, 8
      etiologia, 8
      prognóstico, 8
      propedêutica complementar, 8
    teta, 6
      avaliação clínica, 6
      correlações clínicas, 6
      diagnóstico diferencial, 6
      etiologia, 6
      prognóstico, 6
      propedêutica complementar, 6
  rápida difusa e frontal
    beta, 4
      avaliação clínica, 4
      correlações clínicas, 4
      diagnóstico diferencial, 4
      etiologia, 4
      prognóstico, 4
      propedêutica complementar, 4
Atlas
  de casos clínicos e neurofisiológicos, 149, 169, 173, 177

B
Baclofeno, 28
Baixa voltagem
  padrão suprimido de, 24
    avaliação clínica, 24
    correlações clínicas, 24
    diagnóstico diferencial, 24
    etiologia, 24
    prognóstico, 24
    propedêutica complementar, 24
    tratamento, 24

C
Catatonia, 90
  avaliação clínica, 90
  correlações clínicas, 90
  diagnóstico diferencial, 90
  discussão, 91
  etiologia, 90
  prognóstico, 90
  propedêutica complementar, 90
Cegueira occipital
  e convulsões, 150
    avaliação clínica, 150
    caso clínico, 150
    diagnóstico e comentário, 150
    tratamento, 150
Coma, 75, 77
  alfa, 20
    avaliação clínica, 20
    correlações clínicas, 20
    diagnóstico diferencial, 20
    etiologia, 20

prognóstico, 20
propedêutica complementar, 20
tratamento, 20
anóxico, **79t**
uso dos potenciais evocados somatossensitivos para o prognóstico de, 92
avaliação clínica, 92
correlações clínicas, 92
diagnóstico diferencial, 92
etiologia, 92
prognóstico, 92
propedêutica complementar, 92
estados prolongados de, 81
fusiforme, 22
avaliação, 22
correlações clínicas, 22
diagnóstico diferencial, 22
etiologia, 22
prognóstico, 22
propedêutica complementar, 22
tratamento, 22
Confusão, 1
Consciência
alteração da, 1
transtornos da, 75
Convulsões, 39, 49
eventos confusionais ocasionados por diagnóstico dos, 49
Coxa
dor progressiva na, 178
caso clínico, 178
diagnóstico diferencial, 178
diagnóstico e comentário, 178
Crises parciais
simples do lobo occipital, 58
simples do lobo parietal, 56
simples e complexas do
lobo frontal, 52
lobo temporal, 54

D

Delirium, 1
Depressão psiquiátrica, 156
avaliação clínica, 156
caso clínico, 156
diagnóstico e comentário, 156
tratamento, 156
Descargas
epileptiformes, 39
lateralizadas pseudoperiódicas, 40
avaliação clínica, 40
correlações clínicas, 40
definição, 40
diagnóstico diferencial, 40
etiologia, 40
prognóstico, 40
propedêutica complementar, 40
tratamento, 40
lateralizadas pseudoperiódicas independentes bilaterais, 44
correlações clínicas, 44
definição, 44
diagnóstico diferencial, 44
etiologia, 44
prognóstico, 44

propedêutica complementar, 44
tratamento, 44
periódicas, 39
epileptiformes generalizadas, 46
avaliação clínica, 46
correlações clínicas, 46
diagnóstico diferencial, 46
etiologia, 46
prognóstico, 46
propedêutica complementar, 46
tratamento, 46
Doenças neuromusculares
avaliação clínica das, 116
avaliação laboratorial das, 117

E

ECG, 77, 78
Encarceramento, 78
síndrome do, 75, 77
Encefalite límbica, 160
caso clínico, 160
correlações clínicas, 160
diagnóstico diferencial, 160
diagnóstico e comentário, 160
Encefalopatia, 1
límbica, 34, 160
metabólica, 30, 158
tóxica, 28
Epilepsia generalizada idiopática
tratamento com valproato, 158
caso clínico, 158
diagnóstico diferencial, 158
diagnóstico e comentário, 158
discussão, 158
tratamento, 158
Esclerose lateral amiotrófica, 122
avaliação clínica, 122
correlações clínicas, 122
diagnóstico diferencial, 122
etiologia, 122
prognóstico, 122
propedêutica complementar, 122
tratamento, 123
Estado de mal epiléptico, 61, 158
diagnóstico, 61
generalizado não convulsivo, 70
avaliação clínica, 70
correlações clínicas, 70
diagnóstico diferencial, 70
etiologia, 70
prognóstico, 70
tratamento, 70
parcial complexo – frontal, 62
avaliação clínica, 62
correlações clínicas, 62
diagnóstico diferencial, 62
etiologia, 62
prognóstico, 62
propedêutica complementar, 62
tratamento, 62
parcial complexo – temporal, 64
avaliação clínica, 64
correlações clínicas, 64
diagnóstico diferencial, 64
etiologia, 64
prognóstico, 64

propedêutica complementar, 64
tratamento, 64
parcial simples – occipital, 68
avaliação clínica, 68
correlações clínicas, 68
diagnóstico diferencial, 68
etiologia, 68
prognóstico, 68
propedêutica complementar, 68
tratamento, 68
parcial simples – parietal, 66
avaliação clínica, 66
correlações clínicas, 66
diagnóstico diferencial, 66
etiologia, 66
prognóstico, 66
propedêutica complementar, 66
tratamento, 66
Estado mental alterado, 1
Estado minimamente consciente
isquemia extensa multifocal, 88
Estado vegetativo, 75, 77, 78
pós-anóxia, 84
avaliação clínica, 84
correlações clínicas, 84
diagnóstico diferencial, 84
etiologia, 84
prognóstico, 84
propedêutica complementar, 84
tratamento, 85

F

Fraquezas, 113
das pernas, 178
difusa, 121
lentamente progressiva de membros superiores e inferiores, 174
caso clínico, 174
diagnóstico diferencial, 174
diagnóstico e comentário, 174
prognóstico, 174
respiratória, 162
tóxica ou metabólica, 162
caso clínico, 162
diagnóstico diferencial, 162
diagnóstico e comentário, 162
prognóstico, 164
tratamento, 164
segmentares, 119

G

Glasgow
escala de coma de, 75

H

Hemorragia
do tronco encefálico, 82
avaliação clínica, 82
correlações clínicas, 82
diagnóstico diferencial, 82
discussão, 82
prognóstico, 83
tratamento, 83
Hipoacusia, 110
Hipoglicemia, 32

Índice Remissivo 183

I
Insuficiência respiratória, 121
  na enfermaria, 113
  na UTI, 113
    causas de, 115
Interconsultas neurológicas, 97
Isquemia extensa multifocal, 88
  avaliação clínica, 88
  correlações clínicas, 88
  diagnóstico diferencial, 88
  etiologia, 88
  prognóstico, 88
  propedêutica complementar, 88
  tratamento, 89

L
Lítio, 30
Lobo frontal
  crises parciais simples e complexas do, 52
    avaliação clínica, 52
    correlações clínicas, 52
    diagnóstico diferencial, 52
    etiologia, 52
    prognóstico, 52
    propedêutica complementar, 52
    tratamento, 52
Lobo occipital
  crises parciais simples do, 58
    avaliação clínica, 58
    correlações clínicas, 58
    diagnóstico diferencial, 58
    etiologia, 58
    prognóstico, 58
    propedêutica complementar, 58
    tratamento, 58
Lobo parietal
  crises parciais simples do, 56
    avaliação clínica, 56
    correlações clínicas, 56
    diagnóstico diferencial, 56
    etiologia, 56
    prognóstico, 56
    propedêutica complementar, 56
    tratamento, 56
Lobo temporal
  crises parciais simples e complexas do, 54
    avaliação clínica, 54
    correlações clínicas, 54
    diagnóstico diferencial, 54
    prognóstico, 54
    propedêutica complementar, 54
    tratamento, 54

M
Marcha dolorosa
  perda sensitiva progressiva, 170
    caso clínico, 170
    diagnóstico diferencial, 170
    diagnóstico e comentário, 170
    prognóstico, 170
    tratamento, 170
Medula espinal
  lesão traumática da, 106

Mialgia, 146
  avaliação clínica, 146
  correlações clínicas, 146
  diagnóstico diferencial, 146
  etiologia, 146
  prognóstico, 146
  propedêutica complementar, 146
  tratamento, 146
Miastenia grave
  junção neuromuscular, 140
    avaliação clínica, 140
    correlações clínicas, 140
    diagnóstico diferencial, 140
    etiologia, 140
    prognóstico, 140
    propedêutica complementar, 140
    tratamento, 140
Miopatia
  induzida pela estatina, 146
Miosite
  miopatia reacional, 142
    avaliação clínica, 142
    correlações clínicas, 142
    diagnóstico diferencial, 142
    etiologia, 142
    prognóstico, 142
    propedêutica complementar, 142
    tratamento, 142

N
Neuromiopatia
  do doente crítico, 124
    avaliação clínica, 124
    correlações clínicas, 124
    diagnóstico diferencial, 124
    etiologia, 124
    prognóstico, 124
    propedêutica complementar, 124
    tratamento, 124
Neuropatia
  gangliopatia sensitiva, 132
    avaliação clínica, 132
    correlações clínicas, 132
    diagnóstico diferencial, 132
    etiologia, 132
    prognóstico, 132
    propedêutica complementar, 132
    tratamento, 132
Neuropatia femoral, 130
  avaliação clínica, 130
  correlações clínicas, 130
  diagnóstico diferencial, 130
  etiologia, 130
  prognóstico, 130
  propedêutica complementar, 130
  tratamento, 130
Neuropatias periféricas segmentares
  avaliação das, 120

O
Ondas
  trifásicas, 16
    avaliação clínica, 16
    correlações clínicas, 16
    diagnóstico diferencial, 16
    etiologia, 16

    prognóstico, 16
    propedêutica complementar, 16
    tratamento, 16

P
Padrões periódicos
  de descargas epiteliformes ou convulsões, 39
Paralisia
  na UTI
    causas de, 115
Plexopatia braquial, 128
  avaliação clínica, 128
  correlações clínicas, 128
  diagnóstico diferencial, 128
  etiologia, 128
  NVCs, 128
  prognóstico, 128
  propedêutica complementar, 128
Potenciais evocados
  auditivos, 97
    do tronco encefálico
      hipoacusia, 110
  nas interconsultas neurológicas, 97
  nas lesões do mesencéfalo, 98
    respostas corticais ausentes, 98
  somatossensitivos, 97
    após lesão traumática da medula espinal, 106
    após parada cardíaca prolongada, 102, 104
    na lesão cortical difusa anóxica, 100
  visuais, 97
    nas disfunções da visão, 108

R
Radiculopatia lombar, 134
  avaliação clínica, 134
  correlações clínicas, 134
  diagnóstico diferencial, 134
  etiologia, 134
  prognóstico, 134
  propedêutica complementar, 134
  tratamento, 134
Reatividade
  alteração prolongada da, 73
Registro rápido de baixa voltagem
  sem frequências alfa dominantes, 18
    avaliação clínica, 18
    correlações clínicas, 18
    diagnóstico diferencial, 18
    etiologia, 18
    prognóstico, 18
    propedêutica complementar, 18
Resposta
  ausência de, 152, 154
    avaliação clínica, 152
    características clínicas, 152
    caso clínico, 152, 154
    definições, 152, 154
    diagnóstico diferencial, 152, 154
    diagnóstico e comentário, 152, 154
    propedêutica complementar, 154

S

Síndrome de Guillain-Barré
 polineuropatia desmielinizante, 136
  avaliação clínica, 136
  correlações clínicas, 136
  diagnóstico diferencial, 136
  etiologia, 136
  prognóstico, 136
  propedêutica complementar, 136
  tratamento, 136
Síndrome do encarceramento, 77
 hemorragia do tronco encefálico, 82
Sistema nervoso central
 transtornos do, 1-5
Sistema nervoso periférico
 doenças do, 113
Surto
 supressão, 26
  avaliação clínica, 26
  correlações clínicas, 26
  diagnóstico diferencial, 26
  etiologia, 26
  prognóstico, 26
  propedêutica complementar, 26
  tratamento, 26

T

Transtornos
 conversivo, 90
 do sistema nervoso central, 1
Traumatismo cranioencefálico
 uso dos potenciais evocados somatossensitivos para prognóstico do, 94
  avaliação clínica, 94
  correlações clínicas, 94
  diagnóstico diferencial, 94
  etiologia, 94
  prognóstico, 94
  propedêutica complementar, 94
Tronco encefálico
 hemorragia do, 82

Tumor
 no lobo frontal
  paciente com, 156

U

UTI
 cardíaca, 4, 6, 8, 12, 16, 20, 22
 cirúrgica, 4, 6, 8, 12, 16, 18, 20, 22
 clínica, 4, 6, 8, 12, 16, 18, 20, 22
 neonatal, 4, 6, 8, 12, 16, 18, 20

V

Ventilação mecânica
 impossibilidade de desmame da, 166
  caso clínico, 166
  diagnóstico diferencial, 166
  diagnóstico e comentário, 166
  prognóstico, 166
  tratamento, 166